云南大理地区名医经验与验方妙药精粹

主 编 王 艳 李林森 何云长

上海科学技术出版社

图书在版编目（CIP）数据

云南大理地区名医经验与验方妙药精粹 / 王艳，李林森，何云长主编． -- 上海：上海科学技术出版社，2025．1． -- ISBN 978-7-5478-6826-3

Ⅰ．R249.7

中国国家版本馆CIP数据核字第2024X8R507号

本书受大理名医专家学术传承和民族民间特色方药课题资助出版

云南大理地区名医经验与验方妙药精粹
主　编　王　艳　李林森　何云长

上海世纪出版（集团）有限公司
上海科学技术出版社 出版、发行
（上海市闵行区号景路159弄A座9F-10F）
邮政编码 201101　　www.sstp.cn
常熟市兴达印刷有限公司印刷
开本 787×1092　1/16　印张 17.75
字数 300千字
2025年1月第1版　2025年1月第1次印刷
ISBN 978-7-5478-6826-3/R·3106
定价：98.00元

本书如有缺页、错装或坏损等严重质量问题，请向印刷厂联系调换

内容提要

本书汇集了云南大理地区近代名医的医学思想、临床经验以及对民间对药物的独特运用，旨在为读者呈现出中医药文化瑰宝多彩的一角。

本书分为上下两卷。上卷搜集整理了明清以来的大理地方志、大理名医志、名医家谱等文献资料，将大理明清以来的名医按照年代、姓氏笔画顺序编写，并收录了近代当地有名医家如朱仲德、彭子益等人的医话医论、疾病诊治的经验，与相应具有代表性的医案。医案按照内科、妇科、儿科、传染病、毒伤治验分类，梳理了近代大理医家对于疾病的认识。下卷将1949年以来大理地区民间献方、战备手册、大理白族自治州卫生局出版物等文献中的单方、验方进行重新梳理、深入研究，并走访多位当地资深医师，收集了珍贵的民间验方，按照内科、外科、妇科、儿科、五官科、传染病、外伤及中毒等依序分类编写。此外，还收录了101味具有代表性的大理地区民间习用的特色药物，按照菌类、植物药、动物药、矿物药分类，每味药包括别名、来源、采收加工、药性、功能、主治、应用、使用注意等信息，有助于读者了解云南大理地区中医药的真实面貌。

本书可供中医临床工作者、中医药院校师生、中医药研究人员及中医爱好者阅读参考。

编写委员会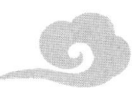

主　审　石应聪　朱　丹　孙文军

主　编　王　艳　李林森　何云长

副主编　左　政　房立岩　朱志伟
　　　　蔡　静　马铮然　朱云启

编　委（按姓氏笔画排序）
　　　　马利军　王文丽　方治慧　刘　雪　汤鹄羽
　　　　李宝根　李嘉琦　杨文龙　杨兴伟　杨福梅
　　　　陈雨杉　陈珺珺　周　惠　赵爱梅　姜　红
　　　　姚敬层　顾纪云　候佳晨　唐江飞　黄倩怡
　　　　童　年　雷艳鸣　熊富山

主要编写单位
　　中央民族大学
　　大理白族自治州中医医院
　　云南中医药大学

编写说明

云南大理,这片神奇的土地,不仅以其壮丽的自然景观和深厚的历史文化底蕴著称,更以其独特的中医药传统而闻名遐迩。在这片土地上,一代代名医以精湛的医术和对生命的敬畏,传承着中华医学的精髓,为世人的健康和福祉做出了不可磨灭的贡献。

《云南大理地区名医经验与验方妙药精粹》一书,是我们对大理中医药文化的一次深入挖掘和精心整理。书中汇集了大理地区历代名医的医学思想、临床经验以及对药物的独特运用,我们希望通过这本书,不仅能够让读者领略到大理中医药的独特魅力,更能够为中医药的传承与发展贡献一份力量。

在编写本书的过程中,我们深入研究了大量的历史文献,走访了多位当地的资深医师,收集了珍贵的民间验方。本书所录文献中缺字用"□"号表示,缺几字就用几个"□"号;原文中的错字、通假字、异体字、繁体字皆改为规范字,如白芨(白及)、腰痠(腰酸)、䗪虫(蛰虫)等。所载药物穿山甲等相关内容仅作文献参考,据国发〔1993〕39号、卫药发〔1933〕59号文属于禁用之列,临床应以代用品替代。小部分验方中的药物、药量缺失者,仅为文献保留,以供参考。

本书的出版,得到了中央民族大学、云南中医药大学、大理州中医药学会、大理州各县级中医医院等多家单位的大力支持,以及众多中医药专家和民间医生的无私贡献。他们提供了宝贵的资料和经验，使得本书能够尽可能真实地反映大理州民间中医药的原貌。在此，我们表示衷心的感谢。

在阅读本书的过程中，期待读者能够感受到大理中医药文化的深厚底蕴，同时也能够从中获得健康和智慧的启迪。愿本书能够成为您了解和学习中医药的良师益友。

王 艳

2024年夏初

目 录

上卷　大理名医精粹

第一章　大理名医录·· 3
一、古代名医·· 3
明代医家轶事·· 4
清代医家轶事·· 5
二、近现代名医·· 7
王保元··· 7
王济承··· 7
田雨时·康田··· 8
冉瑞金··· 9
朱子训·朱秉忠·朱泗莹·朱泗由·朱仲德·朱家鲁·························· 9
严玉薇··· 12
杜纯宗··· 13
余道善·余振家·· 13
李桐·李鸿泰·李昭·· 14
李子宽·李伯藩·· 15
李幼明··· 16
李孝达··· 16
李品荣·李翠兰·· 17
李毓桦··· 17
李德明··· 18
杨兴基··· 19

1

杨希龙 ·· 19
　　　杨质夫 ·· 20
　　　杨顺坤 ·· 21
　　　张文伯 ·· 21
　　　柳法权 ·· 22
　　　段洪光 ·· 22
　　　洪显昌 ·· 23
　　　彭子益 ·· 23
　　　鲍复基 ·· 23

第二章　大理名医之医话医论 ·· 25
一、大医习业与大医精诚 ·· 25
　　读《云南蒙化县药王庙医约》有感 ············ 朱仲德 25
　　中医要坚持唯物论 ······························ 朱仲德 26
二、医学理论 ·· 28
　　圆运动的古中医学原理 ························· 彭子益 28
三、中医经典 ·· 36
　　经文读法 ·· 彭子益 36
　　《伤寒论》原文的预备 ························· 彭子益 38
　　《伤寒》读法 ······································ 彭子益 40
　　《金匮》方解 ······································ 彭子益 41
　　温病 ·· 彭子益 42
四、诊治大义 ·· 44
　　脉法 ·· 彭子益 44
　　舌胎 ·· 彭子益 48
　　儿病本气 ·· 彭子益 48
　　杂症治法 ·· 彭子益 49
五、用药法度 ·· 52
　　《伤寒论》古方及其随症变方 ··················· 朱仲德 52
　　古方用法选讲 ······································ 彭子益 54

第三章　大理医家各科治验 ……………………………… 63
一、内科治验 …………………………………………………… 63
外感风寒与伤寒的一点认识 ……………………… 李品荣　63
少阴伤寒误汗致逆 ………………………………… 王济承　65
乌梅白糖汤治愈温病各案择录数则 ……………… 彭子益　66
虚人外感 …………………………………………… 彭子益　67
慢性气管炎、肺气肿、哮喘病的临床体会 ……… 王济承　67
春温挟湿（亚急性细菌性心内膜炎） …………… 王济承　74
肺痨（二型肺结核） ……………………………… 王济承　75
慢性咽痛、溃疡 …………………………………… 朱仲德　76
对浸润性肺结核咳血的治疗意见 ………………… 朱家鲁　77
面瘫治验 …………………………………………… 朱仲德　81
颜面神经麻痹四则 ………………………………… 朱仲德　82
厥症 ………………………………………………… 彭子益　85
眩晕（梅尼埃病） ………………………………… 王济承　85
阳明腑热症 ………………………………………… 李幼明　86
中虚脾弱、气厥痰迷 ……………………………… 李幼明　86
胆结石肝肿大硬变 ………………………………… 王济承　87
石淋的证治 ………………………………………… 朱家鲁　88
肾中石热 …………………………………………… 彭子益　90
血虚风痹 …………………………………………… 王济承　90

二、妇科治验 …………………………………………………… 91
女科点滴 …………………………………………… 李品荣　91
热入血室（症状性精神病） ……………………… 朱仲德　92
胎漏 ………………………………………………… 朱仲德　93
妊娠哮喘 …………………………………………… 朱仲德　94

三、儿科治验 …………………………………………………… 94
小儿疳积 …………………………………………… 朱仲德　94
小儿便秘 …………………………………………… 彭子益　95
小儿顽固性腹泻的体会 …………………………… 杨希龙　95
猩红热 ……………………………………………… 朱仲德　96

重症麻疹 …………………………………………… 朱仲德　97
四、传染病治验 ………………………………………………… 97
　　中医学对"流行性乙型脑炎"辨证论治的体会 …… 杨希龙　97
　　恶性疟疾 …………………………………………… 彭子益　101
　　痢疾 ………………………………………………… 彭子益　102
五、毒伤治验 …………………………………………………… 102
　　续断叶解乌头中毒 ………………………………… 王济承　102
　　毒蛇咬伤 …………………………………………… 王济承　103

下卷　大理验方妙药精粹

第四章　内科疾病 ……………………………………………… 107
一、感冒 ………………………………………………………… 107
二、咳喘（上呼吸道炎） ………………………………………… 109
三、心系疾病 …………………………………………………… 115
四、不寐 ………………………………………………………… 116
五、高血压 ……………………………………………………… 117
六、痛 …………………………………………………………… 117
七、癫痫狂（神经系统疾病） …………………………………… 118
八、脾肿大 ……………………………………………………… 120
九、胃病 ………………………………………………………… 120
十、肠炎、便血 ………………………………………………… 126
十一、寄生虫 …………………………………………………… 127
十二、腹泻 ……………………………………………………… 130
十三、便秘 ……………………………………………………… 131
十四、肝胆疾病 ………………………………………………… 132
十五、肾脏、膀胱疾病 ………………………………………… 134
十六、腰痛 ……………………………………………………… 138
十七、水肿 ……………………………………………………… 139
十八、生殖系统疾病 …………………………………………… 141

十九、汗症 …………………………………… 141

  二十、风湿骨痛 ……………………………… 142

  二十一、劳伤 ………………………………… 147

  二十二、癌症 ………………………………… 147

第五章　外科疾病 …………………………… 149

  一、疔疮 ……………………………………… 149

  二、痈 ………………………………………… 151

  三、乳腺炎 …………………………………… 152

  四、瘿瘤 ……………………………………… 154

  五、疣（瘊子） ……………………………… 155

  六、癣 ………………………………………… 156

  七、紫白癜风 ………………………………… 156

  八、疹 ………………………………………… 157

  九、肛肠疾病 ………………………………… 159

  十、鸡眼 ……………………………………… 161

  十一、脱发 …………………………………… 162

第六章　妇科疾病 …………………………… 163

  一、月经病 …………………………………… 163

  二、崩漏 ……………………………………… 164

  三、带下 ……………………………………… 166

  四、生产 ……………………………………… 166

  五、产后诸疾 ………………………………… 166

  六、杂病 ……………………………………… 169

  七、避孕、绝育 ……………………………… 171

第七章　儿科疾病 …………………………… 172

  一、麻疹 ……………………………………… 172

  二、百日咳 …………………………………… 172

  三、肺炎 ……………………………………… 173

四、小儿泄泻、便秘、腹部气胀 …………………… 173

　　五、小儿疳积 …………………………………………… 175

　　六、泌尿系统 …………………………………………… 176

　　七、小儿麻痹 …………………………………………… 177

　　八、小儿夜啼 …………………………………………… 177

第八章　五官科疾病 …………………………………………… 178

　　一、眼科疾病 …………………………………………… 178

　　二、耳科疾病 …………………………………………… 180

　　三、鼻科疾病 …………………………………………… 181

　　四、口腔、喉科疾病 …………………………………… 182

第九章　传染病 ………………………………………………… 187

　　一、流行性感冒 ………………………………………… 187

　　二、结核病 ……………………………………………… 188

　　三、疟疾 ………………………………………………… 189

　　四、流行性脑脊髓膜炎 ………………………………… 190

　　五、痢疾 ………………………………………………… 191

　　六、霍乱 ………………………………………………… 194

　　七、急慢性肝炎 ………………………………………… 195

　　八、麻风 ………………………………………………… 196

　　九、腮腺炎 ……………………………………………… 197

　　十、梅毒 ………………………………………………… 199

第十章　外伤及中毒 …………………………………………… 201

　　一、外伤出血 …………………………………………… 201

　　二、跌打损伤、骨折脱臼 ……………………………… 206

　　三、烧伤、烫伤 ………………………………………… 215

　　四、药物中毒 …………………………………………… 216

　　五、虫兽咬伤 …………………………………………… 218

第十一章 民族常用药 ... 222

菌类 ... 222
1. 云茯苓 ... 222
2. 竹红菌 ... 222
3. 地蜘蛛 ... 223
4. 树头发 ... 223
5. 树胡子 ... 223

植物药 ... 224
6. 十大功劳 ... 224
7. 九子参 ... 224
8. 九死还魂草 ... 225
9. 八角枫 ... 225
10. 三七 ... 226
11. 三分三 ... 226
12. 三颗针 ... 226
13. 土大黄 ... 227
14. 土牛膝 ... 227
15. 土茯苓 ... 228
16. 大红袍 ... 228
17. 大狼毒 ... 228
18. 万丈深 ... 229
19. 山乌龟 ... 229
20. 山珠半夏 ... 230
21. 小红参 ... 230
22. 小黑药 ... 231
23. 千里光 ... 231
24. 川续断 ... 231
25. 马蹄香 ... 232
26. 天胡荽 ... 232
27. 云黄连 ... 232
28. 云南兔儿风 ... 233

29. 五爪金龙 …… 233
30. 瓦草 …… 234
31. 火把果 …… 234
32. 火草 …… 234
33. 双肾参 …… 235
34. 玉带草 …… 235
35. 石胆草 …… 236
36. 石椒草 …… 236
37. 四块瓦 …… 236
38. 白云花根 …… 237
39. 白草乌 …… 237
40. 老鹳草 …… 238
41. 地石榴 …… 238
42. 回心草 …… 238
43. 竹叶柴胡 …… 239
44. 竹叶防风 …… 239
45. 灯心草 …… 240
46. 灯盏细辛 …… 240
47. 苍山乌头 …… 240
48. 苍山贝母 …… 241
49. 苍耳草 …… 241
50. 杏叶防风 …… 241
51. 伸筋草 …… 242
52. 青叶胆 …… 242
53. 青阳参 …… 243
54. 苦荬菜 …… 243
55. 虎掌草 …… 243
56. 金不换 …… 244
57. 金毛狗脊 …… 244
58. 金钱草 …… 245
59. 肺心草 …… 245

- 60. 肿瘤消 …… 246
- 61. 贯众 …… 246
- 62. 珍珠草 …… 246
- 63. 茜草 …… 247
- 64. 草血竭 …… 247
- 65. 挖耳草 …… 247
- 66. 响铃草 …… 248
- 67. 重楼 …… 248
- 68. 独钉子 …… 249
- 69. 珠子参 …… 249
- 70. 桂花岩陀 …… 249
- 71. 透骨草 …… 250
- 72. 倒提壶 …… 250
- 73. 通光散 …… 251
- 74. 黄龙尾 …… 251
- 75. 雪上一枝蒿 …… 252
- 76. 雪里梅 …… 252
- 77. 接骨木 …… 253
- 78. 野坝蒿 …… 253
- 79. 野荞根 …… 253
- 80. 野棉花 …… 254
- 81. 曼陀罗 …… 254
- 82. 猪殃殃 …… 255
- 83. 鹿仙草 …… 255
- 84. 鹿衔草 …… 255
- 85. 商陆 …… 256
- 86. 散血丹 …… 256
- 87. 酢浆草 …… 256
- 88. 紫地榆 …… 257
- 89. 紫花地丁 …… 257
- 90. 紫金龙 …… 257

91. 黑草乌 …… 258
92. 翻白叶 …… 258
93. 黑骨头 …… 259
94. 藜芦 …… 259
95. 糯米草 …… 260

动物药 …… 260
96. 牦牛角 …… 260
97. 豪猪刺 …… 260
98. 蟾蜍 …… 261

矿物药 …… 261
99. 天生磺 …… 261
100. 赤石脂 …… 262
101. 辰砂 …… 262

参考文献 …… 263

云·南·大·理·地·区·名·医·经·验·与·验·方·妙·药·精·粹

上 卷
大理名医精粹

第一章
大理名医录

一、古代名医

  云南大理地区的医学起源很早。南诏时期,大理的白族先民已知人体的心、肝、胆、肾、胃、膀胱的部位,有了初步解剖学的知识。在药物方面,不仅有麝香、牛黄等名贵药品,并且发现一种名叫"护歌诺木"的药物,男女久患腰疾脚痛者,浸酒服之,立见效验①。到了大理国时期,白族人民迫切需要汉文医学书籍。北宋崇宁二年(1103年),向宋朝皇室取得药书62部②。南宋乾道九年(1173年)又取得《本草广注》等书,以及紫檀、沉香、甘草、石决明等药物③。元代在大理设有"惠民药局",对于医学的传播有一定的贡献。明清两代,大理白族的医学有了进一步的发展,在地方志中记载渐多,出现了不少名医,如明代赵州(今属大理市)赵良弼和鹤庆周思濂(善治狂犬症),赵州杨世宾、杨宗儒的小儿科都盛名一时。医学著作有明代陈洞天的《洞天秘典(注)》、李星炜的《奇验方书》《痘疹保婴心法》等,清代则有孙荣福的《病家十戒医学十全合刊》、赵子罗的《本草别解》《救疫奇方》等书(详见表1-1)。在这些著作中,提出了因时因地分析脉理、区别药物的创造性的见解,丰富了祖国医学。

---

① 《蛮书》卷七。
② 胡蔚本《南诏野史》卷下《段正淳传》。
③ 《桂海虞衡志·志蛮》。

表 1-1　大理地区古代医学著作

年代	地 区	医 家	著 作
元代	大理国	杨广和	《大理古佚书钞》
明代	大理县 鹤　庆	赵子庄 陈洞天 李星炜	《本草别解》《救疫奇方》 《洞天秘典(注)》 《痘疹保婴心法》《奇验方书》
清代	鹤　庆	李钟溥 奚毓嵩 孙荣福	《医学辑要》《眼科》 《补遗论》《补遗药方备用论》《六部脉主病论》《伤寒逆证赋》《五脏受病舌苔歌》《先哲医案汇编》《训蒙医略》《治病必求其本论》 《病家十戒》《医学十全》(合刊)

文献中关于大理地区古代医家的记载不多,笔者目之所见明代10位,清代12位,所幸拾其轶事一二,以供参考。

明代医家轶事

全祯　业医,号为国手。刘文秀患胃症,延致之,候脉已撮,汤药付之,曰:"是汤服后当大痛,至半夜痛止,则病永不复作矣。"文秀服之,少顷果痛不可忍,遂怒杀祯。至半夜痛止,精神爽健,始忆祯言,则无及矣,悔甚,乃为归葬,并厚恤其子以谢安杀之过。(行医鹤庆)

李仲鼎　幼英敏,读儒书,已而有方外志,遂弃去。精吐纳、青囊术,性简静,不喜世故往来,日坐小斋中阅《参同契》及《内经素问》等编,倦则手铁,如意自弄,飘然尘外士也,而慷慨乐施,有穷迫而乞援者无虚往,有抱疾而求治者务使痊,乡人因表其门曰"德孚梓里"。(行医鹤庆)

李星炜　号云鹤山人,性真悫简严,幼习举子业,攻苦至废寝食,成疾,乃舍去学为医,洞澈方脉,以起人沉疴为念,不计利。著有《奇验方书》并《痘疹保婴心法》各一卷,经乱毁于兵火,识者惜之。(行医鹤庆)

李德麟　精方脉,能治奇疾,远近就医者履满户外。时洱河东有媪人求治而愈,一日薄暮,德麟以他事过河,见渡口船将发,趋欲附舟,有妇倾水湿其衣,方怪之,其夫闻喧嚣声出,则前媪人也,惊曰:"此再生我者,何幸得遇?"叩首攀留止

宿。未几,前舟覆,德麟获免。人谓为阴德所致。(行医鹤庆)

张辅高 精岐黄术,每试辄效,不计利,郡人全活无算,当道常不远千里延致之,所至无不奏功。今(清光绪年间)郡中(鹤庆)医家方脉,多辅高所授。孙经天启丁卯举于乡,人谓为阴德之报云。(行医鹤庆)

陈洞天 逸其名,鹤庆人,居罗陋川。遇异人,授以黄白之术,丹成广济穷困,人多德之,遇瞽者投丹少许,辄光明如好目,远近踵门求济,限为之穿。晚年以其所得注《洞天秘典》一书,多前贤未发之旨,人争购之,因号洞天先生云。(行医鹤庆)

居素 精医,得异授,治伤寒全活颇多,后为贵官所延,卒于途,郡中遂罕有继者。(行医鹤庆)

赵良弼 □生,因告病补考,提学以过期难之,遂卸巾服于堂,飘然竟去,遍游名山。至西岳,遇异人,授眼科方,教以济人利物,屡试神效。遂还乡里,年九十五无疾而终,子孙世传,名重两迤。(行医赵州)

董赐 江南凤阳人,明洪武开滇以医学从军,适师中疫,信手采药辄愈。闻于上,赐印绶田地,世袭赵州医官,仍御书"济生堂"三字赐之。今(清乾隆年间)子孙犹世其业。(行医赵州)

蓝成彩 字国瑞,性严峻,习医术,长于眼科,精悉五轮八廓,按理审症,对症立方,得立斋养葵之心法,居恒不苟言笑,以义方训子,一堂友爱,兄弟不二,爨时有"儒医"之誉。(行医鹤庆)

清代医家轶事

□储贤 字简臣,庠生,精于医,全活甚众,州牧吴赠以"圣心佛手",汪赠以"杏苑春和",陈赠以"功同造化",参将王赠以"上池□□"之额。(行医赵州)

王延槐 幼嗜学工文,父国成命习岐黄术,遂善医,性仁爱,专以活人为心,不计利,无贫富皆为往疗,延者盈门,得药资除日用外,悉以济贫,终其身家无余资,惟嘱二子力行义举,以继厥志,至今(民国六年,1917年)乡人尤称道弗衰。(行医大理)

李允开 字文亭(文庭),茂才,幼丧父,事母尤孝,因科举不第,转而学医,师从浙江某医。精岐黄术,凡所诊视,多奇效,人称为"滇南医士"。滇督白镕病剧,延允开治之即愈,曰:"先生再造之恩不可忘也。"赠以金帛,不受,因即与之为金石交。后镕西巡,求置义学田,以培植子弟。著有《医法征验录》,其在世时未能付梓,于嘉庆二十三年(1818年)为广州知府高廷瑶①发现其书稿,后经王名声②补注,首刊于道光二十九年(1849年)。年八十四卒。(行医大理)

李锺溥 乾隆间人,貌修伟,髯丰而长,人呼为"胡子先生",精内外科。晚年遇一湖广道人,授以升降二丹,治无名疮怪辄奇验,郡守辛本婓给以额曰"华佗真传",著有《医学辑要》《眼科》诸书,至今(民国三十三年,1944年)孙曾辈尚袭其业。(行医鹤庆)

杨植 精医术,有仁心,无论远近寒暑,躬亲诊视,□有贫者则暗置银药中,属取药者曰:"若归,令病者审视,勿轻服也。"病者得银而喜,疾亦□愈,其阴德类如此。子元龙习父业,孙鹤举登贤书,人以为善报。(行医赵州)

杨世宾 字□□,庠生,□朴□学习岐黄□□□□□所治□□立效。(行医赵州)

宋淮 字禹功,业医术,善治伤寒,居宅迁徙无常,到处生者。(行医赵州)

周景濂 字广图,邑诸生,代传仁术,于治疯狗咬方尤效,每岁全活甚众,至今(民国三十三年,1944年)后人尚习其术云。(行医鹤庆)

赵子庄 字临宇,世业岐黄,至子庄而益精,当道推重之,每遇奇疾,诊视辄效。时有痒子症,患者多死,子庄创奇方活人无算。为人赋性磊落,不治生产,所得脉金,随手施与。著《本草别解》《就疫奇方》,尚未梓行(民国六年,1917年)。(行医大理)

段锦章 号文山,庠生,乐善好施,贫家有病,延诊辄往,无力服药者,医方即指定某肆取,且别给调养。资咸丰丙辰避难永北杜文秀屡函招,授医官不就,示子亮秉曰:"宁捐生无害义。"次年永北大疫,活难民无算。(行医大理)

奚毓嵩 字楚翘。岁贡生。早岁入庠,即专攻制举业,数战不第,识者多为惋惜,然誉日以起,延者接踵而至,省垣及蒙腾皋比之拥殆遍焉。赋性严正,足不入公门,亦不一与闻地方公事。邑中科贡,多出门下。课徒之暇,研究经史子集,并讲求医术,曰:良医之功与良相等。吾不得志以行吾学,其藉手于医乎。著有《六部脉主病论》《训蒙医略》《伤寒逆证赋》《先哲医案汇编》《补遗论》《补遗药方备用论》《治病必求其本论》《五脏受病舌苔歌》。(行医鹤庆)

熊□ 字□□,庠生,精医术,臬司屠聘入军苍,会军中多□所治□,致有国手名□以顶藏。(行医赵州)

---

① 高廷瑶:字青书,贵筑(今属贵阳)人。乾隆五十一年(1786)举人,曾任广州知府。
② 王名声,字熙和,贵筑(今属贵阳)人,其他资料不详。

二、近现代名医

王保元

王保元,1903—1990,男,回族,云南洱源县汉登村人,师承家学,先祖长于疮疡外科。其先父王仁熙,奉道学,通易理,尤对岐黄之术,颇有研究,造诣极深,医道精湛,世有"王半仙"之称。王保元从小习医,继承祖业,18岁即在右所镇开"保元堂"中医药堂,先后行医于中医联合诊所、邓川中医院、邓川县医院、洱源县医院、茈碧卫生院,历任中医师、主治医师。1984年退休,长于内科、妇科,擅治中风、癫痫、风湿痹痛、咯血、崩漏、经水不调、不孕、早产等疑难杂症。学术上认为,凡诊病施治,必须先审阴阳及为医道之纲领,阴阳无谬,治焉有差。治病必须博极医源,精勤不倦,荟粹群说,沉研精理,形脉治证,罔不赅集。夫欲治病,先察其源,候其病机,四诊合参,审脉明,认证真,用药当,阐微空奥,首重于诊,并认为脾肾既为先后天之本,故力倡脾肾兼补同等重要,脾为元气之源,精气升降之枢,肾之元阴元阳,水火相济,五脏之阴非此不滋、五脏之阳非此不发。治疗上,妇人宜调肝养血,男子宜益肾固精,治疗中风,风阳上僭、痰火阻窍,本实者,先拔之,以镇肝潜阳,涤痰通络,开窍为其治;至若气血亏虚,瘀阻脉络、半身偏废,则当以大剂雄烈之附子伍以搜风串络之虫类药。癫痫之痰,责之肝脾肾,宜豁痰开窍,半夏、南星重剂方可,他如癫痫,每每投以大剂石膏、落铁,量必余斤,咯血、吐血、诸出血变症,十灰散、五汁饮卓见奇功。临证六十余载,凡诊沉疴重证,悉心就治,屡见奇功。

传承人:长子王金龙、次子王金雄均操祖业,尽得王氏医学精髓,各有建树,业有所成,服务民众。

王济承

王济承,生于1951年,男,白族,云南大理人。生于世医家庭,1940年从兄习医,1944年开业行医,多年来患者在其处就诊的诊疗经过及医案一直完好保存至今。先生临证中重视顾护阳气,擅长以附子温中扶阳、温敛浮阳来治疗各种疑难杂症,是大理乃至滇西有名的温补派,对各种难治病证有独到的见解和卓越的疗效。其善用附子治瘿气。表明他对病、药有独特的见解和胆识。他通过对附片炮制工艺的不断改进,成功制备出高效低毒的熟附片(当地人称红星附片),其特点是不须先煎,有效去除了附子的毒性,临床应用40年,尚未见中毒反应,获大理州科技成果奖。其事迹收载于《中国名医列传》。其子王崑林承父习医。

田雨时·康田

田雨时,生于1921年,男,汉族,云南大理人。祥云县中医医院首任院长,中医副主任医师。自1946年初,追随因避战乱从昆明迁往祥云的父亲田飞龙(宜生)学习中医理论,同时在自家开的"宜生医馆"从事中医药工作。1948年其父到下关另开诊所后,便留在祥云继承宜生医馆独立开诊。1952年积极响应党的号召,参加联合诊所。由于田雨时在工作中认真负责,专业学习刻苦,熟读中医各家论著,勤于实践,医技日长,深得当地民众厚爱,在同行中享有较高威望。历任马街区联合诊所所长,前所区马街区联合诊所所长等职。多年以解除民众疾苦为己任,呕心沥血,坚持中医工作。1979年任祥云县人民医院中医科主任,同年参加职称考核,以高深的医理学识,丰富的临床经验,连续取得中医士、中医师、中医主治医师职称。于1986年参加组建祥云县中医医院并出任院长,1987年考核晋升,为中医副主任医师。从事中医药工作至今70多年,仍每日勤奋学习,精通中医药基础理论,擅长内科肝胆疾患。治黄疸以先泻肝热、利湿除黄,后健脾胃养血柔肝为法,反对治肝炎一味保肝的常规疗法,使众多急性黄疸性肝炎的患者短期内康复。田氏还擅用青叶胆、田基黄及刺天茄等当地草药治疗肝胆疾病,其认为眩晕症除了有肝风血虚、实热、痰浊等致病因素外,肾阴虚亦会导致眩晕,以六味地黄汤加龙牡取得显效。以上经验撰写成文后多次获得祥云县政府科技成果奖。1981年主编《乡村医生教材》中医分册,销售省内外,在中医界有一定的影响。

康田,男,田雨时之子。祥云县中医医院主任医师。14岁时,他便开始浏览中医基础知识,研读《内经》《伤寒论》《金匮要略》《温病条辨》等中医经典名著,并随其父亲上山采药学习。他不仅随着父亲学医,还学习做人,把患者的利益和需要放在第一位。不管是逢年过节,还是深夜或是凌晨,只要患者需要,他总是随叫随到。在父亲的言传身教下,康田和其哥哥、姐姐都踏上了从医路。一家三代人,传承中医,践行着初心使命。

冉瑞金

冉瑞金,1937—2011,男,汉族,四川省广汉市人,大理医学院中医教研室主任,副教授。1957年进入全国重点高校学习,1963年以六年总成绩优异毕业于成都中医学院医疗系,同年响应国家号召到云南,被分配到昆明,云南省人民政府五华山机关卫生所从事干部医疗、保健工作。1964年底到大理州血防专科医院任医师,从事中医医疗及中西医结合研究治疗晚期血吸虫病。1972年调云南省大理卫生学校任教,担任中医理论及临床的教学工作,培养了大量的学生。有丰富的临床、教学经验,学术造诣较高。擅长中医急症、血证、肝病、肾病、脾胃病、肿瘤等的治疗。在急症方面提出了"多种剂型综合治疗厥脱"的论述,对于指导急症的治疗与提高疗效,具有十分积极的意义,得到了省内外专家的好评,为急症的治疗打开了思路。在肿瘤治疗方面倡导"固正气,保胃气在治疗肿瘤中的地位",被全国肿瘤会议选中,在南京会议上作了交流。在《温病学》方面,对"顺传""逆传"规律的理论和应用提出了新的见解,对温病学的经典理论进行了补正,对指导临床辨证起到了良好作用。同时还提出了"临床辨证思维程序及应用"对于指导临床辨证论治,提高疗效具有较大的作用和深远的意义。近年来完成了"电子计算机诊疗小儿常见病"的软件系统,对于临床经验的总结、贮存、再现,起到了重要的作用。以上主要学术观点,临床经验和著述,曾在全国、全省学术会议进行交流,论文分别在北京、上海、广州、江苏、成都、昆明的医学刊物上发表,在中医学界有一定的影响。曾任云南中医学会理事,《云南中医杂志》《大理医学院学报》编委。

朱子训·朱秉忠·朱泗莹·朱泗由·朱仲德·朱家鲁

巍山"慎德堂"为朱子训在清代所创建,位于云南省大理州内。朱氏祖籍南京,官宦人家,因当时战乱之后,疾病肆虐,便毅然弃官从医,学习"西洋牛痘免疫法"以救民水火,并创建了"慎德堂"中医诊所。后经第二代朱秉忠,第三代朱泗莹、朱泗由,第四代朱仲德,至今相传已五代,因医术精湛,医德并重,医风朴实,历代均以名医传颂。

朱子训,生卒年不详,字秀庭,巍山"慎德堂"第一代创始人,于清光绪年间在巍山创立"慎德堂"中医诊所。据《巍山彝族回族自治县志》记载:"中华人民共和国成立前天花常有流行,死亡率高。清光绪年间,县城中医朱子训利用'吹鼻痘'预防天花。"天花流行,危害了人民的生命安全,朱子训毅然辞官从医,从巍山去到昆明,学习"西洋牛痘免疫法",将此技术带回巍山,利用此法进行预防天花疾病,效果显著。同时,朱子训还创建了"慎德堂"中医诊所,服务于广大患者。其行医宗旨是:慎其术也,无往不利;德以行之,厥疾必瘳。

朱秉忠,生卒年不详,朱子训之子,为巍山"慎德堂"第二代传承人。根据《巍山彝族回族自治县志》中记载,朱秉忠不仅将家学传承给下一代传承人朱泗莹,并将家学传授给了旁系侄子朱泗由(号希仲)。在朱秉忠的指导下,朱泗莹、朱泗由苦学医术,成就突出,都成了巍山县的一代名医。朱秉忠承袭了朱子训的慎德思想,也教育和感染了下一代传承人朱泗莹和朱泗由。在朱家政(号仲德)的回忆中,朱秉忠具有崇高的医德,常以救死扶伤为怀,并经常为贫苦老百姓送医送药。朱秉忠为贫苦百姓送医送药体现了其仁医的思想,也是慎德精神的深刻反映,成为巍山"慎德堂"后来传承人的榜样。

朱泗莹,生卒年不详,号绍吕,朱秉忠之子,巍山"慎德堂"第三代传承人。据《巍山彝族回族自治县志》记载,朱泗莹毕业于云南省警察厅牛痘讲习所,后回巍山县致力天花预防接种。朱泗莹在巍山"慎德堂"中医诊所开展日常行医活动的同时,积极研究和开发新药。由于中华人民共和国成立前巍山地区吸食鸦片的人较多,危害到了广大人民群众的生命财产安全。为了挽救人民于痛苦之中,1935年,朱泗莹自制中成戒烟药"参茸健康丸",并上报至云南省戒烟委员会。1936年,经云南省戒烟委员会化验室检验合格,准予使用,其药方被云南省档案室收藏。朱泗莹积极运用自己的医学知识来面对和解决社会现实问题,正是其"不为良相,便为良医"的儒医思想的体现。其对中医药进行深入研究的创新精神为后来巍山"慎德堂"的传承和发展奠定了基础。

朱泗由,1902—1969,号希仲,男,汉族,云南巍山人,巍山县人民医院中医师,为朱氏业医于蒙化(巍山)的第三代,师承伯父秉忠学医。抗日战争时期在蒙化行医,因深研《伤寒杂病论》被同人尊为经方家。地方父老赠以"善希仲景"匾额。但他对汉以后的各派医家论著,皆博采众长。并搜集民间效方,用于临床,认为医经是中医的基石,历代各家所著则为中医学的亭台楼阁,在学术思想上十分重视元气,认为《灵枢》中"真气者,所受于天,与谷气并而充身者也"的受于天,是指先天肾气和鼻吸天阳而言,因此十分重视肺脾肾三脏。他集后世医家所长,以长补短,著有《补偏集》说:"李东垣重脾胃,朱丹溪主滋阴,薛立斋重补火,皆为所长,长不免于偏,偏反为其短,故补土宗东垣须防金燥,清金效丹溪,应注意勿碍中土之化,补火仿立斋,应防伤及真阴,此法古而不泥古之治。"朱泗由积40年经验,建立了"水寒湿邪上逆,火热不得下降"的论点,认为湿气可以下流为病,亦可上逆为病,创温运脾阳之法,使上热如火的许多难治之证得以消散,与前贤赵献可之论,龙雷火起于肝肾之阴,李东垣湿气下流,阴火乘之所说成鼎立。朱医学精湛,世所共知,其德厚仁慈,目所共睹,故堪称医之良者。朱著有《补偏集》和《蛊胀论》两卷,惜文稿毁于"文革"中。传人有朱家鲁、朱兆明、朱兆元及朱家坤、苏桂芬、杨家贤等。

朱家政,1911—1982,号仲德,男,汉族,云南巍山人,朱泗莹之子。生前在巍山县医院从事中医工作,曾任中医科负责人,县卫生协会副主席。他生于第三代中医世家内,天赋聪敏,好学勤奋,早年承其家学,在父泗莹老医师的教导下,热读经典,深究古典医籍,博采各家之长,灵活变通,实践中并不断向各名家观摩学习,医术大进;后又在昆明"系统学中医班"受到名师彭子益先生的教导,毕业后行诊疗工作不久,声名远振。中华人民共和国成立后在县医院从事临床和教学工作,他不仅理论深厚,且积50余年丰富经验,擅于内、妇、儿科,对疑难痼疾有独特见解。他精湛的医术常使许多危重病转危为安,再加医风扎实、平易应人,在群众中享有很高的威望。即使在病休期间,登门求治者仍络绎不绝。朱家政的学术思想源于《内》、《难》、长沙、金元、温热学诸家,他医识广博,常将古今医术熔为一炉,形成自己的独特风格。不论辨证立方、论治用药均十分精明娴熟,无论温病、臌胀、癫狂、急慢惊风、白癜风等疾均有创见。在治法中他曾嘱"医专需以德为本,无德不能为医""医虽小道,乃寄死生",不管富贵贫贱均需悉心诊治。他常将朱秉忠施医药于穷苦百姓的崇高医德为学生讲授,望后人记仿。并以"天人相应"之理,强调因地、因时、因人不同之理。其根据秘方配制的"胎盘阿胶散""生肌散"均有良效。为了鼓励和表彰朱家政的为人民服务精神和高尚情操,党和人民给了他极高的荣誉。朱家政曾荣立特功,出席省群英会,多次被评为先进工作者,连续任县、州人民代表。朱家政病逝后,民众自发前来悼念,盛况空前。朱老的医案有《朱仲德医疗经验》及《续集》,治疗经验还刊登在《大理州名老中医经验交流》及《医教资料》《云南医药》上。传人有朱兆桐、朱兆康、朱兆云,均操医药业,服务于民众。

朱家鲁,1924—1995,男,汉族,云南巍山人,巍山县人民医院副主任中医师。

朱幼承庭训，跟师朱泗由，尽得其传，为朱氏第四代祖传中医。中华人民共和国成立前随父习医，1952年参加土改卫生工作队，深知农村民多病苦，立下济世活人之志，坚定了深研医学而成良医的决心。医余之暇，潜心岐黄，深研《伤寒》《金匮》。1953年到昆明中医进修学校深造后，打下了较为深厚的医学基础。1956年出席云南省第一次中医代表大会，1959年到云南中医进修学校师资班进修，深得中医教学方法。毕业后留云南中医学院任教兼医疗系主任。后因巍山县不同意上调，于1962年又返回县医院工作。曾应邀到陆军第十一军及大理州卫生局举办的西学中班执教。并先后担任县卫生工作者协会主任，医学会副理事长及大理州医学会理事、县医院中医科主任、巍山县人大常委会委员，政协常委会委员、大理州人民代表等。朱氏行医40余年，有较深的理论造诣和丰富的临床经验。在临证中善将唯物辩证法引申到医学领域中，并做到学古不泥古，学今不盲从，治疗机灵权变，对疾病的发生转化独有见解，提出了疾病过程中既存在着病理反应，也存在着生理的抗病反应的观点，认为应当区分生理抗病防御性反应与病理反应，不但在理论上而且在临床实践中都具有重要意义。朱家鲁擅长内科杂病，对诊治传染性肝炎、糖尿病、肾结石、肺结核、不孕症等尤多独到之处，并喜用虫类药物治疗疑难重症，临症处方，得心应手，屡起沉疴。曾撰写《生理抗病反应在祖国长学中的特殊地位初探》而获县科技研究奖，以及《浅论血痹及黄芪桂枝五物汤的临床应用》等文章，先后刊于《云南中医杂志》和《云南中医学院学报》上。其传人有朱兆明、朱兆元等。

严玉薇

严玉薇，生于1943年，女，汉族，原籍浙江，在上海长大，1964年在上海中医学院首届针灸系毕业后，即分配到大理白族自治州人民医院从事针灸和中医的临床工作，建立了大理州医院的针灸室，并大力推广针灸疗法，取得显著疗效。1972年调至云南省大理卫生学校中医教研组，从事针灸和中医教学工作多年，为培养大理州中医和针灸人才作出努力。1981年调至云南中医学院针灸教研室从事针灸教学和针灸临床研究工作，近年来为建立和培养云南中医学院三年制的针推班作出很大的努力。历任医师、主治医师、讲师、副教授、云南中医学院针灸教研室副主任等职。对针灸专业具有系统而坚实的理论基础和丰富的临床经验，尤其对针灸治疗神经系统疾病具有特长，对针灸治疗各种痛证、痹证、痿证等疑难杂病亦有一定专长。曾发表针灸学术论文数篇,近几年还先后担任过数批外籍人员(英、法、瑞士等)的针灸培训工作。1987年与云南中医学院电教室合作摄制的针灸教学电教片,获云南省教育厅的表扬和奖励。又与其他兄弟院校合作,编写全国中医高等院校试用教材《实验针灸学》,并任副主编。曾任云南中医学院针灸教研室副主任、副教授,云南省针灸学会常务理事,并被聘为天津中医学院振兴针灸函授学院顾问。

杜纯宗

杜纯宗,生于1941年,男,回族,云南巍山人,弥渡县人民医院中医副主任医师。1961年杜氏高中毕业考取了云南中医学院医疗系。学习期间深得老院长吴佩衡及有较深中医基础理论和丰富临床经验的老教师栽培,自己努力学习,认真钻研,勤奋攻读,为毕业以后从事临床工作打下坚实的基础。1966年毕业于云南中医学院,1968年被分到巍山县五印卫生院从事中医临床工作。1973年调至弥渡县人民医院中医科。1980年杜纯宗光荣地加入了中国共产党,1981年起先后担任过中医科主任、副院长、医院党支部书记、县政协一二届委员、县总工会常委,1985年被评为县级机关优秀共产党员。1987年被选为弥渡县委委员。1988年获弥渡县优秀科技工作者荣誉称号。杜纯宗治学态度严谨,注重理论联系实际和讲究医德,师古不泥古,广采博学,融会贯通,学以致用。平时勤奋好学,博览群书,精心研究经典著作,又善于吸取历代医家各流派之长处和宝贵经验,并结合自己的体验及现代人们的生活环境、体质、疾病流行的特点,博采众家之方精心化裁,灵活运用。杜氏临床多以内、妇、儿、针灸科见长,尤其推崇东垣的"脾胃论",临床治病重后天脾胃,特别是对甘温除热法及补中益气汤加减应用于临床体会较深,实习期间对姚氏(姚贞白)妇科诸疾首重肝脾、冲任,临床加减应用逍遥散治疗妇科诸疾领会较深,临床应用收到了满意的治疗效果。杜纯宗拟方遣药受吴佩衡教导"辨证要仔细,用药要少而精,剂量要大以图速战速决",牢记"用药如用兵,贵在神速,处方如用人,在精而不在多"。

余道善・余振家

余道善,1874—1944,字达川,号性初,自号三阳道人,云南大理人,祖籍湖北松滋。清同治甲戌年(1874年)十二月出生于下邳(今江苏邳州),是云南久负盛名的医学家、命理学家。曾祖精通医术,但因过早辞世,先祖父未得其真传。但先祖父从小决心继承父业,弘扬医术,治病救人,遂以先辈遗留医著及岐黄仲景之书日夜用心研读,孜孜不倦,博览群书。历经数十年,学业大进,尽得先辈精妙,终成深受人们爱戴的一代名医。先祖父忠信为人,轻财重义,不落俗套,乐道安贫,淡泊名利,省身克己。"举心学吃亏,一钱不亡取"是他做人的原则,因此,就医者每日应接不暇,深受广大患者爱戴。其著述有《医学通灵》《余性初医案》《余氏批注伤寒论记》《余氏批注金匮要略记》《从学要览》《修身学》等。

余振家,号克五,余道善之子,从小受其父教诲,尽得其真传且精于针灸之术,兼通化学,自创土法制作镪水畅销滇西而闻名。

余品高,余振家之子,曾任大理大学校医,整理余道善医学丛书,由中医古籍出版社刊行《仲景大全书》《医学通灵》《余氏医论医方集》。

余品泽,余振家之子,与余品高一同整理余道善医学丛书。

李桐·李鸿泰·李昭

李桐,1895—1975,男,彝族,云南弥渡县寅街镇朵祜村人,民族民间中草药医生,专擅骨伤科。李桐出生于海拔2632米的高寒贫瘠山区彝族农民家庭,自幼聪慧好学,从小就帮人放羊。在长期的放牧生活中,他虚心向各位民间草药医生求教,并吸纳各位民间中草药医生治病疗伤的长处,对山中的一草一木都比较熟悉,特别是对一些草药的药性比较留心和了解。20岁后,他一边砍柴卖炭种山地,一边为跌打损伤的患者治疗,开始了半农半医的行医之路。随着收治的骨伤科患者越来越多,他的名声也越来越大。1949年后,弥渡县寅街区(现寅街镇)人民政府在辖区内三甲营、嘉会邑村设医疗点。为了方便患者,李桐走出大山,来到地处坝区的寅街镇嘉会邑村医疗点设立骨科诊所并担任驻点医生,集中收治骨科患者。1959年,李桐的骨科诊所并入弥渡县五一公社卫生所(现寅街镇中心卫生院),在卫生院内设立了骨科门诊和专科病房。1966年《大理日报》和《云南日报》曾对他的断肢接活做了报道,通过现代科学手段鉴定,医学界肯定了李桐在断肢再植上创造了奇迹。由于李桐医术精湛,医德高尚,数十年的行医生涯,使他成为一名知名度较高、享誉四方的民间骨伤科医生。患者来自四面八方、省内省外。

其后人总结出版《李桐传统骨伤疗法》。

李鸿泰,李桐之子,第二代传承人,弥渡县人民医院中医骨科的创始人之一,曾任弥渡县人民医院副院长,退休后创办李鸿泰骨科专科医院。

李昭生于1967年,李鸿泰之子,第三代传承人,弥渡县人民医院中医骨科领军人,创立弥渡县彝族民间骨伤科研究所,朵祜堂创始人。

李玉姣,李昭之女,第四代传承人,弥渡县人民医院中医骨科医生。

李子宽·李伯藩

李子宽,生于1912年,卒年不详,男,汉族,云南宾川人。出身于宾川名医世家,其父擅长温病学,其母擅治妇儿科疾病。其幼承家学,尽得家传,且熟读医学经典著作,医术和良,青年时已名重乡里。其治病重视地域和季节特点,重视某个时节各种疾病发病的多少和不同季节同样疾病的不同特点,做到因时、因地、因人而治。其既承家学又饱读医书,既精于温病又深研伤寒。制方严谨灵活,所制的方药味不多,但用药得宜,用量正确,故多有卓效。其临床经验丰富,对许多疑难杂症,诊断上有独特的见解,治疗上独出心裁,疗效显著。其提出湿温症"可下、可汗、可润"的观点是对温病湿温症治疗学上的重大突破。他除长于温病、伤寒外,还精于妇儿科。提出妇科症治以调理肝脾为主。儿科上提出滋养肝肾治疗"五软、五迟",创制"益脾养疳汤"治疗小儿肺门淋巴结核,丰富了中医学对结核病的诊治。其虽出身名医世家,但能博采众家之长,其用牛筋草根、白杨树根治疗泌尿系结石就是取自民间草药。其医德高尚,对患者亲切和蔼,能急病家之所急。晚年视力基本丧失,仍不辞辛劳,终日应诊。宾川群众十分爱戴他,"文革"中他被遣送至一荒僻山村,因广大群众要他诊治疾病,人、车络绎不绝,荒村几成闹镇。主要论文有:《泌尿系结石治疗经验介绍》《益脾养肝汤治疗肺门淋巴结核的初步体会》等。其传世弟子有李伯藩、张焕及李德辉等人。

李伯藩,生于1940年,男,汉族,云南宾川金牛镇人,中共党员,中医副主任医师。出身于中医世家,1958年开始跟随其父李子宽(系云南省著名老中医)学习中医,尽得其父真传。1968年开始独立应诊,因医技精湛、品德高尚、为人谦逊而得到了广大患者的高度赞誉,2006年退休后仍坚持每日为患者免费义诊,不收费、不卖药、不收礼。2009年12月,获得新中国成立60周年"感动宾川"人物荣誉称号。李伯藩从医50多年来,因擅治胆结石、糖尿病、慢性肾衰及各种癌症而闻名,患者遍布省内外,乃至东南亚。近20年来,年均门诊人数都保持在3万人次以上。他是宾川县中医院首任院长,曾先后任县医院副院长、政协宾川县第一及第二届常委、政协副主席、政协大理州第六届委员、大理州第八届人大代表等职务,多次被省、州、县各级评为先进个人、模范工作者、优秀共产党员、十佳医生。

李幼明

李幼明,生于1916年,卒年不详,男,汉族,云南大理洱源县人,洱源县中医院主治医师。14岁投师学医,拜洱源县名中医李寿芝为师,学艺十五载(含在其家做婿5年),于1945年自行开业行医。1956年县医院设中医部,定职中医师,带学徒数名及大儿子李灿伯,1962年下放回家自行开业7个月,后调城关公社医院任负责人。1984年城关公社医院改为中医院,在该院任主治医师。行医50余年,对中医技术一贯力求精益求精,对内、外、儿、妇科都有一定的建树,尤其对小儿科及妇科的保产都有一定造诣。李幼明认为,妇女31岁起习惯性流产多因肝火旺盛、气血虚弱,因此,当肝火旺时宜平肝为主,投以十三太保加以养血,气血虚弱宜用八珍汤,胃气虚弱宜补及调和脾胃,用香砂六君子汤治之,但香附只用3g。因此,收效甚佳,已治愈多人。小儿因先天元阳充足,只能以平肝舒风为主,不能用补药厚味;必须分清四季,根据季节气候变化而诊治。另外对疔疮、乳腺炎、腮腺炎等的治疗也有一定经验。

李孝达

李孝达,生于1928年,男,汉族,云南大理洱源县人,中西医结合内科副主任医师。1945年毕业于新疆省立医药学院,曾在塔城专区医院工作。1946年底回原籍,1951年在洱源县人民医院工作。1959年2月至1962年2月,在云南中医学院西学中研究班学习,结业后即从事中西医结合内科专业,擅长治疗心血管病、晚期血吸虫病、肝硬化、胆道疾病、流行性脑脊髓膜炎等。20多年来,诊断上善取中医整体观和辨证能动观之长,参西医于病变观察之更客观、精微、准确、统一的优点;以辨病与辨证相结合,故诊断较全面、完整准确;治疗上扬中医急则治其标、缓则治其本,扶正祛邪等诸法,于整个治疗过程中,往往取得比单一的中医或西医治疗更为理想的效果。也同广大的中西结合之士从实践上证明了中西医结合对提高疾病的认识，疾病的诊断、治疗和预防上都有重要的作用。他在开拓中西医结合的工作中做出一定的贡献。

李品荣·李翠兰

李品荣，1885—1978，男，汉族，云南大理（下关）人。曾任下关市中医医院（现为大理市中医医院）副院长，并多次被选为大理州、市人民代表、政协委员及先进工作者。李氏出身三代中医世家，13岁得祖传开始学医，刻苦攻读《内经》《金匮》《温病》《伤寒》《难经》《妇人良方大全》等古典医籍，直至老年尚能熟诵。18岁独立开业，行医76年从未间断。他在70多年的中医医疗临床实践中无论在内科、儿科、妇科及其他各科都积累了丰富的经验，为中医学事业的发展鞠躬尽瘁，贡献力量。其门徒多人，现均是当地名中医，包括其女儿李翠兰。李品荣一生严于治学、注重实践，对医术遵古而不泥古、把古医术与自己治疗实践经验相结合，精益求精，特别在妇科、儿科、内科杂病等方更有独到的见解，尤以医治温病、伤寒、妇儿科疑难病症擅长，有妙手回春、药到病除之功，在全省中医界享有较高声誉。撰有《外感风寒与伤寒》《女科点滴》等论文，均刊登在《云南中医杂志》上，医案经整理辑成《李品荣医验录》一书。

李翠兰，1930—2023，李品荣之女，白族，曾任大理市第一中医医院副院长、大理市第一人民医院中医科副主任医师。13岁师从其父学医。白天随父侍诊，诊余背诵《药性赋》《汤头歌诀》《伤寒》《金匮》等中医经典著作。21岁开始独立应诊，先后在原下关市第二联合诊所、下关市中医医院、下关市人民医院、大理市第一人民医院等院所工作。李翠兰治疗重视脾胃，用药求精而不在多，对伤寒、温病能将六经卫气营血与脏腑辨证结合起来，灵活应用于临床。辨证精准，长于妇儿科疾病的诊治，药简效宏，功效卓著，广受群众欢迎。先后给17期西学中班讲授中医妇科、儿科理论，并带学员上山采挖识别中药，为培养中医药人才做出贡献。曾任大理州中医学会理事，撰写论文十余篇，在国内多种学术会议交流并发表。

李毓桦

李毓桦，生于1915年，男，汉族，云南宾川人。曾任大理市第一人民医院中医科主任,三代家传。1938年起继承先父行医。1948—1949年以行医为掩护,作地下党联络站,开展组织"农抗",坚持与敌人斗争到和平解放。1950—1962年担任平川区委书记、宾川公安局秘书,下关医药分公司经理、大理市卫生科长、下关市医院院长、防疫站站长、中医科主任。擅长中医内科。李毓桦数十年来治病经验丰富,推崇"正确辨证,尊崇古方,适当加减,不偏寒热",主要是不背离"因时、因地、因人制宜"的重要原则。下关气候凉爽,在治病用药上,尊崇李东垣的学术观点,治病顾脾胃,少用苦寒伤胃的药。小儿脏腑娇嫩,不宜过分用消食、苦寒药。李毓桦以桂附六君汤加土血竭、陈柿皮救外感食伤误治案尤为精妙。脾胃古人称之为后天之本,其功能好坏可反映疾病的预后。重视脾胃,掌握病情,恰当用药,收效甚佳。李毓桦还注重外感辨证,并善用大理地区特色中药材,如用虎掌草治疗不明原因的发热。他还以清脾饮加虎掌草治疗少阳外感西医误治案,此病病在半表半里、寒热夹杂,当以清脾饮和解少阳,渗湿健脾旋机枢,调和营卫,古方新药合用,效果良好。

李德明

李德明,生于1942年,男,汉族,云南安宁人,曾在弥渡县人民医院中医科任职,行政任中医科主任。1987年6月晋升中医副主任医师。1961年高中毕业考入云南中医学院中医系学历5年,在校期间治学态度端正、治学精神刻苦、各科成绩优良。对经典著作及各家学说有一定研究,对仲景方书较为崇拜;对黄坤载、郑钦安等的温阳理论亦感教理颇深;对李东垣的《脾胃论》亦深感理论精湛。毕业临床实习又较多时间跟随各位名老中医学习,从中博采精华,受益颇深。1968年毕业分配到边疆少数民族地区,从而能吸收民族医药知识,结合中医理论,对农村多发病和多种热性传染病的诊治积累较多经验。1984年调至弥渡县人民医院工作,由于条件优越,从而更加注意临床实践。临床中坚持"西为中用"原则,借助现代医学先进检验技术,提高中医辨证论治水平。临床时遵古不泥古,虽多以经方为主,但时方和验方仍时择用,能灵活化裁,一二剂始见疗效。同时对先天心肾和后天脾皆较为重视,对五脏六腑气机升降亦能掌握其枢。因而善以温肾运脾诸法,即用四逆辈诸方加减治疗众多阴虚危笃重证,用清热、泻下的承气白虎、泻心诸方治疗实热危证。用药单刀直入、价廉效速。近年来运用温阳排石法,对胆及泌尿系结石的治疗初见成效,从而赢得广大群众较高声誉。

杨兴基

杨兴基,生于1921年,男,汉族,云南大理鹤庆县云鹤镇人,其中医家传与师授兼自学,曾任鹤庆县人民医院院长。历任县、区卫生工作者协会副主任、主任;除害灭病指挥部、中医中药研究室副主任(主任系县委委员兼);县人民医院中医科负责医生。

1941年于丽江省立高级中学毕业后,即在先辈创办的医药铺内与其先伯杨仲昌及老师张位卿学习中医中药。中华人民共和国成立后,杨氏响应党和政府号召,组织参加卫生工作者协会、巡回医疗组、中医联合诊所。1958—1960年在鹤庆县中医院及除害灭病指挥部、中医中药研究室工作,并从事用中医中药防治鹤庆县的多发病、常见病、晚期血吸虫病的研究、实验、推广工作。为抢救老中医的学术经验,在每周请老中医座谈、交流经验、向民间搜集单方验方的基础上,编印了《采风集》六册报州并发至基层。1960年3月调至县人民医院负责中医部,除门诊外开设中医病床。

杨兴基恪守先辈对"行医者首先要重视医德方能行医"的教导,身体力行,在县医院培养中医学徒,第一堂课就先讲授伟大医学家孙思邈的医德思想,要求作为医生首先应具备良好的思想品德,方能维护人民生命健康。1961年5月,杨氏冒着大雨下乡出诊被雷电击伤,几至丧生而不悔,恢复后仍坚持出诊至1983年退休。1970年参加县的中草药研究室的半年中,亲自在坝区、山区的五个公社搜集采访、采挖中草药近200种,经过筛选、实验,发现其中如止血药、蛇咬伤草药,确有疗效。当年已写过专题材料上报。

杨希龙

杨希龙,生于1924年,男,白族,云南大理人,曾任大理市中医二院主治中医师。1939年先后拜大理地区名中医张淑葵、李品荣为师,学习期间受到两位名师的教诲,无论在中医系统理论和临床实践中都受益匪浅。张淑葵老师在疏肝固肾方面颇有独到之处;而李品荣老师则除妇科方面有特长之外,对温热病见解有创新,阐明"火喝伤寒"的观点,并用其观点指导温病的治疗。跟师学徒4年满后,杨希龙便自己开设"慎生堂"行医。1949年后杨希龙又先后毕业于云南省中医师资班及昆明中医进修学校,系统全面地对中医学的理论进行学习。从跟师学医始迄今50年的漫长岁月,杨希龙从未间断过中医学的工作,在中医临床、教学方面都取得一定成绩。由于接受了温病学派的理论和先师治温热病的实践经验,杨氏对流行性乙型脑炎的证治根据伏邪和新感的理论,按卫、气、营、血四个阶段的发病证候群划分阶段的依据,在1973年和1978年两次流行性乙型脑炎大流行中先后共治愈近200例,收效满意。另外运用乌梅汤加减治疗小儿顽固性泄泻则以小儿稚阴稚阳、脏腑脆弱、气血未充、易虚易实、易寒易热,多外感、饮食不节而很少受"七情"影响的见解,强调脾胃功能失调在临床上有虚实互见的情况,故在治疗上采用消补兼施,寓消于补的治法,且补不碍滞,消不伤正。杨希龙教书育人,曾多次担任部队及地方中医教员,带教学员不计其数,任云南省血吸虫病研究委员会成员,大理县科协常委,州、市医学会理事、主任委员,大理市人民代表和政协委员。

杨质夫

杨质夫,1900—1952,男,白族,云南大理中和镇人,祖传中医,曾在"大冬堂"药铺行医。1936年云南省第一次中医师考试获中医师证书。1950年省人民政府又给其颁发中医师证书。1918年开始行医,先后共收门徒17人。在行医生活中严遵医家以治病为本,有叩门求医者,不以风雪炎热辞,用药讲究炮炙、产地、成色。对患者不仅胆大心细地诊治,且能急患者之所急,对患者不分高低贫贱,均精心调治。1940年在大理首次推广使用中医处方公笺,1942年时疫流行时巧妙地运用藿香正气散加减制成散剂,由红十字会无偿分送患者使用。自20世纪30年代起每年春季免费种牛痘,杨质夫对疑难重病先行诊治,详录病症,并指导其如何服药,无钱付药费者除送药外还给药罐柴炭。杨氏坐堂看病,每日定时出诊,日就诊者百余,甚至边就餐边看病。两人为其抄录口授处方,三人为其配方,对疑难之症将其记录下来与同行探讨。杨质夫在中医事业上的献身精神及高尚的医风医德,精湛的医术,深受医界同仁和广大群众的敬重。1939—1946年先后任大理县中医公会会长,大理县中医药公会理事长,大理县中西医公会会长。1943或1944年任大理县商会会长。1937年任大理红十字会理事,1950年任大理县人代会特邀代表。杨质夫从事中医30多年,擅长内科、儿科、伤寒,辨证施治颇有研究。其对仲景《伤寒杂病论》《黄帝内经》有较深的所研究,亦通读过《医部集成》,较多地吸取了各家学说的基本思想,集聚了丰富经验。在医术上有创见,如广用沙参治疾,附片与他药治牙病、咽痛。曾留稿《病案记录》《医方锦集》《赵若兰病案》,与永胜沈品仙合写过一本医书,还珍藏许多经典医书。可惜这些手稿医书在历史的变革中被抄被烧。杨质夫于1952年亡故。他所教的门徒至今仍从事中医者不乏其人,有的已成为一代名医。

杨顺坤

杨顺坤,生于1936年,男,汉族,广东惠阳人。1955年开始在大理白族自治州人民医院从事内科临床工作。1959—1962年参加云南中医学院首届西医离职学习中医研究班学习中医,因学习成绩优良,获卫生部颁发的奖状,毕业后仍回大理州人民医院从事中医和中西医结合临床工作,对内科心肾系统等多种疾病治疗取得显著疗效。1972年调至大理卫校中医教研组从事教学工作,为培养大理州中医专门人才和西学中人才作出努力。1981年调至云南中医学院中医内科教研室从事中医教学和临床科研工作。历任医师、主治医师、副主任医师及大理州人民医院中医科负责人等职。对中医和中西医结合具有系统而坚实的理论基础和丰富的临床实践经验,尤其对中西医结合诊治心血管疾病及肾病颇具特长,对中医治疗哮喘、癫痫、脑血管疾病及肝胆疾病等亦有一定专长。曾发表学术论文数篇。曾任云南中医学院教师、中西医结合副主任医师。

张文伯

张文伯,1913—1994,男,白族,云南大理人。云南大理市第一人民医院中医主任医师。张文伯从云南中医学院(今云南中医药大学)师资班学习毕业后,积极从事中医事业工作,在医疗上对待患者态度和蔼,诊断细致,用药准确,疗效高,见效快,有较好的群众基础和声望,给学员讲授中医课程中,口齿清楚,层次分明,说理透彻,深入浅出,得到听众的好评,多年来,培育了很多中医人才。除日常诊疗工作外张文伯还积极从事科研工作,自制出"定痫散"治疗癫痫病、"红粉散"治疗脉管炎,两种药物均用中草药制成,疗效较好,自使用以来,博得省内外患者的好评,并荣获州科委科技成果奖。著有《张文伯医案集》。1977年至1984年,曾担任下关市人民医院副院长。

柳法权

柳法权，生于1941年，男，汉族，中共党员，云南巍山人。1966年毕业于云南中医学院医疗系本科。1988年6月获中医副主任医师职称，曾任漾濞彝族自治县中医院首任院长（1989年）、河西医院院长。在中医学院求学期间受到云南名医吴佩衡、康成之、戴惠芬、李筱国、杨本志、唐关锐等教授指导，系统学习了中医经典著作《伤寒》《难经》《内经》《本草纲目》、温病及内、妇、儿、外、针灸等各科和全部必修课程。毕业后在漾濞工作23年，其间又经常得到大理州名医张文伯、段洪光、朱家鲁、范秉钧、冉瑞金等的指导，在临床诊法中擅长内、妇、儿三科的疑难杂证，善于六经及脏腑经络辨证，同时善用"排石汤"加减治疗泌尿系结石，对胆系结石、痛经、崩漏的诊治亦有独特见解。1981年在《云南中医学院学报》第二期发表了《排石汤加减治疗泌尿系结石》，1983年在《云南中医学院学报》第一期发表了《痛经病的治疗经验》等学术文章，现正总结"自制三七红花酒"对劳损一证的治疗经验，并对泌尿系结石的化石探讨和胆系结石之中药排石探索。1980年曾参加大理州药检所审定《大理州民族药》一书和编过《漾濞县药物志》初稿。

段洪光

段洪光，生于1918年，卒年不详，男，白族，大理市人。大理市第一中医院副主任医师。师承祖传，1940年毕业于天津国医专修函授技学院，中华人民共和国成立后又毕业于省卫生厅第一期中医师进修班。曾任龙云公馆、保元诊所、昭通专区医院、大关县人民医院、大理县人民医院医师。擅长中医内科，特别对胃溃疡、十二指肠球部溃疡、风湿病、肾病、癫痫病等有深入研究，经治四十余年，功效显著，传扬四方。在学术上段氏认为：自古医为仁术，医者的唯一宗旨就是救人疾苦，所以必须具有对患者的深切同情心，把患者的痛苦当作自己的痛苦，不计较报酬多少，不计较个人得失，不畏艰苦，不避寒暑，为解除他人的疾苦奋斗一生。此外，段老认为用药颇为重要，古称用药如用兵，用药之法，贵乎明变。如风有古今之异，地有南北之分，天有寒暑之更，禀赋有厚薄之别，受病有新旧之差，年寿有老少之殊，养居有贵贱之辨。用药之际，勿好奇，勿执一，勿轻妄，勿风速，须慎重精详，圆融活变，不妨沉会，以期必妥。当今发展中医方面，段洪光认为主要靠中医政策的落实以及与现代科学技术相结合,中医传统的理法方药必须跟上和适应现代医学蓬勃发展的步伐,这才是中医发展的关键。编著有《实用针灸学》《临证秘津》《杏林春秋》等。配制散剂"溃疡灵"1983 年获大理州科技奖三等奖。

洪显昌

洪显昌,生于 1945 年,男,白族,云南鹤庆县新华村人。杰出的民间中医师,曾任鹤庆县制药厂厂长、新华村卫生室负责人。长期在基层从事中医药工作,对中草药的种植、加工、炮制及道地药材的鉴别有着深入的研究。既擅长运用针灸、中草药及穴位注射,又长于经方的运用,反对随意改变经方中的药物组成。对农村常见病、多发病及疑难病症的治疗积累了丰富的经验。早年曾带领本村卫生室取得全县门诊量最多、收入最高的好成绩。退休后仍积极开展中医药工作,服务村民。

彭子益

彭子益,1871—1949,男,白族,鹤庆人。清末至民国年间著名白族医学家。出言诙谐辛辣,孤傲不驯,才学过人,识见超迈不与同道合。彭子益少年时代就对医道情有独钟,经过不断的精心研读,他对传统中医理论典籍的理解和把握达到了一个辨识透辟、由博返约的层次。成年后,负笈游历重庆,自荐于吴棹仙创办之重庆巴县国医学校任教。后又到成都四川国医学院任教。彭子益游学京华,在清廷太医院当宫廷医师,从而乘机大量阅读了密藏在深宫中的珍贵中医典籍,医学造诣更是一日千里。辛亥革命清帝退位以后,山西督军阎锡山聘请他到太原中医学校讲学。他的大半生就在讲授中医学理论和培养中医人才中度过。抗战期间,彭子益一度回云南。由于省民政厅长丁又秋的大力支持,他先后教育培养了 400 多名医学爱好者。其间他尽心尽力口传身授,把自己一生的研究心得毫无保留地教给学生,为云南省医学的发展倾注了很大的心血。

鲍复基

鲍复基,生于 1937 年,男,汉族,云南鹤庆人。中共党员,于大理白族自治州人民医院中医科工作,1966年云南中医学院毕业,1979年云南省中医研究班毕业。任中医科副主任、副主任医师,云南省首届老年学学会理事。鲍复基认为:学习中医古典著作,主要掌握治疗原则,具体运用时由于病情各有差异,又当根据不同情况进行辨证施治。比如黄疸病总的原则是清热除湿,但在对患者进行具体治疗时,应分清湿有轻重,热有高低之分,病程有长短之别,患者体质有强弱的不同,故治疗上也应有差别。其次,治温病应以叶天士之学说为首,旁及薛生白、吴鞠通、王孟英等诸家论著融会运用。叶氏以卫气营血立论,表示病邪发展之阶段,吴氏的三焦辨证把病邪所在的脏腑部位论证清楚,若将二者有机地结合,发挥其所长,这对于考虑温病的病机、诊断和用药将更全面。比如病在卫分,伤及皮毛,据"肺主皮毛"之学说,病邪在卫分,在上焦,故卫分—肺脏—上焦三者可联系考虑,这样有利于辨证论治,因邪在卫分的病机是腠理开合失司,而腠理的开合又与肺有关,故治疗上必须疏通腠理,宣发肺气,运用辛凉开肺或轻浮宣透上焦之药。另外,遇一患者素体阴虚,午后潮热汗出,夜卧不安,按理应滋阴清热,但又见胃气呆滞的征象,若大剂滋阴药恐有滋腻滞胃之弊。故鲍氏在天王补心单剂中减去生地,加白薇、墨旱莲、银柴胡,既达到滋阴清热、除烦安神之目的,亦避免了滞胃的副作用。

第二章
大理名医之医话医论

一、大医习业与大医精诚

读《云南蒙化县药王庙医约》有感

朱仲德

古代以医为仁术，倡导医德。清代太学生梁朝柄撰写的《云南省蒙化县药王庙医约》很为深刻，他列举许多该为和该不为，对今天仍有指导意义。如"今之为医者虽多，谋道之心不无自是之念""勿临危不救而巧顾声名""勿惮远近寒暑，使人难于请求""勿念怨仇而私行报复""勿计财利而增减药材""勿潦草应事""勿传淫方而伤风败德"，以上数语均陈述了一个医生需具备的医德（《医约》全文见后）。

先圣张仲景在《伤寒论》原序中指出："怪当今居世之士，曾不留神医学，精究方术，上以疗君之疾，下以救贫贱之危，中以保身长全，以养其生，但竞逐荣势，企踵权豪，孜孜汲汲，唯名利是务，崇饰其末，忽弃其本，华其外而悴其内，皮之不存，毛将安附焉。"寥寥数语，抨击了当时社会及医学界的某些现象，很值得我们深思。

读了《医约》及先圣张仲景原序，每个人都能受到一次医德方面的教育。古代尚如此崇尚医德，而今如何加强医德教育和法制教育，加强管理和责任感，树立仁慈、仁爱、净洁之心和如履薄冰心，对培养"德才兼备"的合格医务人员是很重要的。

附：云南蒙化县药王庙医约

太学生梁朝柄郡人

古来仁术莫过于医，自三皇肇其传，而万世蒙其泽。凡精其业者，非成功证果,则衍庆延年,否亦后裔繁昌,科里未艾。盖由搏挽阴阳,燮和寒暑,回生起死,济困扶危,其功用为最弘也。昔人谓:不得为良相,则必为良医。讵无见欤?

今之为医者虽多,谋道之心不无自是之念。方一入门,自谓尽善而尽美,偶收其效,必欲较寡与较多。人命垂亡而有心掯勒,人当痛苦而故意留难,借危急为索利之谋,视死亡若隔膜之事。心既不舌,报亦昭然,非困厄而单寒,则乱离而折散。非自身不求其年,则后嗣莫延其祀,盖缘人命至重,死者不可复生,小恙则瘸痿疼痛,变在须臾,大病则死活存亡,判于呼吸。苟举念一差,立见从生入死。设存心不正,必然有重无轻。设有不虞,责将谁咎?又安能免神嗔鬼怨,物议人非耶?

今愿同志者学虽难尽,必加意参考,以求其至当。理固无穷,宜殚心斟酌,以期乎万全。体天地好生之心,凡老少男女,皆视为一家骨肉,矢圣贤利济之念,举疾病忧苦,诚不啻痌瘝切身,虽贵贱不同,而治之如一。即标本各异,而救疗不逞。

勿自尊重矜高,令人畏其声价;勿惮远近寒暑,使人难于请求;勿念怨仇而私行报复;勿计财利而增减药材;勿治其一经而伤其全体;勿猎取近效而害厥终身;勿因慢生嗔,而易违始念;勿潦草应事,而不断根苗;勿博弈晏游而有惧缓急;勿诊女看妇而偶萌乱心;勿损子堕胎而昧心网利;勿临危不救而巧顾声名;勿忌人才能而媒孽其短;勿隐匿方诀而窣乱失传;勿传述淫方而伤风败德;勿杀生治病而利此损他;勿因权贵之求而阴行谗谮;勿乘势要之请而欺压乡邻;勿乘其颠危,以机巧而启取财物;勿秽污经籍,因看脉而垫手用书。

举手常存竞(敬)业,动念即具仁慈。不惟集福凝祥,行将成真人之道,又何虑后裔之不昌,科甲之有艾乎?盖百艺皆可积功,而医之见效为更捷也。尚期同志,各尽厥心;勿二勿三,以祈天眷。

中医要坚持唯物论

朱仲德

我们认为中医的科学性是由以下几方面来体现。

1. 来源于唯物论和辩证法　中医流传两千多年而不衰,代代相传,为何有如此强大的生命力,经得起时间、历史的检验?查其源,我国第一部中医学巨著《内经》,就奠定了中医学的理论基础。全书内容包括阴阳五行、摄生、脏象、经络、诊法、治则等,全书始终充满着唯物论与辩证法。它用阴阳"对立而又统一"学说来解释天地间自然变化的规律、医学知识和诊治疾病等;用五行学说,以五种物质(金、木、水、火、土)的性能作为代表为说明事物间的生化和制约关系。从生理、病理、诊治等方面均运用了此理论。1960年,北京中医学院编著的《内经讲义》绪言说:"《内经》的价值,不仅在于它成功地总结了战国以前的医疗经验,并且在于它把医疗、保健的实践提高到古代朴素唯物论的理论原则,向迷信鬼神主宰的'宿命论'进行斗争,反过来并以朴素的辩证法指导医疗实践,给中医奠定了理论基础。"所以说明了中医学从开创时其性质就是唯物论的。

2. 来源于整体观念　中医的科学性还体现在它以"天人相应""天人合一"的观点来阐明人与自然的整体观。运用整体观念来解释自然界运动变化时对人体的影响,其所发生的人体自身生理调节机制和病理变化之间的联系,运用辨证论治的观点和整体观念来分析病症,并因人、因病情的不同而采用灵活不同的方药治疗(同病异治、异病同治)等,整体观念是中医的精髓之一。如肺位居胸中,主气,开窍于鼻,外合皮毛,具有宣发、肃降和通调水道的功能。如外寒袭表,它不仅仅表现出体表受寒的症状,而是出现一系列病理反应,如肺气不宣,常见鼻塞、流涕、嗅觉不灵等;如肺气不能肃降,也会出现咳嗽、咳痰、喘息等。如肾主藏精,在生理正常情况下,肾精上承于心,心气下交于肾,则神志安宁,如心火过旺,不能下交于肾,则会现出心烦不寐、口干、五心烦热等;如肾阴不足也会出现阴虚火旺的口舌干燥、心烦、腰膝酸软等症状。中医认为人是一个有机的整体,每个部位和器官都不是独立存在的,而是互相联系、相互协调、平衡,保持了机体正常生理功能。

3. 来源于实践　中医是人们长期与自然、疾病斗争和生活实践中总结出来的医学科学,经实践—理论—再实践而不断提高。诊治患者的过程(如查找病因、分析病机、诊断论治、处方用药、再反馈疗效)无一不是体现了实践是检验真理的标准。又如在诊断时,舌苔、脉象的辨认,一个患者症状的辨认,如对痰的清、浊、颜色分辨等均体现了临床的实践过程。总之,如果离开了唯物辩证法、离开了整体观念和辨证论治、四诊八纲,离开了实践,必然会将中医引向歧途。我们治病要客观,要多和患者交流,不能先入为主,以防主观片面,而造成误诊误治。要客观地看病,实事求是,要对患者负责,做一名真正合格的医生。

二、医学理论

圆运动的古中医学原理

彭子益

（一）二十四节气圆运动简明图说

欲学中医须先认识十二经名词的所以然。欲认识名词，须先认识阴阳五行六气的所以然。欲认识阴阳五行六气，须先认识二十四节气地面上所受太阳射到的热降沉浮的圆运动。

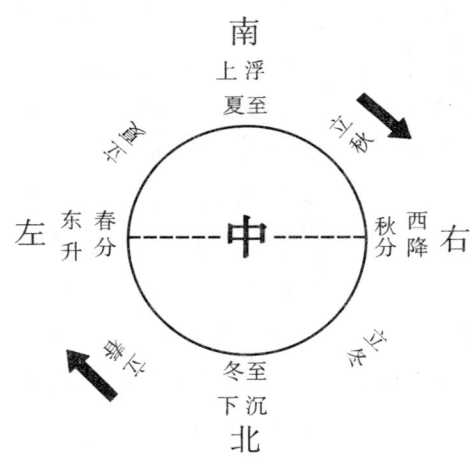

图 2-1 二十四节气圆运动简明图

右下左上中，降沉升浮中，秋冬春夏中，西北东南中。图 2-1 的虚线为地面，虚线下为地面下，虚线上为地面上。图的圆线上方在云层之际，图的中心，为一个生物的环境的大气圆运动的中心。由中心以观察四维，便见一个生物所在地的宇宙范围，图的中心的中字，便是一个读者。

降者，夏时太阳射到地面的热，降入土中也。沉者，降入土中的热沉入土下之水中也。升者，沉入水中的热升出土上也。浮者，升出土上的热又与夏时太阳射到地面的热，同浮于地面之上也。中者，降沉升浮之中位也。

立秋为降之起点，立冬为沉之起点，立春为升之起点，立夏为浮之起点。秋分前，土上热多，土下热少。秋分则土上与土下的热平分也。春分前，土下热多，土上热少。春分则土上土下的热平分也。冬至者，由立秋降入土下的热，多至极也。夏至者，由立春升出地上的热，多至极也。降极则升，升极则降，升降不已，则生中力。亦大气圆运动自然之事也。

植物经秋而叶落，植物个体的热下降也。经冬而添根，植物个体的热下沉也。经春而生发，植物个体的热上升也。经夏而茂长，植物个体的热上浮也。热的降、沉、升、浮于植物个体求之最易明了。说植物个体的热的降、沉、升、浮,即是说宇宙大气的热的降沉升浮,即是说人身的热的降、沉、升、浮。图2-1的虚线,在宇宙为地面之际,在人身为胸下脐上之间,在脐上二寸。

热性本来升浮,不能沉降,热之沉降,秋气收敛之力降沉之也。热降,为生物有生之始;热不降,为生物致死之因。详下各篇。秋气收敛详下文。

(二)阴阳

一个生物所在之地,太阳射到此地面之光热,就是阳。此地面的光热已过,与光热未来之间,就是阴(伏羲画卦,—为阳卦,--为阴卦其义即此),阳性上澎,阴性下压。阳性直上,阴性直下(图2-2)。阴阳交合,发生爱力,彼此相随,遂成一个圆运动(图2-3)。阳性动,阴性静。静则沉,动则浮。由静而动则升,由动而静则降。升浮降沉一周,则生中气。中气者,生物之生命也。此大气的圆运动之所由来,亦即造化个体之所由成就。人秉造化阴阳圆运动之大气以有生。人的个体,即造化个体的遗传。先认识造化大气的阴阳,自能认识人体的阴阳。五行者,阴阳二气整个升、浮、降、沉中的五种物质。行,即运动也。生物个体,皆有阴性阳性者,大气中有阴阳故也。此中医"阴阳"二字之来源也。"造化"二字,乃宇宙大气圆运动时,生育生物之称,亦即宇宙之称。

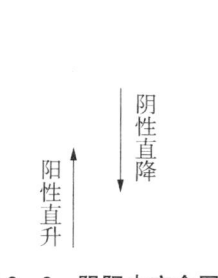

图2-2 阴阳未交合图

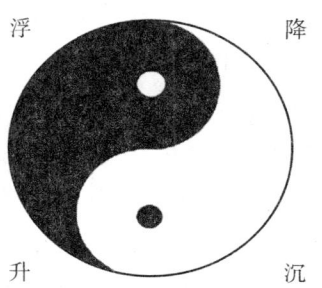

图2-3 阴阳已交合图

(三)五行

一年的大气,夏气属火,太阳射到地面的热多。太阳射到地面的热,火也。热则上浮,故夏时大气热浮而属火气。夏时太阳旺于南方,故南方属火气。一日之午时,亦属火气。午时太阳的热,射到地面的多也。春分至立夏的热,称为君火。小满至小暑的热,称为相火。君相二字之义详见下文。

秋气属金,秋时太阳往南,地面的压力渐大,天空之间,金气弥漫,大气的压力,即金气之下降也。天空的金气,至秋始显,故秋时大气凉降而属金气。造化之气,东升西降,降气旺于西方,故西方属金气。一日之酉时,亦属金气,酉时金气凉降之力独大也。天空之间,指地面之上言。金气详宇宙篇气象学的证明。

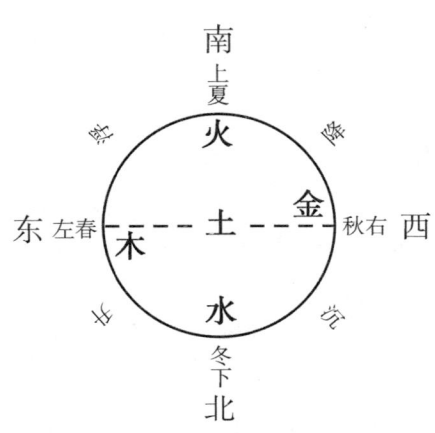

图2-4 五行整个圆运动图

1. **五行整个圆运动图** 此图(图2-4)乃假设五行运动停止时之图。运动圆,则五行融合,只见中和,不见五行。五行一见,便失中和,便是病了。凡说宇宙,便是说人身。因人身是宇宙圆运动的大气生的,为宇宙的遗传体故也。此宇宙,名曰关于生物生命的宇宙。

冬气属水。生物的生命,全是太阳射到地面的热所产生。今夏太阳射到地面的火热,即是来年生物生命之根。然此火热,必须经过秋时降入土下,经过冬时,藏于土下的水中,然后能生生物的生命。冬时大气沉而能藏,沉而能藏者水也。大气热则上浮,寒则下沉。故冬时大气,寒沉而属水气。南方在地面之上,北方在地面之下,故北方属水气。一日之子时,亦属水气。子时,大气沉极之时也。关于生物生命的宇宙,是上南下北。大气上浮之方为南,下沉之方为北。

春气属木。一年的大气圆运动,冬时为终,春时为始,终即始之根也。上年夏时,太阳射到地面之热,经秋时金气收而降于土下,又经冬时藏于土下的水中。火水化合,水气温暖,则往上升。此温暖之气,交春升泄出土,草木发生,故属木气。木者水中火气,由封藏而升泄之气也。

中气属土。一年的大气,春升,夏浮,秋降,冬沉。故春气属木,夏气属火,秋气属金,冬气属水。升浮降沉,运动一周,而为一岁。夏秋之间,为圆运动的中气。地面的土气,居升浮降沉之中,为大气升降的交合,故中气属土气。金水木火土,大气圆运动之物质也。行,运动也。此中医"五行"二字之来源也。故人身亦有春夏秋冬,亦有东南西北。

2. **五行相生相克** 五行物质,各有能力。木气有疏泄能力,火气有宣通能力,金气有收敛能力,水气有封藏能力,土气有运化能力,能力亦称势力,亦称作用。春气由冬气而来,故曰水生木。夏气由春气而来,故曰木生火。长夏之气由夏气而来,故曰火生土。秋气由长夏之气而来,故曰土生金。冬气由秋气而来,故曰金生水。夏秋之间为长夏。收敛作用制疏泄作用,故曰金克木。宣通作用制收敛作用,故曰火克金。封藏作用制宣通作用,故曰水克火。运化作用制封藏作用,故曰土克水。疏泄作用制运化作用,故曰木克土。运化者,运动化合也。宣通者,宣热通散也。土克水者,土能伤水分也。

相生者,大气圆运动次序的先后。相克者,大气圆运动对待的平衡。相生者,补其不足。相克者,制其太过。相生相克,皆圆运动自身维持自身运动之圆而已。天人之气,和平则无病。运动圆则和平,亦和平则运动圆。相生则生,相克则平。相生相克者,中医学的生理、病理、医理之事也。一年的五行圆运动,要归纳一日看。一日的五行圆运动,要归纳一息看。一呼一吸则大气升降于人身,成一整个也。天人的天字,乃整个造化的简称。

(四) 六气

一年大气的圆运动。春木主生,夏火主长,秋金主收,冬水主藏,中土主化。生、长、收、藏、化,五行圆运动之成功也。六气者,风、热、暑、湿、燥、寒。乃五行运动不圆,作用偏见之气。五行各一,惟火有二,故曰六气。君火运行,重在上升。相火运行,重在下降。相火由秋降入水中,再由春升上,乃为君火。而君火又随相火下降,名曰五行,其实六行。因六气各有事实,故又曰六行六气。

六行六气,是融合极密,分析不开,和平不偏的圆运动(图2-5)。木气偏见,则病风。君火之气偏见,则病热。相火偏见,则病暑。金气偏见,则病燥。水气偏见,则病寒。土气偏见,则病湿。故六气名目,而有厥阴风木,少阴君火,少阳相火,太阴湿土,阳明燥金,太阳寒水之称也。《内经》谓在地为五行,在天为六气,在事实上,说不过去。

此即五行图,加一相火,名曰五行六气,其实六行六气。阳升阴降,自然之事。阴性本降,三阴之升,阴中有阳也。阳性本升,三阳之降,阳中有阴也。金木水火,分主四维。相火土气,同主中宫。中宫在地面之际,四维距地面较远。

六行六气的圆运动,四节一气。大寒、立春、雨水、惊蛰属初之气。春分、清明、谷雨、立夏属二之气。小满、芒种、夏至、小暑属三之气。大

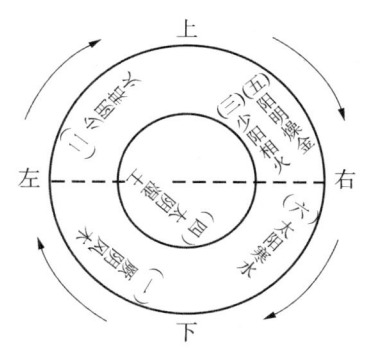

图2-5 六气圆运动图

暑、立秋、处暑、白露属四之气。秋分、寒露、霜降、立冬属五之气。小雪、大雪、冬至、小寒属六之气。此时令病发生之根源也。圆运动的天人一气,时令病上,最为显著。内伤杂病,亦属六气,特不似时令病关系生死之速耳。因时令病,乃整个六气分散,中气消灭极易,故死甚速也。

1. 厥阴风木　地面上属阳,地面下属阴。初气之时,大气由寒而温。地下水中所封藏经秋收来的阳热,动而上升。此阳热与水化合,是为木气。木气者,一年之阳根也。大寒节气,当阴极之时,故称厥阴。厥者,极也。木气主动,动而不通,则成风。故称风木。

2. 少阴君火　二之气,亦从地下阴位升出地面,即木气上升之气也。此时大气较热,不似厥阴之阴极,故称少阴。木气上升之气,即水中气藏上年秋时下降的阳气。此阳气,由地下升至地上,照临大宇,光明四达,上升之象,有如君位,故称君火。此时大气由温而热,又称热火。

3. 少阳相火　三气之时,地面上阳热盛满。经暮夜大气之凉降,降入地面下之水中。然当暑热上腾之时,旋降旋升。地下水中,为生物生命之所从出。此阳热实为生命之本,地面上阳热盛满,地面下所得阳热不多,故称少阳。此阳热降入地下水中,以生中气。中气旋转,则上下交清,有如相臣之职,故称相火。此火不降,暑热熏蒸,又称暑火。

4. 太阴湿土　四气之时,地面上阳热盛满。地面下旧有的阳气,亦升上来。地面上非常之热,地面下非常之寒。热属阳,寒属阴。大气阴多,故称太阴。为在水下则生气,火在水上则生湿。此时地面上阳热盛满,尚未降入土下。寒热相逼,湿气濡滋。土气在升降之交,故称湿土。

5. 阳明燥金　地面上为阳位。五气之时,地面上盛满的阳热,经秋气之收敛,正当下降。中土之下,阳气充足。湿气已收,大宇光明,阳盛而明,故称阳明。金气当旺,湿也收则燥热气结。此时地面上空的金气,压力极大,故称燥金。

6. 太阳寒水　六气之时,地面上的阳热,经秋气之收敛,全行降入土下的水中。造化之气,中下为本。中下阳多,故称太阳。此阳热降入水中,水即将它封藏不泄。此时大气降压,水外即寒。水外已寒,则水内阳藏,故称寒水。

五行的运动圆,合成一气。木升金降,木不病风,金不病燥。水升火降,火不病热,不病暑,水不病寒。土运于中,土不病湿。运动不圆,升降不交,各现各气,则病风、热、暑、湿、燥、寒,病者,大气病也。人身之气,亦如是也。初气之时,宜养木气。二气之时,宜养火气。三气之时,宜补相火之气。四气之时,宜养土气。五气之时,宜养金气。六气之时,宜补水气。相火下降于水中,为君火之始气。君火者,相火之终气,君火又随相火下降也。

(五) 人秉大气的五行而生脏腑

人秉大气的木气而生肝脏与胆腑。造化的木气,乃太阳射到地面的热,由秋季降入冬季,再由冬季水中,升出春季而成。人身的木气亦然。肝胆的体质,均在右。肝经的作用在左,胆经的作用在右。必胆经相火,则右降入下部水气之中,再由下左升,然后发生肝经作用。人身处处有疏泄作用,处处有木气。秉大气的火气而生心脏与小肠腑。心与小肠主血,有宣通作用。人身处处有宣通作用,处处有火气。秉大气的金气而生肺脏与大肠腑。肺与大肠主皮毛,有收敛作用。人身处处有收敛作用,处处有金气。秉大气的水气而生肾脏与膀胱腑。肾与膀胱主骨,有封藏的作用。人身处处有封藏的作用,处处有水气。

秉大气的土气而生脾脏与胃腑。脾与胃主肉,有运化的作用。人身处处有运化的作用,处处有土气。秉大气的相火而生心包脏与命门腑。命门亦称三焦。心包与命门主油膜,有燔灼的作用。人身处处有燔灼的作用,处处有相火之气。右肾内的白油,即是命门相火。心房为心脏,油膜包住的心尖,为心包脏。燔灼,即是燃烧。胃为脾之腑,脾为胃之脏。脏者,藏也。腑者,化也。阳性化,阴性藏。藏者藏其所化,化者化其所藏。人身秉造化的阳气而生腑,秉造化的阴气而生脏。腑为阳,其色明。脏属阴,其色暗。阳而明,故能化。阴而暗,故能藏。此脏腑二字之意也。他脏他腑仿此。

人身肝木之气,疏泄不及,则现无汗、尿少、粪难、腹痛、胁痛、妇人月经来迟等病。疏泄太过,则现自汗、尿多、遗精、发热、头晕、耳鸣、妇人白带、月经来早等病。疏泄不及者,水中的火气不足;疏泄太过者,金气不足也。

人身肺金之气,收敛不及,则现汗多、头晕、发热、咳逆、上气、遗泄、尿多、痿软等病。收敛太过,则现恶寒、粪艰、胸闷、无汗等病。收敛不及者,木气过于疏泄;收敛太过者,火气不能宣通也。

人身心火之气,宣通不及,则现血痹、神倦、口淡、血寒等病。宣通太过,则现舌痛、喉痛、心跳、心烦等病。宣通不及者,木火之气虚。宣通太过者,中气虚,金气不降也。

人身肾水之气,封藏不及,则现阳越、头晕、发热、足肿等病。封藏不及者,金气收敛之力衰,木气疏泄太过也。肾水无封藏太过之病,肾水愈能封藏,阳根愈坚固也。

人身脾土之气,运化不及,则现腹满、停食、上吐、下泻、四肢不举、全身倦怠等病。土气填实,则不能运化也。

人身相火之气,燔灼不及,则现下寒、肾寒、脾胃衰弱、二便不固等病。燔灼不及者,相火的本气少也。相火无燔灼太过之病,有相火不降之病。相火降于水中,水中有火,则生元气。相火不降,则燔灼于外,而发烧热也。外之烧热愈大,内之相火愈少也。

圆运动的五行,是融合不能分析的。五行之病,皆运动不圆,作用分离,不能融合所致。以上各病,略举数端,以概其余。

大气的五行,是融合的,分析不开的,人身亦然。五行融合,中气之事。造化个体的中气,在地面之际,而分布于整个造化之间。人身的中气,在胸下脐上之际,而分布于整个人身之间。中气如轴,四维如轮。轴运轮行,轮运轴灵。轴则旋转于内,轮则升降于外。此中医的生理也。中医的病理,只是轴不旋转,轮不升降而已。中医的医理,只是运动轴的旋转,去运动轮的升降,与运动轮的升降,来运动轴的旋转而已,由轮而轴,是为先天,由轴而轮,是为后天。《易经》河图所以表示先天后天的生理的运动,病理医理,都在其间矣。河图详见生命宇宙篇。

由轮而轴者,由升降而成中气也。由轴而轮者,由中气而成升降也。大气是实在的物质,大气的物质运动,有一定的方法,有明显的程序,有不同的作用。由不同而共同,由共同而不同,此圆运动的河图,所以立造化之极也。

太阳射到地面的热,经秋金收降于土下的水中。经水气的封藏,阳热与水化合,升出地面而成木气。木气再升而成火气,是为四象。四象运动而成中气,中气亦名土气,土气在四象之中也。此一个五行的圆运动,称曰宇宙。宇乃大气圆运动的个体,宙乃大气圆运动的范围。此宇宙不过地球与日球公转之间,地面上之际,极小极小的段,是寻常的,是现成的,是自然的,是简易的。人身个体,是宇宙圆运动的大气生的,为宇宙的遗传体。故曰,人身一小宇宙也。

(六)十二经气圆运动图

1. 十二经气圆运动图　具体见图2-6。

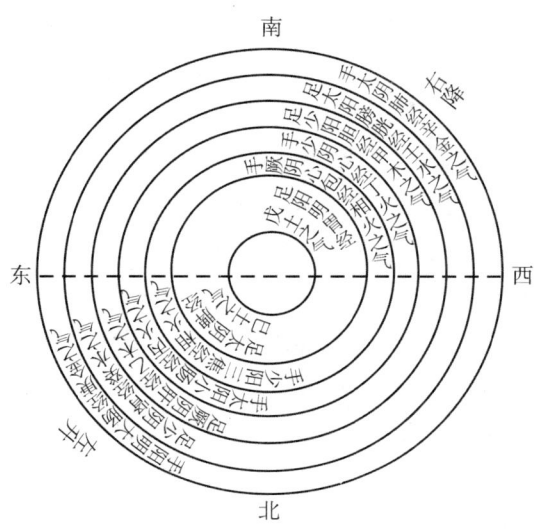

图 2-6 十二经气圆运动图

2. 十二经名词的说明　足太阳膀胱经壬水，足少阴肾经癸水。肾为阴脏，膀胱为阳腑。同秉大气中水气而生。壬癸者，分别为水气的阳性、阴性之称。水气有封藏作用。膀胱经水气的封藏作用，由上而下，肾经水气的封藏作用自下而上，以成一圆运动。足者，膀胱经自头走足，络肾，主降。肾经自足走胸，络膀胱，主升。太阳少阴者，太阳寒水少阴君火。膀胱经秉阳水之气，肾经秉阴水之气，兼秉阴火之气。

足少阳胆经甲木，足厥阴肝经乙木。肝为阴脏，胆为阳腑。同秉大气中木气而生。甲乙者，分别为木气的阳性、阴性之称。木气有疏泄作用。胆经木气的疏泄作用，由上而下，肝经木气的疏泄作用自下而上，以成一圆运动。足者，胆经自头走足，络肝，主降。肝经自足走胸，络胆，主升。少阳厥阴者，少阳相火厥阴风木。肝经秉阴木之气，胆经秉阳木之气。兼秉相火之气。

手少阴心经丁火，手太阳小肠经丙火。心为阴脏，小肠为阳腑。同秉大气中火气而生。丙丁者，分别为火气的阳性、阴性之称。火气有宣通作用。心经火气的宣通作用，由上而下，小肠经火气的宣通作用自下而上，以成一圆运动。手者，心经自胸走手，络小肠，主降。小肠经自手走头，络心，主升。肝经自足走胸，络胆，主升。少阴太阳者，少阴君火太阳寒水。心经秉阴火之气，小肠经秉阳之气。兼秉阳水之气。此阳火乃太阳寒水封藏之大火，故小肠经称太阳。

手厥阴心包经相火,手少阳三焦经相火。心包为阴脏,三焦为阳腑。同秉大气中相火而生。相火有燃烧作用。心包经相火的燃烧作用,由上而下,三焦经相火的燃烧作用自下而上,以成一圆运动。手者,心包经自胸走手,络三焦,主降。三焦经自手走头,络心包,主升。厥阴少阳者,厥阴风木少阳相火。三焦经秉阳性相火之气,心包经秉阴性之气。兼并阴木之气。

足阳明胃经戊土,足太阴脾经己土。脾为阴脏,胃为阳腑。同秉大气中土气而生。戊己者,分别为土气的阳性,阴性之称。土气有运化作用。胃经土气的运化作用,由上而下,脾经土气的运化作用自下而上,以成一圆运动。足者,胃经自头走足,络脾,主降。脾经自足走胸,络胃,主升。阳明太阴者,太阴湿土阳明燥金。脾经秉阴土之气,胃经秉阳土之气。兼并阳金之气。十二经的经字有经过意。脏腑如储电之瓶,经如传电之线,又经管之意。默记此图,为研究本书第一功夫,如难记,记每经前三字,手之三阴,自手走头,足之三阳,自头走足,手之三阴自胸走手,足之三阴,自足走胸。

三、中医经典

经 文 读 法

彭子益

《内经》曰:春伤于风,夏必飧泄。夏伤于暑,秋必痎疟,秋伤于湿,冬必咳嗽。冬伤于寒,春必病温。自王叔和编次仲景《伤寒论》原文,自己加上伤寒序例,曰:中而即病曰伤寒,不即病者,寒毒藏于肌肤,至春变为温病,至夏变为暑病。于是后世遂谓冬日受有寒气,藏在人身,至春变成温病。春日受了风气,藏在人身,至夏变成飧泄。夏日受了暑气,藏在人身,至秋变成痎疟。秋日受了湿气,藏在人身,至冬变成咳嗽。

果然如此,试问如何用药。治夏日飧泄,岂不要用散风的药乎?治秋日疟病,岂不要用清暑的药乎?治冬日咳病,岂不要用去湿的药乎?治春日温病,岂不要用搜寒追毒的药乎?如此用药,必定要将病治重的。世之治温病,喜用大清大下之剂者,其根据即在叔和冬日寒毒藏于肌肤至春变为温病一语。而且因这一根据,并认《内经》春伤于风,夏必飧泄云云,实系风藏在人身,至夏变为飧泄云云了。学中医者,容易学错,此其大概也。如要学不错,必须将空气升浮降沉中的圆运动,按着春夏秋冬、五行六气的原理,整个的实地体验明白,自然了解《内经》文义之所在。

盖风者,春木疏泄之气也。平人大便不病飧泄,全在小便清通。小便清通,全在木气疏泄。春日损伤了风木之气,当春之时,风木当令,虽或被伤,仍能疏泄,小便清通,故不病飧泄。到了夏令,风木气退,无力疏泄水分,水分混入大肠,故飧泄也。

暑者,夏火燔灼之气也。平人汗孔开通,荣卫无阻,不病痎疟。汗孔开通,全在火气充足。夏日伤了火气,汗孔不开,当夏之时,火气虽伤,汗孔虽闭,空气尚未收敛,故不病疟。到了秋令,火气已退,汗孔不开,秋金收敛,将荣卫之间,所停积的污垢,敛于血管之中,阻凝荣卫的运行,遂成疟病。疟病的寒热往来,即荣卫阻而复通,通而复阻之故也。

湿者,土气运化之津液也。平人肺家滋润,收敛下行,气道流通,故不咳嗽。秋日燥金司令,湿气全收。人若伤了湿土的津液,当秋之时,燥气虽然司令,白露尚未成霜,肺家津液,尚未枯涩,肺气下行,尚能通利,到了冬令,万物坚结,肺家津液枯涩,气降不下,故逆冲而病无痰之咳嗽也。

寒者,冬水封藏之气也。平人水气能藏,阳根不泄,养成木气,交春阳和上升,化生心火,煦和畅遂,不病温也。阳根者,藏则为生气,不藏则化邪热。冬日伤了水的藏气,阳根外泄,泄之盛者,在本冬即病冬温,泄之不盛者,冬时木气未动,尚未发生疏泄作用。一交春令,木气疏泄,将木气本已的根气摇泄而起。木气失根,故病温病。温病都是虚证,原因即在于此。

所以《内经》有曰:冬不藏精,春必病温,凡冬时咳嗽,不寐,出汗,劳心,多欲等事,皆不藏精之事。人在冬令,如能藏精,交春令后,本身的木气,根本深稳,不随时令疏泄之气,摇动起来,方不病温也。

但有人认为:王叔和的话是对的。因为《伤寒论》的脉法上,有一条,其文曰:师曰,伏气之病,以意候之,今月之内,欲知伏气,假令旧有伏气,若脉微弱者,当喉中痛,非喉痹也。病人云:实咽中痛,虽而,今复欲下利云云。因此一条,所以认为温病的伏气,就是寒毒藏于肌肤的毒气。

其实此条,是说脉气微弱的人,将来必喉中痛,或下利也。脉气微弱,中气不旺,升降不圆,降不下去,必喉中痛;升不上来,必下利云尔。喉痛的病,即伏有喉痛的脉。下利的病,即伏有下利的脉,非伏了冰,会变成炭也。岂能说冬日感受寒毒,登时不发作,伏到春日,变成温毒乎?

况且《内经》有云：风寒伤人，使人毫毛毕直。如何能藏在人身，安然无事，等到来春，才发作乎？"毒"字一层，惟冬日阳气甫藏，即泄动出来，明年岁气的本根动摇，大反造化的常规，这才是毒气。所以冬温之病，人死甚速且多。地下阳气成了毒气，鼠先感受，故鼠先死，鼠疫之病，才是毒气也。

《内经》又曰：病伤寒而成温者，先夏至日为病温，后夏至日为病暑。人又抓住此条，认为是王叔和伏寒变温病的铁证，其实不然也。《难经》曰：伤寒有五，一曰中风，二曰伤寒，三曰湿温，四曰热病，五曰温病。这"二曰伤寒"的"伤寒"二字，才是麻黄汤证的伤寒病。"伤寒有五"的"伤寒"二字，乃外感之通称。《内经》"病伤寒而成温"的"伤寒"二字，就是同《难经》"伤寒有五"的"伤寒"二字是一样意义。言先夏至日病外感，谓之病温。后夏至日病外感，谓之病暑。并非冬日病麻黄汤证的伤寒，冬日不发作，到夏至前变成温，到夏至后变成暑也。至于温病舌绛热深，乃本已肝肾先热，又病温病，故热较深，谓为本身伏热则可耳。经文的读法应当如此，便合圆运动的原理。将冬伤于寒的"寒"字，认定是"藏"字，便合圆运动的原理。

《伤寒论》原文的预备

彭子益

《伤寒论》，虽上智之士，亦终身读不明白。预备者，预备一读便明白也。

欲明白伤寒理论逐条原文的意义，须先明白《伤寒论》整个的组织。欲明白《伤寒论》整个的组织，须先认识《伤寒论》整个的定律。

（一）定律一

一部《伤寒论》，如内容六瓣之一橘。橘皮如荣卫，六瓣如脏腑。初病在荣卫，由荣卫入脏腑。三阴脏者，太阴脾脏，少阴肾脏，厥阴肝脏。三阳腑者，阳明胃腑，太阳膀胱腑，少阳胆腑。腑何以病热，阳盛也。脏何以病寒，阴盛也。阳何以盛，平日阴气伤也。阴何以盛，平日阳气伤也。阳盛则阴微，阴尽则人死，故腑病皆用大黄下阳以救阴。阴盛则阳微，阳尽则人死，故脏病皆用附子救阳以平阴。

一个整个的造化，如内容六瓣之一橘。六气图，三阳右降，阳中阴足也。三阴左升，阴中阳足也。阴阳俱足，运动自圆，《伤寒论》的病，阴阳偏，运动不圆之病也。《伤寒论》的方，调和阴阳，以复运动之圆之方也。

（二）定律二

三阴三阳,本是平的。平和中却有不平处,则少阳无腑病而有经病。经在表里之间,病则寒热参半。

荣卫病用汗法,腑病用下法,脏病用温法,经病用和解法。和解者,不可汗,不可下,不可温。却一方之中,含有汗下温之意,和而解之也。

（三）定律三

平中又有不平处,则阳明有寒证,三阴有热证。阳明病寒,乃阳明阳退所成之病,非阳明本病。三阴病热,太阴病热,乃太阴湿气,郁住本气所成之病,非太阴本病。少阴厥阴病热,乃少阴厥阴阳复所成之病,非少阴厥阴本病。阳明本病,腑阳盛当下之病。三阴本病,脏阴盛当温之病也。

（四）定律四

平中更有不平处,则太阳少阳,独有坏证。病在荣卫,经医治误（注：荣卫病,《伤寒论》皆称太阳病。因荣卫主一身之表,太阳膀胱腑之经,行身之外之故。读《伤寒论》者,一起首,便纠缠不清）。表病里病牵缠混乱,故曰太阳坏病。病在少阳,经医治误,经病里病牵缠混乱,故曰少阳坏病。

三阳腑、三阴脏平列,定律也。腑病热、脏病寒,定律也。平列中三不平列,定律也。三阳三阴平列为经,平列中三不平列为维,认识定律,然后认识仲圣《伤寒论》的真相,然后知王叔和之错也。

读《伤寒论》如学绘彩色画,须先将青、红、黄、白、黑五色的本色认明,自然能辨别五色混合之杂色。《伤寒论》一百一十三方,皆汗下温和四方所变化。亦如绘画之多少杂色,皆青、红、黄、白、黑五色所构成。《伤寒论》的病,表病、里病、经病也,下列各方,汗法方,温法方,下法方,和法方也。

人秉造化阴阳五行六气而生,阴阳五行六气者,人身之原质也。故中医学的生理、病理、医理,无不根据阴阳、五行、六气。

仲圣《伤寒》《金匮》,为中医方法祖本,称为经方。仲圣自叙云,撰用《素问》《九卷》《八十一难》,又云天布五行以运万类,人禀五常以有五脏。仲圣撰用《素问》《难经》,《素问》《难经》,乃说阴阳、五行、六气之书。仲圣经方,只言某病用某方,不说阴阳五行六气。何也,无法说也。

此篇将天人一气整个阴阳、五行、六气圆运动的河图,与仲圣经方,合为一事。设法说明。只需认识河图,即能认识阴阳、五行、六气,即能认识经方的法则,即能认识中医学的所以然。然后去读前贤医案,经方的规矩准绳为经,叶天士、徐灵胎、王孟英诸先生活泼方法为纬,深造在乎各人,理论自归一致,岂不善欤。

历代整理中医,以前清乾隆年间诏修《医宗金鉴》为极盛。书成无有效果,何也? 不言所以然,无系统,无原理故也。

然则系统学,言所以然矣,有原理亦于整理中医有效果乎? 曰,不设养病院,不在病人身上实地证验,不实地学习,以广造系统人才。不于实际上,发扬而光大之。徒托空言,仍无效果也。注:如在病人身上实地学习,只需三年工夫,便可造就成彻①底负责的良医。古人云:"虽善无征,无征不信,民弗从。"系统学要有效果,非设病院以求征信。注:学修机器,要在机器厂学。学医治病,不在人身上学,徒在纸片上学。中医分歧杂乱,原因亦在此。

《伤寒》读法

彭子益

自来读《伤寒论》者,无不苦其繁难深晦,不得系统。因王叔和编订原文次序,前后紊乱,理路因以不明也。余读此篇,喜其章次井然,理路明显,爰将全书大旨,编成歌诀,以为读者寻求简易系统之一助云。

诀曰:

伤寒之病,先分表里,表曰荣卫,里曰脏腑。
荣热卫寒,腑热脏寒,寒热偏见,运动不圆。
荣卫之法,桂枝麻黄,总统六经,并非太阳。
太阳桃核,阳明承气,少阳日经,大小柴剂。
太阴四逆,少阴附子,厥阴乌梅,诸法由此。
腑不病寒,脏不病热,腑寒脏热,别有关涉。
荣卫少阳,乃有坏病,少阴厥阴,独有死证。
传经二字,令人滋疑,只问见证,莫拘日期。
伤寒之法,是一整个,表里与经,条理不错。
整个之外,温湿等则,借证伤寒,另于后列。

---

① 原作"澈",今改为"彻"。

研究《伤寒论》，须根据事实，以探求学理。内容六瓣之一橘，事实也。本篇荣卫病各章，原文称为太阳病。表病责在荣卫，或由表入腑而病阳热，或由表入脏而病阴寒，只视各人素来阴阳之偏耳。若将表病责在太阳，起首便将表里混乱。所以后人又添出传经为热，直中为寒之臆度。整个《伤寒论》的理路，更使人无法找寻。本篇首揭荣卫，名正言顺，事实显然。

上篇荣卫本病，为桂麻汗法之病；阳明胃腑本病，为三承气下法之病；三阴脏本病，为姜附温法之病；少阳胆经本病，为柴胡和解之病。上篇各章，应作一气读。一概念间，便将整个《伤寒论》的本体了然。

中篇各章，皆本体复杂的事实。然既能于一概念间了然上篇的整个，自能于一概念间了然中篇的整个。

下篇荣卫坏病，由本体病变乱而来。上中篇揭出本病，正以使下篇易于分别何以成坏病也。下篇阳明胃腑病寒，名虽阳明，实则太阴阴盛也。下篇三阴脏病热，太阴则湿盛郁住木气，木郁则生热也。少阴则心火与肾水同气，火败则水寒，火复则生热也。厥阴则肝经与心包同气，相火败则木气寒，相火复则生热也。少阳胆经坏病，少阳经与脏腑相通，亦如荣卫与脏腑相通，故少阳亦有坏病也。如此，则于一概念间了然下篇的整个。如此则于一概念间，了然三篇仍是一整个。

传经另立一篇，所以使传经二字的意义，澈底明显也。

疑难各章，另立一篇，事实与文字，多费思索之故，有碍一概念间整个认识的成功也。

类证另立一篇，不因借证旁参之故，窒碍本论整个的表现也。

人身一小宇宙，整个的《伤寒论》，乃整个人身，整个宇宙的剖解学与修理学。认识整个《伤寒论》，一切外感内伤各病的原理，自能认识。此篇次序，所以认识整个《伤寒论》者，其关系实不仅在《伤寒论》。

《金匮》方解

彭子益

仲景先师著《伤寒杂病论》，为中医方药祖本。《金匮要略》，即杂病也。

《伤寒论》一百一十三方，为一整个病。因伤寒病的表里，是一整个的。荣卫为脏腑之表，脏腑为荣卫之里。里气调和，表即不病。表气一病，里即失和。学《伤寒论》须表里作一整个学。而后得知一百一十三方之所以然。

《金匮》各方，是一个病一个方。学明《伤寒论》一百一十三方之后，再学《金匮》方，轻而易举。学完之后，再看王潜斋医书五种之《王氏医案》，学其养阴活络之妙，以运用仲圣之法，便能避免偏热之弊。未读《伤寒论》，必须先读本书原理上篇、古方上篇，乃可读此篇。

温 病

彭子益

导言

自来治温病，以新感与伏邪为两大原则。吴鞠通《温病条辨》，谓风寒伤人由皮毛而入，温病由口鼻而入。初入上焦，再由上焦入中焦，再由中焦入下焦，直行中道云云。人身由上部至下部是整个的气化圆运动，即以形质而论，亦曲折重叠，并无直的中道可行。所谓新感温病如虚。王孟英著《温热经纬》，称仲景有伏气温病之文。仲景伏气温病之文，乃谓伏有何脉，即有何病，乃泛言各种病如此。非专言温病，非谓冬月伏有寒气，至春变温。只因王叔和于《伤寒杂病论》首，妄加序例曰：冬日伤寒，即病者为伤寒，不即病者，寒毒藏于肌肤，至春变为温病云云。后人遂认为伏气温病，此王叔和误解《内经》"冬伤于寒，春必病温"的"寒"字之贻祸也。《内经》云：风寒中人，使人毫毛毕直，岂有寒气伏藏于肌肤三月之人，安然无恙，至春变为温病之理。所谓伏气温病如此，一唱百和，不求甚解。原则既差，理路遂乱。因就经过事实，根据原理，作温病本气篇。言温病乃人身之本气自病，非由口鼻而入，非伏去年之寒，变成今年的温。认为温邪由口鼻直入中道，认为伏邪变温，于是以去邪为主义，遂用去邪之药。去邪之药，最伤本气，本气受伤，病必加重。及至病加，犹以为邪深难去，比比然矣。认为本气自病，自知用调和本气之药。病去身安，乃无遗误。抱本气自病的原则，以研求《温病条辨》《温热经纬》所载症状与方法，自能得着适当的妙处，而不为其所持原理的错处所误。欲知病理，但凭药性。世之治温病，皆以银翘散、桑菊饮为宗。银翘散、桑菊饮之药，皆疏泄降肺之药，乃燥病之药，非温病之药。燥则金气敛结，药宜疏泄。温则木气疏泄，药宜收敛，断无疏泄之病，用疏泄之药，治之之误也。

（一）编著大意

温病乃时令病中最大最多之病。时者，春、夏、秋、冬四时也。令者，春气主升,夏气主浮,秋气主降,冬气主沉。升则气温,浮则气热,降则气凉,沉则气寒,各有司令也。病者,升降浮沉,或有太过,或有不及,便成病也。空气既病,人气亦病,故曰时令病。时令病有温病,湿热,暑病,霍乱,水泻,痢疾,疟疾,白喉,热伤风,秋燥,时行感冒,小儿病十二门。分述于下。为温病最为难治,故以温病名篇。

此十二门病证治法,前贤皆有专书。虽有专书,只能作症状方药之参考,不能作单位原理之根据。无单位原理,便无系统。无有系统,于是各是其是,各非其非。后人学之而效,不能寻出效之所以然。学之不效,不能寻出不效之何以故。即如桂枝汤证的单位原理,本风伤卫而荣郁,荣气自病疏泄,乃谓风中肌腠。麻黄汤证的单位原理,本寒伤荣而卫郁,卫气自病闭敛,乃谓寒伤皮毛。小儿疹病的单位原理,本荣气偏于疏泄,卫气失其收敛。乃谓,疹为胃热。温病单位原理,本木气偏于疏泄,金气失于收敛,相火外泄,津耗中虚。乃谓冬月伤寒,寒藏肌肤,春变为温。如此之类,出发点一错,全路皆不可靠矣。总之,大气中有风、热、暑、湿、燥、寒六气,人身中亦有风、热、暑、湿、燥、寒六气,时令病者,人身中的六气,受空气中六气的引诱而自病,非空气中的六气,入了人身为病。知人身六气自病,便有切实确定的治法。谓空气的六气入了人身为病,必致因驱逐空气中的六气之故,将人治死而不知,因只顾驱外邪的方药,皆伤人的方药也。

(二) 温病

伤寒病起于荣卫,终于脏腑,荣热卫寒,腑热脏寒。脉象紧数,按之明爽,病人神色清明。温病起于荣卫,终于气血。荣卫气血,皆热不寒,皆虚不实。脉象或洪或小,按之模糊。病人神色昏晦。亦有强壮之人,脉象较实者。虽脉象较实,仍按之模糊,不似伤寒脉象之明爽。特强壮之人,少有病温病者耳。

温病者,木气偏于疏泄,伤及肺金收敛之气。金气被冲,而失清降之令,水气被泄而失封藏之能。水不藏则相火益事飞腾。金不收则风木益事泄动。上焦则津液伤而热气充塞。下焦则相火泄而元气空虚,中焦则中气衰败,交济无能。此春令温病之事实也。

《伤寒论》云:"太阳病,发热而渴不恶寒者为温病。"此乃借温病以分别伤寒之言,非专为温病整个说法立言。温病的事实上,常有得病一日,发热之中,仍带恶寒者。不恶寒之发热作渴,脉象应无虚象。而事实上则脉虚者甚多,且多不渴者。脉虚之温病,关系生死,较脉不虚者迅速。温病诸书,对于脉虚温病的方法,少注重者,大概遵守论文,未及就六气的事实上寻原理也。温病实证少,虚证多。

实证易治,虚证难治。此篇注重虚证,因正当厥阴风木之时,阳气幼稚故也。如果脉实则易治矣。虚证如肆用凉药必死。实证的实字,乃比较上的实,非真正的实。所以温病下证,无承气汤证,只有黄龙汤证。黄龙汤见后章。

伤寒表里之分,为荣卫脏腑,温病表里之分,为荣卫气血。亦有病在肠胃者,如两感温病,则责在肾家(各详后章)。病在肠胃,乃肠胃自病;病在荣卫气血,乃荣卫气血自病。并非外来温邪,入了人身作病。空气中有六气,人身中亦有六气。时令病者,人身中的六气,被空气中的六气引诱,因而运动过偏,自己遂病也。根本大法,无人讲求。皆王叔和误解《内经》文字,后人又盲从叔和之故。

原理篇云:温病亦始于荣卫,终于脏腑。此篇云:温病亦始于荣卫,终于气血。脏腑是各个的阴阳,气血是公共的阴阳。伤寒终于脏腑,病则脏寒腑热。温病终于气血,病则气血皆热。气热则腑热,血热则脏热也。

伤寒易治,温病难治。伤寒表里病证,界限分明。温病表里皆热,界限难分。此篇于难分之中,求分之之法。

四、诊治大义

脉　　法

彭子益

导言

当谓读书不易,治病不难,书只言理,病则凭脉,理是活动的,脉是实在的,唯其是实在的,可以再三审查,反复推求,以得着实在之解决。所以去治病不难也,而人往往得不着实在的解决者,学脉的方法不善也。学脉之法,一曰脉位,一曰指法,一曰脉象,一曰脉理,明白脉位与指法,然后能捐除各自的成见,看清脉来的真象,脉象脉理,必须于普通学法之中,有系统以贯之,然后无繁难之苦,然后有运用之药,此篇,脉支较善之法也。

指法与脉位自来诊脉两手分诊,圆运动学的诊脉,必须两手合诊,因整个圆运动的消息,须两手合诊,则比较上去审察,方能审察得出,又须三指斜下,次指按在寸脉的浮部,中指按在关脉的中部,名指按在尺脉的沉部,沉部在骨,中部在肉,浮部在皮,斜下者,中指比次指重,名指比中指重,即《难经》所谓三菽之重,六菽之重,九菽之重是也,是为三部诊法。若三指不分轻重,便不合寸关尺三部脉的本位,三部之法之中,又有九候之法。三部九候者,一部三候,三部九候,寸脉本位在浮部,浮部有浮部的浮中沉,关部本位在中部,中部有中部的浮中沉,尺脉本位在沉部,沉部有沉部的浮中沉,三部九候的诊法,只需三指斜下,三指同时由轻按而重按,由重按而中按而轻按,由轻按而再轻按,便将寸关尺、三部九候的整个手法得着。

三部九候的指法,是按寸关尺皮肉骨的地位,不是按脉的整个体,是下指诊察的方法,方法与地位彻底了,然后诊脉,看脉在此地位中的动态如何,方能审察出脉的真相。

下指诊脉,不可将指头死按脉上,就如用眼睛看物,却把眼睛珠放在物上,如何能将所看之物看得明白,三部九候的指法无差,便能免却此弊。诊脉动称为看脉,不如将看字改为听字,能将听字的意义体会有得,则诊脉必有聪明过人之处,听字比看字静得多,活泼得多,看是我去看他,听是听他来告我,必能听而后得整个认识也。三部九候的候字,候者等候之意,我的指头,只在九外字的地位上,审察地位,等候脉来告我,候字听字的意义,大医的妙用,全在于此,先将指头审察九个字地位,以候脉来,指头与脉见面之后,仍不听脉,仍只审察九个字地位。有意无意之中,听出脉的病点来,然后继续搜求,由合听而分听,由分听而合听。整个脉体即是整个人身的河图,由合以求分,便知病之所在,由分以求合,便得处方的结果。总而言之,不可由我去找脉,须候脉来告我,我去找脉,我便有成见了,就得不着脉的真相了。

(一)诊脉先分别脉的大体

诊脉,须先定六脉的整个大体。切不可先注意关脉怎样,寸脉怎样,尺脉怎样。先诊整个大体,诊出大体是阳虚是阴虚。阳虚者脉气润,阴虚者脉气枯。润者,无论何病,慎用阴寒药。枯者,无论何病,忌用阳燥药。又要诊出虚的程度如何,方能决断用药。处方定药要在指头未离开脉时决断,定药要在指头未离脉时研究清楚。如诊脉放手,再来定药,即不准确。在脉上定方,即在脉上审察所用的药,与脉的轻重。审察再三,心中安了,放手即提笔写方。写完之后,再写医案,然后可同别人说话。万不可先写医案,后写药方,写完医案,再写药立方。所写之药,必不全合所诊之脉矣。

六脉中部为主,凡中部以上脉盛,中部以下脉虚,无论何病,先补中气,再配合病之药,凡中部以上脉少或无脉,中部以下脉多有力,无论何病,温药补药忌用,宜用消滞清热养阴药。中部以下主里,中部以上主外。里气不足,故先补中,里气有余,故忌补药。人身右为阴道,左为阳道,左脉阳虚,则升不上来,右脉阴虚,则降不下去。

升不上来,则左郁而虚大,宜温升之药,降不下去,则右郁而实大,宜凉降之药。左属水木,右属火土,左脉沉细,水木枯涩,宜滋润水木之药。右脉微少,火土衰退,宜温补火土之药。左寸属心火,左寸不足,木气足则左寸足。右寸属肺金,右寸不足,不治右寸,土气足则右寸足。左尺属肾水,左尺不足宜补水,兼降肺金。右尺属相火,右尺不足,宜温肾,兼降胆木,此大概笼统学法也。笼统学法中,更有笼统学法。即上文所说脉的大体。柔润布微为阳虚,无论何病,不可用凉药、攻伐药;干枯而弱为阴虚,无论何病,不可用燥热药、横补药是也。只要指法活泼,大体认清,笼统之中,已得应用地步了。学医归结在学脉,以上学法,理路明白,初学入门之捷径也。

还有好些省份(的医师)诊脉,患者伸手就诊,都将掌心向上仰着,更无法诊得明白。万不可掌心向上,定要虎口向上,而且将掌向心微弯,则脉来流利,医生仍能用指法去细细寻求,李濒湖候正之四言举要曰:初持脉时,令仰其掌,不可为训。

(二)处方定药要自己立法

诊脉之时,即是定方之时,此时指下心中,只知患者身体整个气机的圆运动如何不圆,要用如何的方法,以补救其圆满所开药方,却要自己立法,此时切不可有一句古人的书在我的心里,若是心里有一句古人的书,心就离开指下,忘却患者的整个气体,便不能立出合于病机的方法来。自己立法者,所用之药,只与脉的病机相合,不迁就书上成方也。书上的成方,乃教人自己立法之意耳。

诊脉之时,既不可想着患者身体的形质,又不可想着书上的一句话。此时心中,只觉两手按着一个圆运动的气体,此妙法也,亦捷诀也。想着书想着形质,决不成功,试验便知。

(三)脉的原理

腕上动脉,能诊全身,此扁鹊脉法,非《内经》脉法。脉者,血中之气也,脉分寸、关、尺三部,正对腕后高骨为关脉,关上为寸脉,关下为尺脉,寸脉以诊胸上,尺脉以诊脐下,关脉以诊胸脐之间,左以诊左,右以诊右,尺主沉,寸主浮,关主中。关者,升降浮沉的关门,运动的中枢之意。关前至鱼际得一寸,关后至尺泽得一尺。

古人一尺,约今之五寸也,鱼际者,掌下大横纹也。寸、关、尺三部,为全身气脉总代表之处,两臂下垂,两腕上举,以寸、关、尺三部,配合全身上、中、下三部,左右相对,成为一个圆的运动,右降左升,运动匀和,是为平人。

造化秋金之气,居上而降于西,人身右寸属肺,肺与大肠相表里。肝与胆相表里,造化夏火之气,居上而来自春木。左寸属心脉,心与小肠相表里,左寸亦候小肠之气;造化冬水之气来自秋金,人身左尺属肾脉,肾与膀胱相表里,左尺亦候膀胱之气;造化相火之气,降于秋金,藏于冬水,人身右尺相火脉,三焦相火与心包相火相表里,右尺亦候心包之气;造化中土之气,居中而在相火之上,身右关属脾脉,脾与胃相表里,右关亦候胃经之脉。

肝胆脉俱候于左关,却胆经脉亦候于右关,右关乃土气之位,少阳相火附于土气之上也。胆经循胃口环行,入胃中而下也。大肠经脉候于肺脉,大肠位居下部,亦候于尺脉,小肠位居中焦,亦候于右关脉,心包相火位于心下,亦候于心脉也。

腕上动脉,名曰太渊,乃肺脉也。人离母腹,通了大气,肺家即起呼吸作用,呼吸作用起后,循环作用、排泄作用、消化作用,乃随肺家的呼吸作用相继而起。《内经》曰:肺朝百脉,言百脉皆朝于肺,唯肺家呼吸作用之命是听也。《难经》曰:寸口者脉之大会,手太阴之动脉。手太阴动脉,肺脉也,各脉皆会于肺脉,各脏腑的作用皆起于呼吸作用。此所以中医诊脉,只诊肺脉,便知全身也,参看生命宇宙篇法医学的证明。

现在要总结一句,读者特别注意,脉法要学得深透,指法要按得活泼,无论何病,应用何药,但是阴虚之脉,用养阴之药,无论何病,自然病愈。但是阳虚之脉,用养阳之药,无论何病,自然病愈。但是中虚之脉,或滞积之脉,用养中之药,调滞水消积之药,无论何病,自然病愈。脉,轻按多重按少为中虚,轻按少重按多,多而虚松,成分不足,亦为中虚。脉润中虚,补中不兼润药。脉枯中虚,补中加用润药。真寒之脉,指下肤冷。真热之脉,指下肤热。根本上获着解决之法,再加以本证上应当兼顾的治法,病证虽多,医书虽繁,实际上都解决于极少极简的脉法之上,看去似乎太不科学,其实由极少的原则,以处理极多的分则。正是中医学最科学处,因极多的分则,乃发源于极少的原则故也。若谓一个病一个原则,无是事也。当谓学医甚难,诊脉甚易,病太多,书太多,谈空理,故难也。在脉上寻辨法,有实在的证据,有原则的现象,故易也。将无书的病,无数的书,归纳于三指之下,以求切实的解决此学中医的秘诀也。

舌　胎

彭子益

（一）平人舌胎

舌本宽厚红润，胎面呈荷花色。凡无此色的舌胎，中气不足。荷花色，粉白带红，有似腻非腻的一层。五脏六腑，皆系于舌本。故脏腑之气，皆现于舌。

（二）舌的部位

舌尖火，中属土，左属木，右属金，根属水。

舌尖鲜红，此心火不降，脉实者吉。脉虚者病重，重在中气虚不能降火也。脉实者，舌必痛。脉虚者，则有种种衰败之病而不痛。老人舌尖红，用药错，多不利。脉虚之舌尖红，如食凉药，即生危险。危险在中气更伤，火更不能降也。

尖与中之间，如现水湿浮聚之形，主胸间有积水。

左有黄厚胎，主肝热之积，与胃之左部有积。

右有黄厚胎，主胆热之积，与胃之右部有积。

根部应常有厚腻，如不腻而是光胎，此肾气虚薄，体气单弱之人也。

舌左部肿硬，肝热。右部肿硬，肺胆热。全部肿硬，胃热。

儿病本气

彭子益

初学治小儿病，用食物不用药，治效之后，再学用药，便知用药之危险，小儿病理简单，都是药治坏的，最可恶的是认小儿是纯阳体，有胎毒，肆用一派苦寒伤火、消散伤气的药，将小儿治成死证。小儿乃稚阳体也，中和之至，然后成胎也。

（一）脉法

医生两手，将小儿两手同时握住。用手大指按小儿两手三部。轻按浮部在皮，重按中部在肉，再重按沉部在骨。小儿出生，即有脉可诊。

（二）治小儿病

（1）不可认为外来的邪气入了小儿的身体为病，须认定是小儿本身的本气为病，用药乃有着落。

（2）总要凭脉，乃得根据。

（3）用药总要平和之品，不可繁杂。

（三）看指纹法

1. 三关部位歌　初起风关证未央，气关纹现急需防。乍临命位成危急，射甲通关病势彰。

2. 浮沉分表里歌　指纹何故乍然浮，邪在皮肤未足愁，腠理不通名表证，急行疏解汗之投。忽而关纹渐渐沉，已知入里病方深，莫投风药轻相试，须向阳明里证寻。

3. 红紫辨寒热歌　身安定见红黄色，红艳多从寒里得，淡红隐隐本虚寒，莫待深红化为热。关纹见紫热之征，青色为风古所称，伤食紫青疫气逆，三关青黑祸难胜。指纹淡淡亦堪惊，总为先天赋禀轻，脾胃本虚中气弱，切防攻伐损胎婴。关纹涩滞甚因由，邪过阴荣卫气留，食郁中焦风热炽，不行推荡更何求。

4. 纹形主病歌　腹痛纹入掌中心，弯内风寒次第侵，纹向外弯痰食热，水形脾肺两伤阴。

凡看指纹，以我之大拇指侧面，推儿食指三关，切不可覆指而推，盖螺纹有火克制肺金，纹必变色，而又只可从命关推下风关，切不可由风关推出命关，此纹愈推愈出，其纹在先原未透关，今误推而出，大损肺气，慎之戒之。

杂 症 治 法

彭子益

（一）十二经升降主病提纲诀

中气如轴经气输，旋转升降是平人。胃胆包心膀肺降，脾肝三小肾肠升。
五行生克原一化，六气和合病则分。温清补泻复升降，圆运动法说与君。
中气如轴经气输，旋转升降是平人者，人身十二脏腑之经气，行于身之上下左右,左升右降,如轮一般。中气在人身胸之下脐之上,居中枢之地,如轮之轴一般,中轴左旋右转,轮即左升右降。当升者升,当降者降,是为阴阳和平无病之人。如十二经气,当升者不升而往下陷,当降者不降而往上逆,便是有病之人了。十二脏腑,详原理篇。

胃胆包心膀肺降,脾肝三小肾肠升者,十二经中,胃经、胆经、心包经、膀胱经、肺经六经,由右下降。脾经、肝经、三焦经、小肠经、肾经、大肠经六经,由左上升,升由左而右,降由右而左。中气左旋右转,则十二经气左升右降。升经降经,左右皆同。言左升右降者,十二经的升降主干也。

五行生克原一化,六气和合病则分者,五行乃一气之升降浮沉所变化。生是气行先后的作用,克是气行对待的作用,六气和则合而不分,六气病则分而不合。六气之中,一气偏衰偏盛则病,一气独绝独盛则死。中气伤则偏胜偏衰,中气亡则独绝独胜。六气分而不合,即是乖错。其实先由中气之旋转无力也,五行六气详原理篇。

温清补泻复升降者,各经之病,无非虚实寒热。治病之法,无非虚者补之,寒者温之,陷者升之,复其升降之旧而已。但经气如轮,中气如轴,中气乃经气之根本。升降上下左右之经气,须先照顾中气。如轻病转重,必是中气为医治伤,重病致死,必是中气为医治脱。如轻病不医自愈,必是中气自己复元,大病治愈,必是中气为医恢复。所以治病须治中气也。

圆运动法说与君者,中医学理,根于河图。《内经》《难经》之理,《伤寒》《金匮》之法,一个河图尽之矣。历来解释河图者,都解不出其所以然。且并不知医理医法即在河图之内。河图者,空气升降之表示,河图之理,少有人知,于是中医古法遂失。此中医学所以各执其是也。今欲整理中医成为有系统的科学,非将古法恢复不可,中医古法,即是河图升降的圆运动。

(二)胃经不降主病诀

胃经不降呕吐哕,嗳痞胀眩惊不寐。血衄痰热与渴烦,浊带遗利鼓肿辈。实则发狂或食停,其他皆是虚之类。胃是诸经降之门,肺胆不降胃受累。

(三)脾经不升主病诀

脾经不升利清谷,满肿带浊脐下筑。便向后重腰膝酸,关节湿疼冷手足。身重口干不用肢,黄瘅疟癥皆虚目。脾是诸经升之关,肾肝不升脾反覆。

(四）胆经不降主病诀

胆经不降呕咳胀,耳目额腮口齿项。消冲泄肾又贱中,危哉寒下而热上。
协热下利与入室,往来亦非实邪状。此经能决十一经,不独肝经升不畅。

(五）肝经不升主病诀

肝经不升痛遗淋,痢痔血肛汗疝豚；便气阴寒诸下热,带月半瘕漏吹崩；
目舌消虫躁绝缩,诸风百病尽虚微；陷而忽冲成阳亢,欲平阳亢降胆经。

(六）肺经不降大肠经不升主病诀

肺经不降咳痰短,汗百痿痛烦寒喘。声泪涕喉肿晕鸣,胆胃肾痨殃非浅；
大肠不升痔漏肛,泻利此经不尽管。便坚肺胃痛肾寒,热实肠痛与外感。

(七）心经不降小肠经不升心包经不降三焦经不升主病诀

心经不降神明惑,舌红非常并非热；小肠不升分水难,腹痛尿赤大便白；
心包不降觉心烧,肾水增寒中土绝；三焦不升水土寒,少腹干热乃木邪。

(八）膀胱经不降肾经不升主病诀

膀胱不降恶寒甚,项背强直荣卫病,小便病热非膀胱,不纳病寒肾责任,
肾经不升遗利寒,尻疼不寐坐不定,口淡面灰冷命门,寒水克火阳亡论。

(九）总结

胆胃肺与肝脾肾,陷逆诸病六经任；逆不病寒陷不热,逆寒火虚热本性；
右虚左实上下根,升降四维中央间；内伤诸病治不难,最难伤寒与温病。

胆胃肺与肝脾肾,陷逆诸病六经任；逆不病寒陷不热,逆寒火虚热本性者,人身十二经,不升则病下陷,不降则病上逆。逆则凡病皆热,陷则凡病皆寒。十二经中,不降之病,只胆胃肺三经之责。不升之病,只肝脾肾三经之责。因胆胃肺三经降,则心经、心包经、膀胱经自随之而降；肝脾肾三经升,则小肠经、大肠经自随之而升也。逆则火象,故病皆热；陷则水象,故病皆寒。如上逆而病寒,乃中气之寒,为火虚也；如下陷而病热,乃木陷气郁,为本性所生之邪热也。

右虚左实上下根,升降四维中央间者,人身上为阳位,即为阴根；下位阴位,

即为阳根。阳升于左,故身左之气贵充实;阴降于右,故身右之气贵清虚。左不实则阳陷而不升,右不虚则因逆而不降。阳陷则生寒,阴逆则生热。寒则伤阳,热则伤阴。阴阳俱伤,生气日灭矣。上下互根,左实右虚,是为平人。如升降乖错,上下之根气脱离,左右之虚实颠倒,百病皆起矣。但升降四维,须为中央是间。如离却中央,而升降四维,降反助其下陷,升反助其上逆,大祸作矣。

内伤诸病治不难,最难伤寒与温病者,以上十二经升降所主之病,皆系内伤,只要审明虚实寒热的证候,运用补泻温清的方法,循着升降的道路以施治疗,不难治也。因内伤诸病,皆有一定的界限,一定的病所。不似伤寒温病,乃全体气化的病,非将《伤寒论》整个学成,不惟不能治伤寒,更不能治温病也。

五、用药法度

《伤寒论》古方及其随症变方

朱仲德

在随症变方方面,张仲景在《伤寒论》中已为我们作了很好的范例。现在有一些中医杂志开辟了"古方新用"栏目进行专题研讨,对有关病例作了大量的报道,下面就《伤寒论》部分内容及有关专家的论述举例分析,以便在实践中辨证应用或组方时效法。

(一) 桂枝汤及其随症变方

1. 桂枝汤(括号内为朱医生常用参考剂量)

组方:桂枝三两(9 g),芍药二两(9 g),甘草二两(6 g),生姜三两(9 g),大枣十二枚(9 g)。

适应证:头痛、发热、汗出、恶风,脉浮缓的太阳表虚证。

作用:调和营卫,解肌发汗,滋阴和阳。

2. 桂枝汤随症变方

(1) 桂枝加厚朴杏子汤

适应证:太阳病表虚证,素有喘病发作。

组方:桂枝汤加厚朴、杏仁。

作用:解肌发汗,下气定喘。

(2) 桂枝加葛根汤

适应证：太阳病表虚证，项背强几几。

组方：桂枝汤加葛根、麻黄。

作用：解肌发表，濡养生津。

(3) 桂枝麻黄各半汤

适应证：太阳病八九日，未解如疟状，发热恶寒、热多寒少，一日二三度发，无呕吐，二便正常，脉微缓。

组方：麻黄、桂枝二方各取 1/3 量合用之。

作用：解散肌表，轻度发汗。

(4) 桂枝二麻黄一汤

适应证：太阳表虚证服桂枝汤，经日未解，邪郁肌表，若形似疟，一日再发。

组方：方药同桂麻各半，麻、杏量略轻。

作用：轻度发汗，较上方为轻。

(5) 桂枝二越婢一汤

适应证：太阳表虚证，发热恶寒，热多寒少，烦渴，脉微弱者。

组方：方药同上，但药量轻，减杏仁，加石膏。

作用：邪郁肌表，里热较盛者，表里寒热双解。

(二) 小柴胡汤及其随症变方

1. 小柴胡汤（括号中是朱医生常用参考剂量，后方同此）

组方：柴胡半斤(9 g)，黄芩(9 g)，人参三两(6 g)，半夏半升(6 g)，甘草三两(6 g)，生姜三两(6 g)，大枣十二枚(9 g)。

适应证：寒热往来，胸胁苦满，默默不欲饮食，心烦喜呕，口苦咽干，目眩，脉弦。

作用：和解少阳，升清降浊，祛邪扶正。

加减法：胸中烦、不呕，去半夏、人参，加瓜蒌实；若渴，去半夏，加人参、瓜蒌根；若腹中痛，去黄芩，加芍药；若胁下痞硬，去大枣，加牡蛎；若心下悸，小便不利者，去黄芩，加茯苓。

2. 小柴胡汤随症变方举例

(1) 柴胡桂枝汤

适应证：太阳表证六七日未去，而见少阳里证发热、恶寒、关节痛、微呕、心下痞闷。

组方：柴胡桂枝二方各取其半。

作用：和解太阳、少阳之邪。

(2) 柴胡桂枝干姜汤

适应证：太阳病汗、下后表里未解，少阳热邪与水饮互结而出现胸胁微结，渴而不呕，寒热，心烦等症。

组方：柴胡、桂枝合剂，去人参、半夏，加干姜、牡蛎。

作用：去少阳热邪，兼振奋胃阳，宣化停饮。

(3) 半夏泻心汤

适应证：少阳病误下后，心下满而不痛（虚热气逆之痞满症）。

组方：半夏、黄芩、干姜、人参、甘草、大枣、黄连。

作用：寒热并用，破结止呕。

(4) 柴胡加龙骨牡蛎汤

适应证：太阳病表证误下，阴阳扰乱，浊邪上逆，心神不宁，胸满烦惊，谵语，小便不利，一身尽重。

组方：小柴胡汤加龙骨、牡蛎、铅丹、茯苓。

作用：以柴桂解外，龙牡、铅丹镇内止烦惊。

(5) 其他：柴胡加芒硝汤、黄连汤。

以上是《伤寒论》桂枝汤、小柴胡汤证的正治及变方证治的部分内容，我们从中看到先圣张仲景除在中医理论与实践结合、创立六经学说、辨证论治、临床诊疗、方剂等方面所作出的杰出贡献外，还提示我们，在随症施治方药运用上的灵活性。

古方用法选讲

彭子益

(一) 理中汤

药方：人参（即党参）、白术各 6 g，干姜、炙甘草各 3 g。

此方名理中汤，以此方作丸，名理中丸。用蜜为丸者，每服 18 g，或 9 g。用水为丸者，每服 12 g，或 6 g，温开水吞送。

案 1 治一50岁人,环唇生黄水疮,大便十数日一次,焦燥异常,便后即下血碗余,年余矣。医治无效,脉微小,食减。方用轻剂理中汤加黄连黄芩数分(此分、两系普通常用分、两),5剂痊愈。

案 2 治一30岁妇人,眼昏而疼,左眼较甚,大便日三数次,下白物不后重,食减,脉微小,左脉转沉细。医治三年无效,方用理中丸9g,阿胶9g,化水送下。三日见效,半月痊愈。

案 3 治一50岁人,脑恍惚,胸满,左膀左腿酸滞,脉右虚大,左细硬,近一年矣。医治无效,方用理中丸9g,阿胶9g化水送下。三日见效,一月痊愈。理中丸9g之中,干姜只合0.6~0.9g耳。既用干姜、白术,又用阿胶,土气既病湿寒,木气又病枯燥之故。既用干姜、白术,又用黄连、黄芩,里病湿寒又外病湿热之故。俗以为寒热牵制,此无认定无着落之言。

以上三篇,历治不效者,皆未治中气,只见病治病也。用中气法,兼四维法。故皆见效。

案 4 又治一老人,眠食均减,头顶痛,右脉虚,左脉枯。年余矣。用黑豆50粒煎浓汤,吞1.5g理中丸,二服而愈。此病左脉枯,应用阿胶以润木气。因其食少,阿胶败脾,改用黑豆润木不败脾所以效也。

案 5 余曾见一老人,颧赤食减。医见其食减,用炙草、白术补之,大喘不食而逝。颧属肾,胃家阴液不足,降力大衰,包藏不住相火,故颧赤。脾阳主化食,胃阴主纳食,胃阴不足,故不思食。白术燥横,炙草热滞,胃阴更伤,降气全消,阳气有升无降,故大喘不食而逝。白术、炙草看似寻常补品,用不得当,致造如此大祸。老人的圆运动,已在消灭之时,本难用药。用药稍偏,消灭更快也。

案 6 一老人76岁,津液素亏,左尺微少,饮食一如少时。一日食鸡蛋烩饭,胃间不见消化,胃右有三处作痛。后食肥猪肉一块,下咽痛即全止。少顷胃活动,顿觉舒适。缘人身的阴阳和平,运动乃圆。平者平均,和者混和。

案 7 有室女二人,春初食鸡蛋、鸡肉、生果,忽然嘴向右歪。脉现中虚、左尺如无。用理中丸6g,黄精9g,10剂而愈。其一人服祛风除湿等药,病乃加重,更歪食减。右眼流泪,眼跳不止。不知中气之理,奈何。凡偏左偏右,皆中虚极也。

(二)麦门冬汤

药方:麦门冬15g,人参6g,炙草3g,粳米9g,大枣肉18g,半夏9g。

治火逆,咳嗽,上气,咽喉不利者。此病脉象虚而涩(枣有大小不同,故以轻重为准)。此治肺经金气因燥不降之法也。

案 治一老人,睡醒咽干,脉弱不振。予用山药枸杞煮雌鸡汤见效。养脾肾之津液,升脾肾之阳气也。后易一医,用麦冬9g、高丽参9g,咽干更甚,不食而逝。麦冬寒润,极败脾阳,极伤中气之故也。

(三)小建中汤

药方:饴糖30 g(炒焦),炙草3 g,大枣肉12 g,桂枝4.5 g,生姜3 g,炒杭芍9 g。

此治胆经木气因热不降之法也。

案 曾见一少年,虚劳咳嗽,并无干燥热烦之证,医用此方,大便滑泄,病加而亡,此芍药败脾阳之过也。

(四)当归生姜羊肉汤

药方:当归9 g,生姜3 g,羊肉125 g。

治寒疝、胁痛、腹痛、里急及产后腹痛者。此病脉象虚大,或细软。

此治肝经木气因寒不升之法也。

案 曾见一室女病此证,医连用大剂进之,小便加多且长,后来脐内奇痒,有虫爬出,服知柏地黄丸清木热而愈。盖辛热过剂,肝寒已温,肝热续起故也。大凡偏寒偏热之剂,均须中病则止为妥。

(五)肾气丸证

药方:干地黄18 g,薯蓣12 g,山茱萸6 g,粉丹皮9 g,茯苓3 g,泽泻3 g,桂枝3 g(去皮),附子6 g。

此治肾经水气不升之法也。

案1 一76岁老人,小暑大暑之间,满身发痒,脉虚饭少,行动无力,脉甚润却散漫。予附子理中丸3 g。2日后,头忽晕,改服肾气丸3 g,一日二服,至立秋约服90 g,诸病痊愈,脉亦调整。

此病身痒,阳气虚也。附子理中,乃中虚又寒之治法。此病中不寒,故服之头晕。改用肾气丸,由水中补阳,所以病愈。小满大暑之间,正少阳相火之时,此时补起相火,秋后降入水中,所以交春,见效特大。凡附子理中觉燥,改用肾气丸,此法最佳,最宜研究。

案2 有一人夏季感寒,恶寒甚盛。服阿司匹林,汗出感愈而胸痞气微,心烦意乱。若甚危险者,脉右关独大,虚松无神,左脉甚细。服附子理中丸梧子大五粒,顷刻而愈。此中寒兼阴虚,附子理中少许即效。若服之稍多,必病愈而阴虚之病随之起矣。

(六) 麻黄汤＋肾气丸

药方(麻黄汤):麻黄,杏仁,炙草,桂枝,干地黄,薯蓣,山茱萸,粉丹皮,茯苓,泽泻,桂枝(去皮),附子。加肾气丸 15 g。

此治荣卫表证,偏于收敛之病之法也。

案 一 70 岁老人,冬有外感,恶寒重发热轻,脉动不紧而虚微,服肾气丸 15 g,半夜寒热罢而体舒,次早满身微汗而愈。《伤寒论》,麻黄汤治恶寒脉紧,紧者卫气闭束之象。故麻黄开卫气之闭束,为治恶寒定法。今外感恶寒脉微,微者阳虚之脉,肾气丸补起肾阳,里气的阴阳平,荣卫的阴阳自和,所以病愈而行微汗。

(七) 大黄黄芩黄连泻心汤证

药方:大黄 3 g,黄连 3 g,黄芩 3 g,麻沸汤渍少顷,热服。沸水,多时泡如麻子细,即为麻沸汤。

此治心经火气不降之法也。

案 一妇科年四十,因咳嗽痰中有血,注射葡萄糖酸钙多次。后遂痰中大口带血,晨起即咳,半黑半红,继则全红。中脘作痛,有气上下分行,上行者,由中脘向右入耳后至前额,则鼻出血。由中脘趋左腹,腹即痛,大便泻稀水少许至十数次,小便亦日十数次,背后发热,月经减少,饭食不甘,睡亦不稳,脉两尺俱无。予用龟胶 60 g,鲜柏叶 6 g。1 剂血止咳减。第二剂仍龟胶 60 g、去柏叶加槐角 6 g,咳与背热皆大减。大便、小便均复原状,食睡都好。其第二剂后,额上皮内如有多少虫行,由后而前,由上而下,由头下至脐下。睡醒之后,精神百倍,右尺先有,左尺亦来,不多。胶减一半,槐角仍用 6 g。服至 10 剂,病始痊愈。

(八) 茯苓杏仁甘草汤证

药方:茯苓、杏仁各 9 g,甘草 3 g。

此润肺金以降气除湿之法也。

案 1 一人晨事操作,冒雨用力过甚,遂病感冒。自服葱豉汤,体舒而热不退。食无味,惟食糖有味,尿短脉细而涩。热如在骨。继食黄豆 120 g,已能食粥三碗。一医用大剂茯苓、苍术、厚朴、木通、泽泻等除湿之品。遂失眠,身黄,不能行走,尿愈短,头骨热退,反不能食,身仍热。此时宜用干姜、附子、炙草,兼党参、黄精,阴阳两补,方能回生。

案 2 一人身黄足肿,问其小便长而次数多,其脉两尺如无。医家按湿治,黄肿反加。用阿胶每日服之,至半月尿减少,再半月尺脉起,黄肿渐消。阿胶一味服至年余乃痊愈。

(九) 酸枣仁汤证

药方:酸枣仁 18 g,知母 12 g,川芎 12 g,炙甘草 12 g,茯苓 12 g。

案 一人年五十,好怒,两目不能上视,亦不能左右视,视则头目昏晕,浑身陡软。每日必吐二三次,并未吐出何物,饭食减少平日 1.2 g 之三,舌苔微现润黄色。六脉皆虚,右有弦意,左尺较少。医两年无效。令服健步虎潜丸,一日 15 g,甫服一日,即见大效。加饭一碗。服至一月痊愈。

(十) 白头翁汤证

药方:白头翁 9 g,黄柏 9 g,黄连 9 g,秦皮 9 g。

案 曾与一医家同治一白头翁证,医家主用白头翁汤。余曰:脉弱不能受黄连、黄柏之大苦大寒,宜变通也。用白头翁、秦皮而以栀子皮炒过代黄连、黄柏。又加山药、扁豆以益中气,服之而愈。此方服之即愈,若用原方,必加脾败之病矣。加山药、扁豆者,平淡之性,扶土气以任苦寒也。

(十一) 黄芪五物汤证

药方:黄芪 6 g,桂枝 9 g,白芍 9 g,生姜 9 g,红枣 18 g。

案 一人用力劳伤,两臂不能举,两膝痛,口淡不思饮,六七日不大便,腹不胀,交酉时即悲苦胡说,并不自知,交子时乃止,脉象薄涩而沉,中有一细线着骨不起,好吐酸水。方用黄芪 6 g,桂枝 3 g,小红枣十枚,当归 3 g,法半夏 6 g,麻黄 3 g。服 1 剂,臂举十分之六七,膝不痛,食饭两碗。胡说悲哭止,解大便润成条。面上起小粒不痒,口水止,脉转调,细尚有十分之二三。去桂枝再服 1 剂愈。此病如攻不下大便必死,如用生姜,脉必更涩更细,如用芍药,阳气更陷。此为用黄芪五物加减之一妙法。在麻黄与黄芪、当归同用,否则难效。

(十二) 大黄䗪虫丸证

药方：大黄、䗪虫各 9 g,桃仁、干漆、虻虫、水蛭、蛴螬、杏仁、黄芩、芍药、地黄各 6 g,炙甘草 9 g。蜜为丸,如小豆大,每服五丸或七丸,日三服。

此治干血形质病之法也。

案　尝治一 90 岁老人,眠食精神俱佳。忽然言语颠倒,絮絮不休,喜动不静,夜亦不眠。诊其脉,右实大,左亦不虚。舌有黄干苔,此瘀血与肝热结于胃间也。用桃仁、红花、大黄、黄连、黄芩各 6 g,炙草 6 g,两剂而愈。

(十三) 大黄牡丹汤薏苡附子败酱散证

药方：大黄牡丹汤,大黄 12 g,芒硝 9 g,瓜子、桃仁各 9 g。

薏苡附子败酱散：薏苡 15 g,附子 9 g,败酱 30 g。败酱即苦菜,即做冬菜之青菜。

案　一人右腹痛,右腿不能伸。医谓盲肠炎,宜速割。诊其脉,沉细不舒。余用四逆散加栀仁、贝母一剂而愈。四逆散：柴胡、白芍、枳实、炙甘草,柴胡、白芍升降滞气,枳实疏通肠胃积滞,甘草养中以助升降,加栀仁、贝母清热消滞故愈。

(十四) 葶苈大枣泻肺汤证

药方：葶苈 9 g(熬黄色捣丸),大枣 30 g。此治局部形质病之在上者之法也。

案　曾治一葶苈大枣泻肺汤证。因其人较虚弱,用贝母、桑叶各 15 g 以代葶苈,大枣肉 120 g 同煎服,甚效。贝母、桑叶,排脓除痰之力亦大。但不及葶苈之猛。根据原理用药,不必死守成方。适合病机,乃善学古人者。

(十五) 甘麦大枣汤证

药方：炙甘草 6 g,小麦 60 g,大枣 60 g(掰)。

此治怪病之法也。

案 1　一妇科患者 25 岁,每日交午则悲哭不能止,交子乃罢。脉沉迟之至,月经 6 个月不来。服附子、干姜、肉桂、苁蓉、巴戟、故纸、五味、黄芪、党参、白术、红枣、炙甘草重剂,3 剂乃愈。

案2 又有一种怪病,患者未出屋,而知屋外之事。如有客来,尚未抵户,亦未发现声音,患者在屋内曰,某客来矣。此为痰病,痰去则愈。此种怪病,无理可求,惟逐痰也。

(十六) 八珍益母丸证

药方:益母草,党参,炒白术,茯苓,甘草,当归,酒白芍,川芎,熟地黄。

案 一人久咳,胸闷,两臂举动不灵。脉象虚弱弦细,八珍益母三剂痊愈。以能推之,八珍益母丸所治之病,多矣。脉不弦细,去益母。

(十七) 温经汤

药方:当归6g,川芎3g,芍药6g,阿胶6g,桂枝3g,牡丹皮6g,半夏9g,麦冬6g,人参6g,炙甘草3g,生姜3g,吴茱萸1.5g。

此治妇人经血病之法也。

案 治妇人年五十,内有瘀血,下利数十日不止,日暮发热,少腹里急腹满,手掌烦热。脉象轻按浮数,重按弱涩。

上述方中黄芪五物汤、大黄䗪虫丸、大黄牡丹皮汤、薏苡附子败酱散、葶苈大枣泻肺汤、甘麦大枣汤、温经汤的理法脉证详细说明如下表2-1。

表2-1 上七方之理法脉证说明

方 名	症 状	原 理	治 法	脉 象	说 明
黄芪五物汤证	血痹身体不仁	荣卫偏盛,中气虚滞	调和荣卫,养中去滞	虚涩	此病须于初起时治之,如病成则难治矣。病成之时,谓之中风,风者,本身偏动之气,不可误认为风寒之风
大黄䗪虫丸证	羸瘦,目黑肌肤甲错,腹满不欲食	干血阻滞	磨化干血	沉细而涩	干血磨去,中气回复,中气回复,新血自生。缓治见效,切忌急治
大黄牡丹皮汤证	少腹肿,按之痛,发热恶寒自汗	荣卫失和,阳热结聚	下热排脓	迟紧	热聚而后成痈。迟紧之脉,热聚之象。洪数之脉,热散之象。热聚故可下,热散故不可下

续 表

方 名	症 状	原理	治法	脉象	说 明
薏苡附子败酱散证	皮肤甲错,腹皮急濡,身无热	痛伤金气,阳气退败	除湿,补阳,排脓	数	此证误服大黄下药,即虚脱而死。数脉皆虚故也
葶苈大枣泻肺汤证	喘不得卧,口燥胸痛	火逆伤肺,热结成脓	排脓,补中	涩数	治肺病须补中,下肺家脓痰,尤须补中气之液。大枣为要药,旧去新生,自然之气化也
甘麦大枣汤证	悲伤欲哭,频频欠伸	燥金偏见本气之病	润燥补中	弱涩	人秉造化五行之气而生五脏。五脏之病,皆五行之气之偏。此病乃偏于金气之病。五行之偏,中气不足以运化也,故此方润金燥,补中气并重
温经汤证	不受胎,崩中经水不调,带下,瘀血,潮热里急,腹满,口燥,下利	木郁,中虚,上热下寒	温寒清热,调木养中	脉涩而数	此方代表一整个妇人病的圆运动。运动圆,瘀血自通,不可破血也
要 旨	人身身气以成形,形以寓气。实则气以成形,形以生气。气化病易治,形质未坏,形能生气也。形质病难治,形质已坏,不能生气也。一面去形质之坏处,一面调气化以生形质,总不离培养中气以回复其整个运动之圆。此河图所以立中医学之极也				

(十八) 再推论承气汤、四逆汤

案 一人病停食发热,日久未愈。肠部痛不喜按,形容枯瘦,二便照常。舌伸不能出口,以指按舌心,有干黑苔一块。一医拟调胃承气汤,炙甘草 9 g,大黄 12 g,芒硝 12 g。一医谓脉弦少胃气,且右关尺部甚空。拟四逆汤加大黄、姜、附、草、黄各 3 g。1 剂痛减,再剂脉和,舌转。3 剂改用炙甘草 3 g、槟榔 1.5 g 而愈。

(十九) 附桂地黄丸

药方:附桂地黄丸 6 g,加茵陈蒿 3 g。

附桂地黄丸:附子,肉桂,熟地黄,山茱萸,山药,泽泻,牡丹皮,茯苓。

案 1 又一男科,自称男病复发,口淡不食,亦不饥,小便黄如柏汁,甚长,大便燥结,身倦无力,诊其脉全体细弱,右尺较少,予附桂八味丸 6 g,茵陈蒿 3 g,吞服,一日二服。服后胃更滞,更不欲食,脉细转和,右尺亦起,因以干姜两片嚼服,辣味少,苦味多,辣味少者,亦口淡之例,下焦无火也,苦味多者,火虚于下而逆于上也。用原方加干姜少许,同服,食遂增加,尿黄亦减,脉更调和。1 剂之后,去干姜,只用附桂地黄丸 12 g,茵陈蒿 3 g,一日分二次服,数日痊愈。

案 2 一人左肢肿胀疼痛,午前轻。左肿痛为阴虚,午前为阳虚,脉左右皆虚,右尺尤虚,命脉服附桂地黄丸,每日 6 g,午前服下,3 日痊愈。

第三章
大理医家各科治验

一、内科治验

外感风寒与伤寒的一点认识

李品荣

人伤于四时不正之气,皆能致病。仲景《伤寒例第三》中说:"冬时严寒,万类深藏,君子固密,则不伤于寒。触冒之者,乃名伤寒耳……九月、十月,寒气尚微,为病则轻;十一月、十二月,寒冽已严,为病则重;正月、二月,寒渐将解,为病亦轻。此以冬时不调,适有伤寒之人,即为病也。"

由此可见患伤寒者,皆由于元气不固,腠里疏松,正气伤于中,寒邪客于外,并因体质不同,寒邪轻重各异,病亦有轻重之别,轻者为风寒感冒,重者为伤寒。临床常见风寒感冒者多,正伤寒者少。诊候之际,似是而非?必须审证求因,不致贻误。

风寒感冒,症见发热恶寒,头身疼痛,四肢拘急,六脉浮紧,舌苔薄白,证似伤寒,不宜骤用峻剂,免生变端。临床常用九味羌活汤治疗类似寒伤营证,发表药中有芎地引入血分以调荣;用葱姜为引以通达三阳血分之邪。用人参败毒散治类似风伤卫证,发表药中有参、苓、桔、枳以达卫,固托宣通,生姜为引,直达卫分。用1~2剂可望痊愈。如因四时不正之气从口鼻入,不在表而在里,不宜用大汗解表,用藿香正气散芳香利气之品,以理不正之气,1~2剂亦可痊愈。

伤寒证治

(1)太阳以寒为本,有经证、腑证两感证。经证:脉浮、头项强痛、恶风自汗,为风伤太阳卫分,以桂枝汤调和荣卫以驱风。若恶寒无汗,气逆而喘,脉浮紧者,为寒伤太阳荣分,以麻黄汤开腠里,使荣分之寒邪从汗出。若壮热无汗,恶寒身疼痛,烦躁、脉浮紧者,此风寒两伤,荣卫俱实。以大青龙汤发汗,以除荣卫风寒。若脉浮,小便不利,微热消渴者,以五苓散化太阳之气,生津液、和表里。若项背强、恶风无汗为表实,宜葛根汤以发之;汗出恶风为表虚,桂枝加葛根汤主之。若往来寒热,胸胁苦满,心烦喜呕,则邪已入表里之间,以小柴胡汤和之。

(2)阳明以燥为本,有经证,有腑证。

经证:额痛,头眩胀痛,流清涕,太阳症未尽,寒邪初转入阳明,二阳合病,故见流清涕,发热不恶寒,以葛根汤解肌,使邪从肌表出。若现口渴心烦,热蒸于外,汗出恶热,口渴饮冷,此刻寒邪热化,是一团燥热之邪气盘据胃中,胃乃多气多血之府,邪热与胃气相合,表里俱热,二火交煽,热邪腾炽,热盛津伤故口渴心烦,热蒸于外故汗出,内热太甚故大渴饮冷。急以白虎汤清热生津。

腑证:张目、气粗、声响、恶热、腹满便闭,脉实。此际邪已归腑,热已过甚,热盛必将胃中之津液灼伤,不得运化糟粕而大便闭塞,胃液枯槁,阴气不得上达,所以张目不眠,胃火旺极故声音响亮,口臭气粗,发热、遍身上下如一盆火,若不急扑灭,津液将被灼尽,脏腑立坏之形也。大承气汤陡进!推荡并行,急下存阴。

(3)少阳以火为本,属半表半里证。

病邪已离太阳之表,尚未传入阳明之里,处于表里之间,有经证,有腑证。

经证头痛在侧,耳聋喜呕,不欲食,胸胁苦满,寒热往来,以小柴胡汤治之。腑证:口苦咽干,目眩,以黄芩汤清其里热。若三阳传尽而不愈,正气已虚,邪就乘虚而入阴经,出现三阴症。

(4)太阴以湿为本,主湿而恶湿。太阴之为病,腹满而吐,食不下,自利益甚,时腹自痛,脉缓弱,以理中汤温中散寒。

(5)少阴以热为本,火化水化,易热易寒。

邪伤其经,虚者水化为寒,实者火化为热。主症脉微细、但欲寐者,系元阳虚、阴气独胜也。恶寒反发热,脉沉者,系少阴之里寒兼太阳之表热也。以麻黄附子细辛汤温经发汗,顾及其阳,则两感之寒邪均得而解也。患者真阳素旺,客邪入,即从阳化而为热,阳热盛则阴伤,症见心烦不眠,小便短赤而咽干,以黄连阿胶汤养阴清热。若水化而为寒者,患者阴寒太甚,阳光欲绝,目眩跪卧,声低息短、懒言、身重恶寒,以四逆汤回阳救逆。

(6)厥阴以风为本,症见阴阳错杂,上热下寒,膈热则消渴,厥气上逆故撞心,阳热在上则疼热,阴寒在胃不欲食,食不能纳而吐,蛔虫在胃与食物俱出则吐蛔。以为胃热而误下之则利不止。以乌梅丸寒热并行以治之。

少阴伤寒误汗致逆

王济承

案 龙某,男,32岁,红岩班局大队上庄子生产队社员。

初诊(1974年3月24日) 本月11日发热身痛,自汗恶风,服发表药一剂,大汗出,次日即感觉气从腹部上冲至胸,胸腹内跳动,全身肌肉巡回跳动,筋脉轮换抽搐,下午2点左右潮热自汗,心悸头晕,到晚上手足心发热,虚惊怪梦,饮食减半,大便挟黄、白黏液,日3~5次,中西药治疗效不显,转来某医院诊治。经X线及化验室检查:无异常发现,12日内体重减轻6kg。刻下:面色晦黄,舌质淡红兼青,白燥苔布满舌面,根苔腐厚,脉弦细弱。

诊断:亡阳证,太阳中风误汗。

辨证分析:素质阳虚,伤寒误汗,重损其阳。已大汗,热仍不解者,阳亡于外也;心下悸、筑筑然动者,阳虚不能内守。冲气上逆而胸腹剧动也。头眩、虚惊怪梦者,阳气衰微,清气不升,神不安舍也;筋惕肉瞤者,阳虚液涸,经脉失养也。治宜扶阳抑阴,和营卫,化水湿,降冲逆、镇动气以救其逆。桂枝去芍药加蜀漆龙骨牡蛎汤、真武汤合并化裁主之。

处方:黑附片30g,漂白术15g,茯苓18g,煅牡蛎18g,法半夏15g,广陈皮9g,杭白芍12g,石菖蒲3g,蜀漆6g(酒炒),炙甘草6g,生姜18g,大枣15g,桂枝15g(微煨)。

2剂。

二诊(1974年3月26日) 服药后上述症状均有减轻,大便舒畅,黏液已少,食量稍增,脉、舌无显著变化,守前方续服2剂。

三诊(1974年3月28日) 冲气已平,潮热自汗,心下筑动,筋惕肉瞤等症状基本消失,已能安睡不烦,大便正常,食量日增,脉转细弱,舌质淡红,苔渐净化。病已基本痊愈,原方减蜀漆,加苏条参15g,续服3剂以资巩固。

乌梅白糖汤治愈温病各案择录数则

彭子益

案1　山西阳曲县何科长春间病外感,满身疼痛,恶寒发热,神识昏迷,脉象洪数,重按模糊。予曰:发热昏迷,脉象模糊,此温病也。用乌梅、白糖,酸甘相得,温服一大碗,汗出而愈。何君曰,去年亦病此病,两月乃愈云。

案2　太原兴业钱局学徒某,病温病,经医先汗后下又补,大热不退,牙龈皆血,数日不眠,小便短极而赤,喘息摇肩,时时谵语,脉小而数。予以乌梅4枚,白糖90 g,浓煎尽剂,是夜汗出安卧喘平,天明尿利热退索粥。群医笑曰:温病用乌梅,岂不将温气敛住,烧心烂肺而死,此之得愈,乃万幸云。

案3　太原电报局吕君,病温病,经医用麦冬、石膏等药,热不退,病反重。十日神短气微,脉亦微少,舌有黄胎,不大便已十日。予曰:不大便十日,此病可治。如大便滑泻,便难治矣。用乌梅4枚,白糖120 g,徐徐服下,满身微汗,次日热退神清,胸微胀痛,不思食。用大黄末0.3 g,分3次噙咽,舌苔黄退,能食稀粥,调理半月而愈。

案4　太原电报局局长陈晴波儿女数人,每患温疹,皆服乌梅白糖,乌梅冰糖而愈。

案5　山西闻喜县王氏子,病温病,大烧热。用酸菜汤,加盐少许以代乌梅汤,温服而愈。

案6　北平孙姓子,病疹。医进表散寒凉药,烧热大加,病势极重,就予诊治。处以乌梅白糖方。不敢用,入西医院诊治。医用稀盐酸,服后安睡微汗,热退而愈。北平治案甚多,与山西治案大略相同。

案7　昆明刘姓子,王姓子,病猩红热,发热昏倦,面色污红,小便不利,大便时时欲行不得,咳嗽。服乌梅1大枚,白糖30 g,小便通利,热退而愈。木气败则小便不通也。

案8　昆明何姓子,发热倦怠,面色青黄。服乌梅1大枚,白糖30 g汗出热退而愈。

案9　南宁朱姓子,夏月头生疙瘩,色红累累。大如荸荠。服乌梅、黑豆、白糖而愈,亦平疏泄养木气之效也。

案10　南宁何姓妇,有孕五月,当夏月极热之时,呕吐不止,饮食不进多日。身软不能起动,百治无效。服乌梅2枚,冰糖60 g,呕吐顿止,遂进饮食。此案非温病,因夏月热极之时,热为木气疏泄。热极则木气疏泄失根,有升无降,故呕吐百治无效。乌梅、冰糖平疏泄补木气养中气,木气得根,乙木升而甲木能降,故呕吐愈。呕吐者,胆经不降,胃经亦逆也。

案11 南京清凉山一岁半小孩,发热口渴喜饮,饮后仍吐,大便亦泻水,小便全无。医以五苓散为治不效,予用乌梅一枚,冰糖30 g,煮至极烂,取汤频频进之,不吐,忽然小便通畅,热退泻止。乌梅酸收,止吐宜矣。小便得利者,木气复其疏泄之能也。凡夏日小便不利,皆木气退化,不能疏泄之过。乌梅补木气助疏泄,故服后小便利。

案12 南京燕子矶高星垣之戚某君,病外感发热,服麦冬、石膏等药,热反加。辗转更医,不外苦寒之剂,病更重,热更增,有名医主用竹叶石膏汤甚坚,高君曰:热大而舌无胎,此正彭先生所谓之乌梅汤证,非用乌梅收回相火不可。乃用乌梅2大枚,冰糖60 g,煮烂,温服,服后安卧2小时,热退,病愈,思食,行动照常,前后如两人。

案13 成都国医专校同学庞存厚,其弟夏日发热不退,精神不支,服药不效。用乌梅白糖汤,热退而安。

虚 人 外 感

彭子益

初诊 一女科平日阴虚血虚,脉象沉涩,左尺尤弱,平日有病,皆服归芍地黄丸补血而愈,一日洗澡受寒,身痛怕冷,不能起床,脉象沉涩尤甚,予归芍地黄丸24 g,吞下安卧,并未出汗而愈。

诊断:虚人外感(血虚阴虚)。

辨证分析:明是外感受寒,全从补血补阴施治而愈者,因脉象沉涩故也。

处方:归芍地黄丸。

当归,白芍,熟地黄,山药,山茱萸,泽泻,茯苓,牡丹皮。

慢性气管炎、肺气肿、哮喘病的临床体会

王济承

咳嗽喘满,中医学属于"咳逆上气""痰饮咳嗽病"范畴,有邪正虚实之分。上

气虚者,有肺阴虚、虚火上炎以致肺气上逆,治宜润降;有肾不纳气,虚气上逆,治宜温肾纳气。有痰与饮之别。属痰者,浊痰上壅,治宜涤痰降逆。属于饮者,有寒饮、热饮、寒饮挟热。寒饮内停,正虚咳逆上气,治宜祛寒扶正逐饮;外寒挟内饮,阻滞气机,咳逆喘满,治以辛温祛寒化饮。上气实,浊痰热饮上壅,治宜涤痰清热,下气降逆逐饮;寒饮挟热,治宜辛温辛凉并用,散寒清热逐饮。

在临床中内饮外寒者为多见,从病理看,多属脾肾阳虚,水湿不运,水饮凝聚为内因。一旦感受外邪,肺主皮毛,又为娇脏,寒邪首先犯肺,肺气失降,治节不行,水道失调,寒痰水饮交结,阻碍气机,咳逆喘满俱现,如误用寒凉重坠之品,寒邪闭伏,日久难愈,多成哮喘。3岁以下小孩,常有风寒咳嗽误治而成哮喘病者,每感即发,久治不愈,直至四五岁以后才渐愈者。

老年人亦多患此病,因年迈之人,元阳日衰,下虚上盛,生理上形成升有余而降不足,脾肾阳虚,水湿不运化,

多有寒痰伏饮,肺气易逆,治节不调,风寒犯肺,内饮外寒,症见咳喘,失治误治,寒邪深伏,痰、饮交结,多年不愈,损及心阳,喘满肿胀以致不救者,亦属多见。治疗要以"治病必求其本"的原则,本病去则标病亦随之而解。本人三十多年来治疗此类病的点滴体会汇报于下,希予以指正。临床分型:

(1)风寒束肺,内饮外寒,闭塞肺气。症见咳喘气逆,痰声嘶鸣,恶寒发热,脉象浮紧或浮数,舌质淡红或暗红,舌苔薄白或灰白腻者,常用方剂:小青龙汤、麻黄射干汤。解表化饮,治咳平喘。喘咳剧、不能平卧者,小青龙汤加白苏子9g、杏仁9g,肾阳虚、恶寒甚、脉象浮紧或浮弱者,可酌加黑附片30g。

(2)湿痰壅盛,上实下虚。症见胸膈满闷,咽膈不利,咳喘短气,头晕食少,大便不畅,脉象浮虚,舌质淡红苔白润。治宜降气平喘,燥湿化痰。常用方剂:苏子降气汤加减。

处方:苏子仁12g(研),半夏15g,白茯苓15g,白术15g,广藿梗9g,杏仁9g(研),厚朴12g,陈皮9g,当归15g,桂枝12g,炙甘草3g,生姜15g,大枣12g。背寒肢厥,痰稀薄,加黑附片30g。

(3)中虚肺寒,土不养金,水饮停滞,兼受外寒。症见咳逆喘急,吐痰清薄,胸脘不舒,体倦食少,脉象浮弱,舌淡苔白腻。治宜补中健脾,除湿化痰,降利肺气。常用方剂:六君子汤加味。

处方:苏条参18g,漂白术15g,雪茯苓18g,炙甘草6g,法半夏12g,广陈皮9g,广藿梗9g,苏子仁9g(研),杏仁9g(研),厚朴12g,生姜15g,大枣

12 g,京竹茹 3 g。

若吐痰黄稠,咽干不多饮,苏条参改用生沙参,减白术、藿香,加生知母 12 g、炙前胡 9 g。

(4) 脾湿中虚,肺阴亏损。症见咳逆气短,咯痰不爽,咽干少饮,心悸胸闷,午后自汗潮热,脉来虚数,舌质干红,苔白燥少津。临床此类病例多属脾湿中虚,兼受外邪,失治误治,日久不愈,肺阴受损,心阴亦伤,形成虚热交织,燥湿互现。治宜温脾化湿,润肺降气。常用方剂:麦门冬汤、甘草干姜汤合并加减。

处方:麦冬 21 g,太子参 18 g,半夏 12 g,款冬花 9 g,炙紫菀 9 g,广陈皮 9 g,炮黑干姜 6 g,炙甘草 9 g,大枣 15 g。

肺结核久治不愈,反复发作,一般抗痨药物不显效,咳嗽潮热自汗不止,属于虚燥互现者,加生阿胶 12 g(炖化调服),咯血者再加藕节 15 g、侧柏叶 18 g(醋炒);对支气管扩张咯血,久治不愈,属于虚燥者,也有明显的效果。

(5) 阴盛阳虚,上热下寒,虚阳上浮,挟木火以刑金。症见咳喘气逆,恶寒肢厥,冷汗淋漓,升有余则喘满短气,降不足则大便难、尿短赤,舌质红燥或红绛,舌苔灰白少津或黄燥,口干苦不思饮或饮不多,且喜热饮,脉象弦数或虚数。治宜温脾肾以化水湿,养肝木敛降浮越之阳,宣化肺气,降逆平喘。常用方剂:杏苏乌梅汤。

处方:黑附片 30 g、干姜 9 g(二味先煨),太子参 18 g,杏仁 9 g,当归 12 g,炒黄芩 9 g,半夏 12 g,枳实 9 g,乌梅 2 枚,细辛 3 g,桂枝 12 g,苏梗 9 g(后三味用煎出药液微煨即服,以免药性挥发)。如有兼证,随症加减。

(6) 正虚邪实,痰饮壅滞。症见背寒胸闷,喘咳气逆,倚息不得卧,脉象多弦促,舌质青绛,苔厚腻或黄厚少津。治宜温阳化湿,涤痰逐饮,泻降肺气。常用处方:苏子降气加附子葶苈大枣。

处方:黑附片 30 g,炮生姜 18 g,苏子仁 12 g、葶苈子 6 g(二味研),法半夏 12 g,当归 12 g,广陈皮 9 g,前胡 9 g,厚朴 12 g,炙甘草 4.5 g,大枣 15 g,桂枝 12 g(微煨法)。

(7) 阴阳俱虚,肾不纳气。下焦阳虚,不能化水,留饮喘咳,日久不愈,真阴受损,肺肾两虚。症见喘咳气短,痰稠黏不易升,畏寒足冷,下肢水肿,脉沉细数,舌质艳红或绛红少津,舌苔薄白燥或无苔。治宜温阳化气,益阴润肺。常用方剂:金匮肾气汤加减。

处方:黑附片 24 g(先煨),淮枣皮 12 g,大熟地 18 g,粉丹皮 12 g,茯苓

15 g,炒芩 9 g,杏仁 9 g,广陈皮 9 g,苏梗 9 g,桂枝 12 g(后二味微煨法)。

咯血加黑干姜 6 g、藕节 15 g、侧柏叶 15 g(醋炒)。

(8) 气阴两伤,真阴亏损,心肺俱弱。症见咳嗽气促,不得平卧,痰涎稠黏,无力咯出,有时咯血,稍移动即心慌气急,眼眶及下肢水肿,甚则肿至腹部,其他部位显干瘦,脉现细数或虚数,唇干、舌质红、无苔少津,症属重笃。急宜益阴复液,润降肺气。常用方剂:麦门冬汤加减。

处方:太子参 21 g,麦冬 21 g,细石斛 21 g(研扁、先煨 1 小时),化橘红 9 g,炙紫菀 9 g,款冬花 9 g,半夏 12 g,生阿胶 15 g(炖化调服),炙甘草 6 g,鲜枇杷叶 10 片(去尽背毛生用),生杭芍 9 g,黑干姜 3 g。

(9) 肝肾两虚,脾肺俱弱。症见咳逆上气,喘满肿胀,肌肉消瘦,经年累月,久治不愈。常用方剂:羊胆蛤蚧丸。

处方:羊胆汁 60 g,冬蜂蜜 120 g(二味文火浓缩至 90 g),广蛤蚧 2 对(去头足微火烤脆碾为细末),白及 60 g,白果 30 g(去壳),百部 60 g,紫菀 30 g,枸杞 60 g,款冬花 30 g,广陈皮 30 g,京半夏 45 g,当归 60 g,太子参 60 g,桂枝 30 g,前胡 45 g,沉香 9 g,炙甘草 15 g(上药共为细末加入蛤蚧粉、羊胆、蜂蜜膏,再加炼蜜适当,共为蜜丸,每丸重 15 g)。

服法:每日早晚各服一丸,淡盐开水吞服。服完 1 剂为一疗程,服一二疗程可望根治。

羊胆蛤蚧丸,除对慢性气管炎、哮喘、肺气肿有明显效果外;对陈旧性肺结核,久治不愈,咯血;支气管扩张;小儿百日咳等,效果亦显著,小儿用量,每日 1 丸,分 3 次服。

以上各型是临床常见到的,但不是截然区分,病情是在不断发展变化着,各型不尽有相互类似,而且有相互转化,要仔细辨证,随证选方,自能达到预期效果。

 案 1　谭某,男,36 岁,砖工。

初诊(1962 年 1 月)　代诉:素有咳嗽哮喘病已 10 年,每年冬季发作,至夏秋较好,去年 9 月发病较重,在某医院治疗四月多,病情未见好转而出院,改服中药。患者在床上爬来爬去,面色晦暗,嘴唇指甲发青,衰竭病容,喘气息肩,自汗淋漓,肌肉瘦削,语声低弱,剑突下胀满拒按,腹凹如舟,腹壁紧张,肌肤冰凉,脉弦细数,舌质青绛,舌苔灰厚少津。患者自诉:全身烦痛,两肩痛如刀绞,喘气困难,寒热时作,胸满腹痛,二便短少,饮食少进,夜不能睡,起坐不宁,服吗啡等药能安静1～2小时,药性一过就受不了。

诊断:寒喘(阴盛阳虚,上热下寒)。西医诊断:慢性气管炎,哮喘,肺气肿,肺源性心脏病(以下简称"肺心病")。

辨证分析:脾肾阳虚,寒痰水饮凝聚,复受寒邪,内饮外寒,久客太阴,治节不行,气机阻滞,升多降少,阴邪极盛,阳气衰微,症属重笃。治宜急救虚阳、温脾肾、运化凝聚之水湿,养肝开郁,条达横逆之气,开提肺气,平喘降逆,杏苏乌梅汤加减主之。

处方:黑附片45 g,干姜9 g(二味先煨1小时),红参6 g(另煨取汁加入),杏仁9 g,当归12 g,前胡9 g,枳实9 g,藏连3 g,乌梅2枚,细辛3 g,桂枝12 g,苏梗6 g(后三味微煨法)。

2剂。

方中以参、附、姜回阳救逆,振奋虚衰之微阳,化湿逐饮,当归、桂枝温肝养血,兼乌梅敛降浮越之阳,收纳涣散之气,合细辛温经通络,开提肺气,宣散凝束之寒,黄连除心中烦悸而泻心下之痞,前胡、杏仁、二陈降利肺气,荡涤伏留之湿痰,降逆平喘。

并嘱其停服吗啡等西药片,以免互相牵制,有利于观察效果。但突然停服镇静麻醉剂,会出现病情加重,难以支持现象,要坚持下去,1～2日后就能忍受了。

二诊 患者能安静卧床,喘气息肩稍平,汗减、肌肤微温,其他尚无明显变化。停服药片后呼吸困难,全身烦痛难忍,服中药后未见减轻,服第二剂后才轻些,今天各处都好点,痰阻难升,胸闷不思食。阳虚渐复,痰饮壅滞。

处方:前方减红参、前胡、苏梗、乌梅。加明党参21 g,大枣15 g,葶苈子6 g,苏子仁12 g(后二味研)。

2剂。

三诊 咳喘稍平,痰挟白沫易咯出,稍能入睡,全身两肩痛减,饮食稍增,每天大便2次,便溏色棕黄,腹时痛。

患者唇青稍转好,呼吸两肩已少动,冷汗极少,肌肤渐温,脉弦细促,舌质正红苔厚腻。印象:病已机转,脾肾阳虚渐复,湿浊阻滞中焦,肺气尚逆,续以温阳化湿,清降肺气。藿术乌梅汤加减主之。

处方:黑附片45 g,干姜9 g(二味先煨),苏条参21 g,苍术18 g,炒黄芩9 g,杏仁9 g(研),半夏12 g,枳壳9 g,乌梅2枚,大枣12 g,广藿香6 g,桂枝12 g

(后二味微煨法)。

3剂。

四诊 咳喘大减,痰转黄稠易咯出,胸腹满痛减,纳增,二便尚可,下床则头晕脚软,稍活动即心慌气喘,下肢微肿至踝。

患者面色稍华,唇转淡红,舌质稍绛,厚腻苔大部分净化,脉象虚数,印象:阳虚渐复,湿浊运化,肾阴耗损,子盗母气,肺阴亦亏,症转阴阳俱虚,肾不纳气,金匮肾气汤加减。

处方:黑附片30g,大生地24g,粉丹根皮9g,淮枣皮12g,茯苓12g,泽泻9g,怀山药12g,杏仁9g,炒黄芩9g,桂枝12g,苏梗6g(后二味微煨)。

2剂。

五诊 咳喘渐平,痰稍转薄,活动气仍喘,天亮前仍喘咳,不能平卧。

患者舌质正红苔净化,续以补肺益阴。麦门冬汤加减。

处方:麦冬21g,生阿胶18g,杭白芍12g,广陈皮9g,太子参18g,炙紫菀9g,款冬花9g,细石斛15g,京半夏9g,炙甘草6g,鲜枇杷叶10片(去净背毛生用)。

2剂。

六诊 咳减喘平,体倦食少,舌质正红,薄苔新长,续以加味六君子汤调补脾肺。

处方:苏条参18g,漂白术15g,白茯苓15g,砂仁6g(研细吞服),广藿梗6g,杏仁9g,厚朴9g,广陈皮9g,炙甘草6g,炮生姜15g,大枣12g。

以后病情逐渐好转,经常感冒时咳喘复发,前来复诊,常用苏子降气汤加减、杏苏乌梅汤加减,服2～3剂即缓解,复发次数日渐减少,发病程度日益减轻,两年以后即未复发,现在很健康,一直参加砖工工作。

案2 舒某,男,64岁。

初诊(1972年7月15日) 代诉:常患腹泻,饮食不慎即每日溏泻5～6次,1957年患咳嗽、潮热自汗,X线胸透诊为肺结核,同时又患齿槽脓肿,将牙齿全部拔除,长时间用大剂量青链霉素注射后,二病皆愈。以后每日早上咳嗽,咯出脓痰数口咳渐止,每感冒咳即增加,经常治疗未能痊愈,西医诊断为老年慢性气管炎。1959年开始下肢肿至膝,心跳气急,咳嗽咯痰增加,经长时间中西医治疗有所减轻,但脚肿消至踝骨后就不能再消。咳嗽咯脓痰一直不断,时轻时重,到本年1月份病情加重,中西药治疗半年多效不显,近愈恶化,水肿上泛至阴囊、腹部,起坐无力,头不能直竖而前垂,腹痛、大便稀黑,每日溏泻 5～6 次,心慌气急,咳嗽咯血,痰如烂西红柿。西医检查:两肺啰音明显,心界扩大,心律不齐,有杂音。诊断为肺心病。刻下:面色苍白,危重病容,烦躁不安,眼睑水肿,两颊凹陷,水肿至胸下,两手肿至腕关节上,按之深陷,唇干暗红,舌质绛红,苔薄白少津,脉沉、细数不整。

诊断:阴虚烦喘。西医诊断:陈旧性肺结核,老年慢性气管炎,肺心病。

辨证分析:脾肾两虚,水湿不运,土不养金,肺气虚而治节不行,下肢水肿 13 年,肾阴耗损,心阴亦伤,阴虚生内热,重伤津液,热伤血络而咯血,心气不宣,津液将竭,症属危重! 急以益阴复液,润肺化痰,宣通心气。麦门冬汤加减。

处方:红参 4.5 g(另煨取汁加入)、麦冬 21 g,五味子 3 g(研),生知母 12 g,炙桑皮 9 g,广陈皮 9 g,京半夏 9 g,远志 9 g,款冬花 9 g,炙甘草 6 g,藕节 15 g。

3 剂。

二诊(1972 年 7 月 23 日)　咳痰已利,痰稠色黄,一半挟血,心慌气促稍平,安睡不烦,食少易饥,食后肠鸣腹痛,溏泻稀黑色大便日 2～3 次,水肿消了些。诊查脉舌无明显变化,真阴未复,胃肠有虚热。宜益阴清热,阿胶黄连汤甘草泻心汤合并化裁主之。

处方:红参 4.5 g(另煨加入),生阿胶 12 g(炖化分调服),生藏连 3 g,生黄芩 9 g,黑干姜 6 g,京半夏 12 g,炙甘草 9 g,大枣 12 g。

3 剂。

三诊(1972 年 7 月 27 日)　肠鸣减,腹痛泻止,食量稍增,水肿消减,咳喘稍平,痰稠仍带血,稍移动心慌气馁。虚热不清,真阴未复,上方加减。

处方:太子参 21 g,生阿胶 12 g(炖化分调服),生藏连 3 g,京半夏 12 g,广陈皮 9 g,茯苓 15 g,远志 6 g,炙桑皮 9 g,炙甘草 9 g,炮黑干姜 6 g,藕节 15 g,侧柏叶 24 g(醋炒)。

3 剂。

服上药后,喘咳减,痰中已不夹血,肿亦渐消,照后方减侧柏叶、藕节。加大枣 12 g,连服 12 剂,痊愈停药。

1973 年 12 月随访:踝关节下仍肿不消,早上咯稠痰数口,饮食不慎时大便溏泻 1～2 次。患者说:这些是我的正常现象,这 1 年多来能吃、能睡、能上街活动,很少吃药。

从本人 30 多年临床病例来比较,2~5 型较为多见,9 型次之,病入危重时可见到 8 型。各型所举常用方剂,都是在临床上收到显著效果的,但必须仔细辨证,适当选方,就有一定的效果。至于证属大热、大燥的病例,临床上尚未碰到过,对此尚无经验。

春温挟湿(亚急性细菌性心内膜炎)

王济承

案 柳某,男,42 岁。

初诊(1973 年 8 月 11 日) 患者因高热 39~40℃持续一月多不退,于 1973 年 2 月由东川矿务局转至昆明某医院就诊。经反复检查确诊为亚急性细菌性心内膜炎,经用国产青霉素无效,改用意大利进口的安便青霉素治疗。每日注射 3 次(每次合人民币 8 元),体温控制在 36.8~37.4℃,一停药体温就升高,持续用药近半年。低热未能完全控制。1973 年 8 月 11 日,参加该院会诊。诊治如下:从发病开始即感左上腹部疼痛,呼吸咳嗽皆震痛,咳嗽痰多且稠,纳减,每餐能二两粮,时欲呕,口干苦而不多饮,唇舌麻木,左侧尤甚,左上肢亦麻木,发热不恶寒,无汗,大便尚可,尿短黄。刻下:左上腹部膨满,压痛明显,未触及包块,面色郁苍无华,面目轻度水肿,舌质红燥,苔黄厚少津,脉弦细数。

诊断:春温挟湿(亚急性细菌性心内膜炎)。

辨证分析:冬伤于寒不即发,邪深潜伏,春感温毒,伏邪兼新感,留连不去,兼挟湿邪,交结于气营之间,缠绵日久;邪不外透,津液受损,气机不畅,脾肺阴伤。治宜以甘淡复液渗湿以养脾肺,芳香化浊利气以透温邪,导温毒伏邪由气出卫,化湿浊郁热下行膀胱。三仁汤加减主之。

处方:淡豆豉 21 g,细石斛 21 g(研扁先煨 1 小时),生苡仁 21 g,苇根 21 g,杏仁 12 g(研),藏黄连 4.5 g,波蔻 9 g(仁研细吞服壳入药煨),生知母 15 g,法半夏 12 g,广陈皮 12 g,滑石粉 9 g(布包煨),生甘草 6 g,生姜 15 g,鲜枇杷叶 50 片(去净背毛、撕碎、煎水煨药)。

3 剂。

并建议暂停针药,以观疗效。经科主任研究指示:同意暂停针药,严密观察病情。

二诊(1973 年 8 月 11 日) 服上方后,体温稳定在 36.6~37.2℃,左上腹部疼痛减，食量稍增，大便舒畅，脉转柔和，舌无明显变化，病情有机转。守前方减淡豆豉、知母、滑石粉，加漂白术18 g、石菖蒲6 g，2剂。

三诊（1973年8月11日）　5日来体温一直稳定在36.6～37.2℃，左上腹部疼痛又减轻，左侧上肢、唇、舌麻木、口干等亦明显减轻，尿量增，色淡黄区面目水肿程度消减，咳嗽痰多、质稠黏、色青灰，脉弦急，舌质正红，苔转白腻少津。

辨证分析：温毒外透，湿热不清，虫气虚损，土不养金，肺失降肃，虚风上乘。拟补中健脾化湿，润降肺气，清热息风，加六味君子汤主之。

处方：红参6 g（另煨加入），漂白术18 g，法半夏15 g，广陈皮9 g，白茯苓18 g，钩藤21 g，藏黄连3 g，生知母12 g，地骨皮21 g，生甘草6 g，生姜15 g，生枇杷叶50片（用法同前）。

2剂。

四诊（1973年8月11日）　患者体温稳定在36.6～37.2℃，唇舌麻木、口干苦、左上腹痛等症状已消失，面目水肿已不明显，咳减，痰多、色白质清，食量增，每餐能吃三两，午后背寒肢厥，小便清长，脉象弦、细弱，舌质正红苔白腻。

辨证分析：温毒已透，热邪渐清，症现脾肾阳虚、厥阴寒热不调，肺失降肃而治节不行，藿术乌梅兼杏苏主之。

处方：黑附片45 g，干姜9 g（先煨），太子参21 g，漂白术18 g，法半夏12 g，炒黄芩9 g，杏仁9 g，青皮9 g，乌梅9 g，大枣12 g，苏梗6 g，广藿香6 g（后二味后下）。

3剂。

后因返关未复诊，尚不能说痊愈，但停诊9日，体温稳定，自觉症状消失，是有一定疗效的，不论西医诊断为何种病，中医贵在辨证施治，审证求因，若侧重于辨病而忽视辨证，对症治疗，效果常不理想。

肺痨（二型肺结核）

王济承

案　马某，女，2岁半。

初诊（1973年8月28日）　代诉：6月开始咳嗽、发热、自汗，经中西药治疗效不显，X线摄片检查，两肺门有二型肺结核活动病灶，并有陈旧性钙化点。两月多来一直低热不退，咳嗽日见加剧，暴咳连声，上气吐呕。刻下：患儿体质瘦弱,面色㿠白无华,舌质淡红、苔白腻,脉弦细急促。

诊断:肺痨(二型肺结核),肝火犯肺。

辨证分析:脾肾阳虚,虚阳上浮,挟木火以刑金,肺失降肃。治宜温阳养肝,敛降浮越之阳,清降肺气,杏苏乌梅汤加减主之。

处方:黑附片12 g,干姜3 g,太子参9 g,炒芩4.5 g,炙紫菀4.5 g,冬花4.5 g,杏仁1.5 g,煅牡蛎粉6 g,苏梗2.4 g,广陈皮3 g,法半夏1.5 g,乌梅1枚。

3剂。

二诊(1973年9月14日) 咳大减,虚汗止,潮热退。昨天受寒,咳嗽转重,腹胀满,溏泻3次,此系阳虚未复,土湿木郁,肺气仍逆,兼受寒邪,拟藿术乌梅汤加减主之。

处方:黑附片12 g,干姜3 g,太子参9 g,广藿香3 g,藏黄连2.4 g,法半夏1.5 g,枳实3 g,桂枝1.5 g,槟榔1.5 g,乌梅1枚,大枣2枚。

2剂。

三诊(1973年9月23日) 咳已痊愈,腹已不胀,大便正常,尚见虚汗,偶有遗溺,面色转润,舌质淡红,舌苔白腻,脉弦细弱。此系脾阳未复,肾气不化,加味附子理中汤主之。

处方:黑附片12 g,太子参9 g,漂白术6 g,干姜3 g,炙甘草3 g,桂枝6 g,杭白芍1.5 g,藏连1.8 g,益智仁6 g,大枣6 g。

3剂。

11月5日因感冒咳嗽来复诊,患儿体质健胖,面色红润有华,其母说:服后3剂药后诸症痊愈至今,食量增加,体质渐复。

慢性咽痛、溃疡

朱仲德

案 丁某,男,17岁。

初诊(1970年3月3日) 咽痛伴溃疡,音嘶哑已1年,经多方医治效差。在某医院诊为"慢性咽炎",曾用过抗生素和中药治疗,未愈,延余诊治。症状同前,伴口干和咽部不适,干咳少痰,查咽部有充血,可见溃疡面,脉数,舌红少苔。

诊断:慢性咽痛,溃疡;肺肾阴虚。

辨证分析:此病因开始未及时医治或治不得当迁延所致,日久出现肺肾阴虚,津不上承,溃疡久不愈合,声道出现燥涩而发音不利。以滋阴润肺,清咽肺之品,用玄麦甘桔加味。

处方:冬桑叶9g,玄参9g,麦冬9g,杏仁6g,桔梗9g,浙贝母9g,生地9g,青果6g,五味子3g,生甘草3g,射干9g,楚薄荷9g,竹茹1.5g。

5剂。

5剂后效果明显,后巩固之剂而痊。

对浸润性肺结核咳血的治疗意见

朱家鲁

中医无"肺结核"的名称,但有"劳瘵""肺痨"的论述。其中,包括"五劳""五蒸""六极""七伤"与肺结核相类似,在"传尸劳"中,也述及"积年累月,渐就萎,既死以后,又传易他人……"的记载。

由于此病为潜延性徐徐发病,初起病无显著症候,患者往往忽视就诊,又由于初期仅有颜面苍白,容易疲劳,睡眠不安,食欲减退,午后微热,盗汗,早晚咳嗽,咯痰,轻微活动即觉心悸微喘,全身不适等症状,而经中医随证治愈。但缺乏"肺结核"的病名确诊,因此没有系统的记载和论述。

在上述潜延性发病中,症状逐渐加重,乃致咳血不起,也有进行性发病中无任何症状,而突然咳血发病的。由于突然咳血,患者才惊慌而来就医。咳血的记载也散见于历代有关的血证论中。

"咳血"是一个局部症状,当以虚实寒热辨证施治。要通过咳血患者的全身病变情况,找出咳血的病理机转决定出治标治本的原则。因此,咳血虽然是局部问题,不能单独只看到"咳血",应当注意全身的病变。实证"咳血"多由风寒犯肺,郁而化热,热伤肺络,以及瘀血阻滞,血不归经引起,劳瘵咳血,热与虚,虚与寒交错形成,瘀滞也难排出,大体多以养肺生津、平肝活血之疗,为世所通用。但患者客观上已经反映出下元虚冷,或气虚不摄时,桂甘温,或附桂辛温也可以随证施用。医生一定要争取自觉的能动性和主动性,机动灵活地处方用药,才不至于泥于古人,束缚在古人的条条框框里。

(1) 热伤津液病例

案1 江某,男,家住二街。

初诊 患者平素喘咳痰多,数日前痰中带血,逐渐增多,颧红赤,夜热盗汗,口微渴喜饮,尿黄,大便正常。舌红无苔,脉细数。

诊断:咯血。

辨证分析:热伤津液,以百合固金汤重加天冬、侧柏、黑姜、童便以滋水养肺治之。

处方:生地,当归,白芍,玄参,贝母,桔梗,天冬,寸冬,侧柏,黑姜,童便。

1剂血减,5剂后血全止。

(2)气不摄血病例

案2 陈某,男,某局干部。

初诊 咳嗽痰稠黏,盗汗,面色苍白,不寐,微恶寒,稍有劳动则汗出微喘,心悸,气短,肢体倦怠,苔薄白,脉大而虚。

诊断:咯血(经西医确诊为六型浸润型肺结核)。

辨证分析:此为气虚不能摄血,以固元汤加减主治。

处方:黄芪,党参,秦归,白术,防风,茯苓,紫菀,白芍,款冬花,五味子,甘草,黑姜,大枣。

此方随证加减,间日一服,咯血渐止,诸证随减,逐步而愈。

此病系1964年的回忆医案,随访患者,患者称:连续服中药半年后,咳血及诸证消失,以后又断续服药,一年后经X线检查,空洞部位已经钙化。

(3)下元虚冷咳血病例

案3 杨某,男,庙街联合诊所医生。

初诊 咳血时间已久,针药无效,1970年病危入院经西医诊断为六型空洞性肺结核。咳嗽汗出,心悸头晕,腰酸,遗精,耳鸣,心烦不寐,最近出血量多,曾服用止血药无效。刻下:手足冷,汗出,语言微弱,动则微喘,咳痰不爽,痰中带血量多,面色苍白,苔微薄白,脉细如丝,尺脉无根。

诊断:咯血(经西医诊断为六型空洞性肺结核)。

辨证分析:此乃肾水不能温升,而火不得下降之症,宜用大剂附桂引火归元,交通心肾。

处方:黑附片,肉桂,生地,山药,茯苓,泽泻,枣皮,牡丹皮,苁蓉,黑姜,牛膝,菟丝子。

二诊 此方连服数剂,血渐减,但仍遗精,乃改用二加龙牡汤和金锁固精汤加减。

处方:黑附片,龙骨,牡蛎,肉桂,白薇,蒺藜,芡实,莲子,莲须,黑姜,甘草。

上两方交替使用,遗精止,食增,诸症大减,出院回家自行调养。

（4）肾炎并发肺部感染一例治验（肾水肿咳血证）

案4 常某,男,32岁,和平公社干部。

初诊（1961年5月18日） 患者于4月28日,突然发冷,颜面水肿,头昏,四肢疼痛。5月4日,发热体痛,咳血痰。次日腹泻,伴有全身症状,腰酸嗜睡,少食（西医检查略）。和平公社医院诊断为大叶性肺炎,肺部感染。

情况变化：4月28日,右肺湿性啰音,口唇发绀,生殖器及下肢水肿（使用药物略）,治疗无效于5月15日转南涧医院,5月17日,由南涧医院转巍山医院治疗。

5月18日查呼吸音粗糙,右肺下叶有湿性啰音,心音遥远,心界扩大,无杂音,腹部水肿,阴囊水肿,下肢水肿厉害,皮肤紧张无明显凹陷,血压186/120 mmHg,红细胞计数 $3.54×10^{12}/L$,白细胞计数 $4.3×10^9/L$,中性粒细胞72％,淋巴细胞28％,小便：蛋白（＋＋＋＋）,糖（－）,上皮细胞（升）,脓细胞（升）,透明管型（＋）,体温37.3℃。西医诊断为肾炎。用抗生素、维生素综合治疗（西医用药略）。

二诊（1961年5月18日） 邀请中医会诊。患者周身水肿,按之没指,咳嗽倚息不得卧,痰中带血,尿少,腰疼恶风,苔薄白,脉浮滑。

诊断：肾水肿咳血证。

辨证分析：此为邪壅于肺,肺失肃降,不能通调水道而成肿,当以宣肺气渗水湿为主治。

处方：麻黄,杏仁,陈皮,半夏,苍术,茯苓,黄柏,桑柏,木贼,甘草,生姜,小茴香。

西医处方：青霉素、链霉素。

服药后,尿增长,频数一夜达8次。次早,喘息水肿均减轻,痰血亦止,患者情绪转忧为喜,增强了治疗信心。

三诊、四诊（1961年5月19日、1961年5月21日） 西医停药,中医处方不变。

五诊（1961年5月22日） 患者脉缓,喘息定,痰血止,尿量显著增加,肿消大半,已无恶风现象,以疏泄肝木,并补土运脾以除湿为主治。

处方：杏仁,陈皮,半夏,苍术,茯苓,寄生,桑白,莲子,甘草,炮姜,茴香,木贼。

上方连服数日,到5月29日,水肿全消,精神好转,饮食如常,通知出院。出院时体检：血压 120/80 mmHg。尿：中性粒细胞、蛋白(↑)、上皮细胞(＋)、红细胞(－)、白细胞(＋)、脓细胞(＋)。出院时带走运脾除湿方剂数付，回家调理。

10月间接访问，该人身体恢复健康，能正常工作，未复发。

[按] 关于水肿一证，《内经》指出："故其本在肾，其标在肺，皆积水也。""故水病下为胕肿。大腹上为喘呼，不得卧者，标本俱病。""诸湿肿满，皆属于脾。"因此，肾脏性水肿，病变虽然在肾，但肺主气，肺又主通调水道，肾病则不能化气，影响肺的调节，以致三焦水道不能通行，水积则脾湿不能运化，脾湿木郁，肝的疏泄功能也随之失职。如此，各脏互相影响，水液停聚而成肿。

至于"咳血"是由水壅气滞，肺不肃降，而火灼金的症状，与上述"肺劳"咳血不同。

(5) 肺痈

案5　马某，男，大仓合作社职工。

初诊　1961年因高热入院，高热不退，烦渴饮冷，汗出气粗，喘息，5日不大便，舌质红、苔白干燥无津，脉洪大急数(每分钟140次)。

诊断：肺痈证(成痈期)，气分大热，气津两伤。

辨证分析：从"六经辨证"应使用白虎汤，但患者汗出如洗，饮冷不止，且现喘息，津液已为大汗所伤，故以人参加白虎汤加减急救气阴，以防止气随阴亡。

处方：生石膏，知母，党参，粳米，杏仁，甘草。

伤寒"大汗出后，大烦渴不解，白虎加人参汤主之"，但汗出而喘是热壅于肺，故于伤寒方中，加入杏仁利肺定喘，仿效李东垣加入芩、杏的方义。

二诊　白虎汤用后次日，病未退，反而增加胸痛咯血，这是热伤津液，肺失清润所致，乃于原方加入天花粉、黄芩、桃仁、竹叶，以肃清肺热。

处方：生石膏，知母，天花粉，黄芩，桃仁，杏仁，粳米，竹叶，牛尾参(我院人参用完故代之)，甘草。

上方服后，热未退，我个人认为汗出如故，喘息未减，说明肺经火郁热壅，汗为火迫而出，火热内炽，肺气壅闭而成喘，根据《金匮》"热过于营，吸而不出……热伤血脉热之所过，血为之凝滞，蓄结痈脓……"的记载，考虑此证肺部可能为痈脓所阻，然而《金匮》"肺痈时出浊唾腥臭，久久吐脓如米粥"是脓已排出，无所阻滞，此证则可能因为阻滞不得出，以致白虎汤清之不退，而汗出喘息如故。为了拯救患者，当权处理，按伤寒汗出而喘身无大热，可以麻杏石甘汤用之，以发泄痈阻，为邪热打开一条通路以救之。

处方：生石膏，麻黄，杏仁，寸冬，桃仁，牡丹皮，竹叶，甘草。

此方服后，以发泄痈阻，打开郁热出路，在驱邪外出而不得出的时候，患者反映呼吸更加迫促，每分钟脉搏160次，症状更加险恶，直到最后，患者吐出黏稠脓血，则神志清醒。脓血吐出，郁热有了发泄通路，体温由40℃下降到38.2℃，脉搏降至每分钟120次，喘息渐减，呼吸降至每分钟46次。郁热既有出路，因此再以白虎汤加减，清热利咽保肺津治之。

处方：生石膏，知母，桔梗，寸冬，牡丹皮，粳米，甘草。

服药后当晚大便通，小便增加3次，说明津液渐复，专门清血热，润肺保津以排痈脓。

处方：玄参，寸冬，枳壳，杏仁，贝母，白及，桃仁，牡丹皮，薏苡仁，苇根，大蓟，冬瓜子，甘草。

上方连服3日，体温逐渐降至36.9℃，喘止，呼吸36次，脉搏90次/分。再以前方加减，连服3日，则体温正常为37℃，脉搏80次/分，呼吸24次，小便4次，大便隔日1次，而患者由垂危转向痊愈，以后继续住院调养，到精神健旺而出院。

此证系1961年中西医结合治愈的所谈，仅是我个人的中医病案。

面 瘫 治 验

朱仲德

面瘫（面神经炎）是患者着凉或头面部受冷风吹拂后而发生一侧面部表情肌突然瘫痪的病症，常发生于20～40岁人群，多为一侧发病，表现为一侧面部麻木不仁、口眼㖞斜、眼裂不能闭合等症状。

《素问·评热病论》："邪之所凑，其气必虚。"《金匮》谓"络脉空虚"，认为正气不足，络脉空虚，腠理不密，风邪乘虚而入，引动痰湿流窜经络，故肌肤不仁，手足麻木。如闭阻面部脉络，气血流行不畅，则发生口眼㖞斜，言语不利，所谓"风邪中络则口眼㖞斜，肌肤不仁；中经则重不胜（注：筋骨不用）；中脏则突然昏倒，不识人"。《中国医学大辞典》云："经络之血液亏损耗，则内风易于流窜，寒热亦因此交乘，寒则筋急，热则筋缓，缓急不匀，遂牵掣而歪斜不正。"此病虽不危及患者生命，但影响其面容美观，故精神压力较大。

古代医籍虽然将面瘫（面神经炎）列入中风中络证，认为其突然发病，与自然界风邪善行而数变的特征相似,而归于中风一类。但其实质与中风的脑脉痹阻或血溢脑脉之外的脑血管意外的病变(其主要表现为:突然昏倒、意识改变、半身不遂、口眼㖞斜、言语謇涩、偏身麻木等),性质是不同的,其中风之风应从广义的角度理解。

面瘫(面神经炎)主要表现是病侧面部表情肌突然瘫痪,口眼㖞斜,病侧麻木不仁,额皱消失,眼裂扩大,不能闭合,口角下垂,口水下流,不能闭目、鼓颊、噘嘴,一般1~2个月逐渐恢复。其特点是患者没有神志改变及半身不遂等全身症状。

根据其病因、病理机制,我对此病进行了深入的研究,观察了20多例患者,认为:面瘫(面神经炎)一病,是由于患者正气不足,脉络之血液空虚、腠理不密,感受外界风、寒、湿三气侵袭而成,而不仅仅是风邪,数则病例都是在风雪天中,风雪交加或居处湿地所致,因风寒湿邪侵袭,闭阻脉络,气血流行不畅而致。本着邪从外来,以疏散外排为主,迫邪外出,选用羌防平胃散为主方,用平胃散燥湿健脾,去痰湿积聚,芳香健胃。羌活、防风发汗解表,搜风祛湿,据病情加牵正散(白附子、白僵蚕、全蝎)加大除风、搜风之力,病灶在右侧加气分药,病灶在左侧加血分药。经治疗20多病例,效果显著,均在8~12日痊愈而且无复发。

据我多年临床经验证明:本病的治疗,必须早诊早治,诊治及时,收效较快,缩短病程,晚则贻误时机,迁延难愈。

另,有条件的地方可以配合针灸治疗,经针灸治疗,使经络疏通,促进气血运行,药效增强,麻痹症状恢复较快。

颜面神经麻痹四则

朱仲德

案1 陈某,男,25岁。

初诊(1967年7月15日) 患者昨日在田埂割草,气候酷热,感觉疲倦,在草上卧睡休息,醒后自觉面部麻木,担草回家后,右眼不能闭合,泪自流,口歪,说话时字音不清,饮食不便。今日前来我处诊治,自感困倦,精神不舒,苔白厚腻,脉沉缓。

诊断:右侧面神经麻痹症,寒湿阻络。

辨证分析:由于素体湿重,复于野外卧睡时,感受风寒湿邪之气而成。治宜祛风散寒除湿。

处方:藿香9g,川羌活9g,防风9g,苍术9g,茯苓9g,陈皮9g,厚朴9g,钩藤9g,桑寄生9g,细辛9g,全蝎9g,白僵蚕9g,吴茱萸9g,木瓜9g,炮姜9g,甘草9g。

针刺穴位:合谷(双),患侧颊车,迎香,地仓,太阳,下关,承浆,睛明。

患侧重刺,不留针。每日四穴,交换使用。

经8日服药及针刺治疗,颜面渐见端正而愈,数年后相见,言未再复发。

[按] 本例是因夏天暑湿较盛,劳动后汗出体虚,卫外之气不足,又在室外睡觉,风邪乘袭所致。以羌防平胃散祛风除湿,兼以活络之剂而愈。

案2 朱某,女,18岁,中学生。

初诊(1968年3月20日) 因口眼㖞斜来我处求治。患者16岁月经初潮,至今正常,体肥身短康健。只因卧室阴潮,3月19日夜间风大较冷,渐觉面部不适,次早才知口向右斜,左目不能闭合。舌质淡红,苔白,脉沉细缓。

诊断:面神经麻痹。

辨证分析:此为寒湿型面神经麻痹,先以针刺治之。

针刺穴位:合谷(双),患侧颊车,地仓,下关,迎香,睛明,太阳,承浆。

每日4穴,交换使用。手法:强刺激捻转。

二诊(1968年3月23日) 第3日微有好转,加服中药与针刺配合治疗。

处方:桂枝9g,茯苓9g,陈皮9g,川羌活9g,苍术9g,黑附片30g(另包,先煨1小时),甘草3g,厚朴9g,全蝎3g,桑寄生9g,细辛2.1g,干姜9g,白僵蚕9g,吴茱萸6g。

连服6剂,颜面恢复正常。

[按] 本病例因居处潮湿,在月经初潮时,抗力下降,又逢大风、寒冷之气候致病,以健脾除湿、补阳祛风之剂,效佳。本例与前例,情况虽各有不同,但其病机却为一致。

案3 何某,男,18岁。

初诊(1967年12月15日) 因口眼㖞斜来我处求治。患者自诉在1967年12月10日前往东山砍柴,天气突变,风雪交加,回家途中即感面部麻木,眼斜口歪,以致饮食言语均不方便,全身困倦。舌质淡红,苔薄白,脉浮紧。

诊断:面神经麻痹,风寒入络。

辨证分析:此为风寒型面神经麻痹,先祛风寒。

处方：川羌活 9 g,防风 9 g,苍术 9 g,陈皮 9 g,厚朴 9 g,茯苓 9 g,白僵蚕 9 g,细辛 2.1 g,香附 6 g,炮姜 9 g,大枣 15 g,甘草 3 g。

二诊(1967 年 12 月 16 日) 患者自诉昨晚入睡漐漐汗出,全身困倦减轻,口眼仍歪。于上方加小白附子 9 g,干姜 9 g。

针刺穴位：患侧颊车,太阳,迎香,下关,地仓,睛明。

强刺激,不留针。

经 10 日治疗,颜面恢复正常而愈。多年随访未见复发。

[按] 此例因上山砍柴,遇风雪交加的气候而致病,因疲劳而腠理不密,风寒侵袭所致,以祛风、除湿、活络为主。

案 4 陈某,男,30 岁。

初诊(1974 年 5 月 14 日) 因半月前患口眼㖞斜,头痛,同时下痢脓血,有里急后重感。在某医院治疗 10 余日无效,于我处求治。患者自诉 5 月 3 日午饭后休息,忽觉面部受风而有麻木感,继而口歪左侧,右目不能闭合,喝水自流出,说话漏风。刻下：感头痛,腹部疼痛,大便带黏液脓血。舌质红,苔黄白相兼少津,脉沉数。

诊断：面神经麻痹,湿热中络。

辨证分析：此为湿热型面神经麻痹,祛风邪,清湿热。

处方：藿香 9 g,苍术 9 g,陈皮 9 g,厚朴 9 g,钩藤 9 g,白僵蚕 9 g,全蝎 3 g,黄连 6 g,吴茱萸 3 g,木香 3 g,炮姜 9 g,砂仁 3 g,甘草 3 g。

二诊(1974 年 5 月 16 日) 连服上方 2 剂后,痢已止,头痛已减。口眼仍㖞斜,心情不舒。仍守前法,以上方加减。

处方：川羌活 6 g,防风 9 g,苍术 9 g,陈皮 9 g,厚朴 9 g,全蝎 3 g,白僵蚕 6 g,柴胡 9 g,黄连 6 g,吴茱萸 3 g,炮姜 6 g,砂仁 3 g。

针刺穴位：合谷(双),患侧颊车,地仓,下关,迎香,太阳,睛明。强刺激捻转不留针。

三诊(1974 年 5 月 18 日) 服上方 2 剂,及经针刺治疗后,头痛止,面部麻木感已减,眼已可闭合,但口仍歪,脉沉缓,苔白腻。

处方：黑附片 30 g(另包,先煨 1 小时),干姜 9 g,羌活 9 g,防风 9 g,苍术 9 g,陈皮 9 g,厚朴 9 g,全蝎 3 g,白僵蚕 6 g,钩藤 9 g,细辛 2.1 g,甘草 3 g。

连服上方 6 剂及针刺治疗后,颜面恢复正常而愈。

[按] 此例与上述 3 例虽略有不同,但因患痢疾体液耗伤、气血失调,正气不

足,受风致病。湿热痢多为饮食不洁、湿热蕴蒸脾胃、腑气阻滞、气血失调所致,再加受风,故初仍以清热除湿、解痉活络为主。后又以健脾除湿补阳、除风为主。

厥　症

彭子益

曾见一人,大吐血后,口闭肢冷,两目上视,知觉全无,整个圆运动,已整个不运动矣。生命将告终矣。医以大枣冰糖,浓汤进之,尚能下咽,下咽之后,呻吟一声,安睡片刻,知觉照常,肢温体和,调理而愈,冰糖大枣,乃古中医补中气之药,中气回复,生命即能回复,可见中气即是生命也。

眩晕(梅尼埃病)

王济承

案　段某,女,28岁,下关市先锋公社红旗小学教师。

初诊(1973年9月26日)　头经常痛,有时痛一点,无定位,按摩则痛减,常失眠,3日前耳鸣如火车响,头晕眩不能竖立,竖起则天旋地转,恶心呕吐,两耳闻声远小。经西医治疗3日效不显,诊为梅尼埃病。刻下:体质瘦弱,面色苍白,自汗多。舌质淡红无苔,脉右寸洪弦、关平稳、尺弱,左三部弦弱。

诊断:头晕,胆火上扰。

辨证分析:证属心脾弱、胆火升。以六君兼温胆化裁治之。

处方:陈皮易青皮,加藏黄连4.5g,钩藤18g。

二诊(1973年9月30日)　患者谓服上方3剂后,已能起立,耳尚鸣,头晕欲呕,治疗过程中进行了实验室检查,诊断为贫血(数据略),乃守前方减藏黄连,加归、芪,连服2剂。

三诊(1973年10月2日)　头已不晕,但微痛,耳已不鸣,大便干且夹少许血,左少腹痛,脉尽右寸紧,余细弦,舌淡红无苔。诊为脾肾阳虚,肝气郁逆。拟藿术乌梅加槟榔。

处方:黑附片30g,炮生姜21g,明党参18g,苍术18g,藏黄连3g,半夏15g,枳实12g,槟榔12g,桂枝12g,藿香9g,乌梅3个。

连服2剂。

四诊(1973 年 10 月 4 日)　头痛晕皆愈,近新发感冒,头痛、鼻塞、巅顶痛、少眠、口苦。乃以温胆汤加柴胡、薄荷、当归、川芎主之,诸证消失,实验室复查,贫血改善,痊愈上课。

阳明腑热症

李幼明

案　杨某,男,7 岁。

初诊　高热 3 日,肢冷,腹满痛,不大便,不思饮食,烦乱时作。曾用抗生素治疗效不显,发热更高,神昏抽搐。刻下:腹满硬、少腹急结拒按。面赤唇干,齿燥、舌质干红苔黄燥,脉洪数。

辨证分析:证属肠胃积滞,阳明腑热郁结,有热深厥深证。急宜润下,加减桃仁承气汤主之。

处方:酒制大黄 12 g,枳实 6 g,厚朴 6 g,桃仁 9 g(研细),牡丹皮 6 g,当归 9 g,生地 9 g,瓜蒌仁 6 g,黄连 3 g,槟榔 6 g。

二诊　大便畅通,热退身凉,四肢温,神识清,脉转弦急,舌质正红苔黄燥。积热已去,津液受损,余热不清,续以育阴清热,润降导滞以善其后。前方减大黄、桃仁、槟榔,加明玉竹 15 g。

1 剂后痊愈。

中虚脾弱、气厥痰迷

李幼明

案　肖某,男,5 岁。

初诊　患儿颜面、腹部、四肢水肿,微发热,表情淡漠,神识模糊,腹满不思食,经某地诊为疑似克山病,转来我院观察治疗。面色㿠白,唇、舌质淡红,苔薄白腻,脉象弦滑。此属中虚脾弱,气厥痰迷,治宜补中健脾,除湿化痰,加味六君子汤主之。

处方:生沙参 9 g,漂白术 6 g,茯苓 6 g,半夏 6 g,陈皮 6 g,枳壳 6 g,砂仁 3 g(研),良姜 6 g,甘草 3 g。

连服 3 剂,病转危为安。

胆结石肝肿大硬变

王济承

案 王某,女,49岁。

初诊(1956年5月9日) 患者素来体虚弱,常有贫血头晕、心慌等症(生过小孩10多个)无心脏病,月经未回,无月经痛,劳心劳力较多。今日来我所就诊,患右肋下痛,胆中部有压痛,头晕心慌,体检心肺正常,有轻度黄疸,肝脾未触及。

诊断:胆石症,肝胆湿热。

处方:当及以茵陈五苓加减1剂。

二诊(1956年5月25日) 体温39℃,一身痛,右肋下痛尤甚,由西医治疗至31日热退下37.8℃,痛未减即送下关市医院,住院26日,未愈转州医院住院,治疗28日,未愈回家。

三诊(1956年7月25日) 今日请出诊,患者腹膜增厚如臌胀病,但无水肿气臌征,仅是腹壁奇厚所致,诉说在大理州医院诊断为肝肿大硬化,胆结石,曾照过X线3次,因腹壁厚而不能透过,未动手术。腹满四肢瘦弱,右侧半身痛(胸肋尤甚,肝头肿大到剑突下小拳头大,下缘肿大三横指,质硬而不平滑,有压痛),冷汗全身出不止,呼吸困难,四肢麻木,腹中痛,饭食难进,二便难,大便三四日不解,解亦不畅,小便短赤。右侧舌从根部焦黑至舌心一块,脉沉细数。此为阴虚脾湿肝郁所致。

处方:黑附片24 g,白术12 g,茯苓9 g,青皮9 g,黄连3 g,桂枝12 g,蜀漆6 g,杭白芍9 g,牡蛎12 g,延胡索9 g,生姜9 g,甘草6 g,大枣12 g。

服3剂后自汗渐少,小便渐多,以后加当归后大便较畅,每服1剂药就通一次,以后又加川乌、黑附片逐渐加至附片、川乌各30 g,又加吴茱萸12 g、肉桂6 g、龙胆草15 g、干姜9 g、砂仁9 g、槟榔9 g,减去蜀漆、杭芍、甘草服后腹泻3次,腹皮较薄,舌焦黑部位渐缩小,能进饮食,自汗已止,肝肿大部位渐软且面渐平滑。以后连续服用,肝部位逐渐缩小,当中曾并发过感冒、气管炎、月经过多等病,亦始终以上药为主,随症加减,亦短期收效,总计服药49剂即已痊愈,肝脏已不能扪得,但仍微有压痛。至1957年1月份已痊愈,参加工作,她在本市火药厂工作,主要还是体力劳动,一直到现在已工作2年多,本病从未发过,相反体力较前强健,很少生病。

石淋的证治

朱家鲁

《诸病源候论》以"肾虚膀胱热"为五淋的病理机转。五淋者,膏淋、石淋、气淋、血淋、劳淋也。石淋即五淋之一,病因记载为忧郁之气下注,结所食之盐质而成。肾与膀胱相表里,若饮食不节,喜怒不时,虚实不调,脏腑不和,则可导致肾虚而膀胱热。虚则小便数,热则水下涩,数而且涩则淋漓不宣而成淋。石淋则下砂石。《内经》对淋的病理大纲有二,一为湿,一为热,故也有以湿热立论者。

石淋症状,轻重不一。轻者尿频而难,淋漓疼痛,腰酸,尿下如砂如石;重则由于肾石进入输尿管内引起疼痛,或突然发作,或因剧动而诱发。发作时腰部剧痛,沿输尿管向膀胱、尿道、会阴部或背部、肩胛等处放射。剧烈时,有恶寒战栗,发热呕吐,冷汗,虚脱,甚至人事不省。发作时尿频,急迫量少或出鲜血,有时小便急迫而无尿,发作持续数小时或数日,如结石已达膀胱,或再返回原处,则疼痛即止,患者多数在这种淋痛的情况下前来就诊。

"肾虚膀胱热"的"石淋"治疗,以清利膀胱湿热,因势利导,涤其砂石为主。临床多以五苓散、八正散、猪苓汤之类加减使用。

案1 郑某,男。

初诊 腰疼不止延引下腹疼痛,尿数而短黄,尿时尿道疼痛难忍,苔黄腻,脉数。

诊断:石淋。

辨证分析:膀胱湿热,以五苓加减治之。

处方:秦归,白芍,白术,茯苓,泽泻,木通,栀子,防己,牛膝,车前子,灯心草,扁蓄。

二诊 上方连服数日,诸证均减,但便秘尿黄又改用八正散加减。

处方:滑石,木通,大黄,栀子,扁蓄,茯苓,泽泻,牛膝,灯心草,甘草。

上方每日1剂,下砂石后疼痛消失,尿转正常而愈。

案2 陈某,女,成人,教师。

初诊 因腰疼血尿住院。腰疼难以俯仰,尿频急迫而少,尿中带血,尿时疼痛,微渴,舌红无津,脉虚数。

诊断:石淋。

辨证分析：此为肾阴不足，热邪乘之的肾虚膀胱热证，应滋肾阴而清其热，以猪苓汤加减主治。

处方：阿胶，滑石，猪苓，泽泻，茯苓，牛膝，木通，灯心草，甘草，车前子。

上方连续服数剂，证状渐减，下砂石而愈，出院。

案3 包某，男，成人，三街居民。

初诊 因小便困难，尿时疼痛，腰疼而就诊。腰疼已数月，尿频而不黄，尿时刺痛，尿后余沥疼痛难忍，少腹胀，苔薄白，脉虚大。

诊断：石淋。

辨证分析：此为肾气不足，阳不化气，当以大补肾气为主治。

处方：黑附，肉桂，生地，枣皮，山药，茯苓，泽泻，牛膝，牡丹皮，菟丝子，淫羊藿，车前子。

案4 患者，男，成人，泸水某单位工作。

初诊 患者经常腰疼尿血1年多，经X线检查为肾结石，约蚕豆大，于去年来我院就诊。患者除腰疼血尿外，并无其他显著症状，仅自觉头晕，面目微肿，苔薄白，脉弦。

诊断：石淋。

辨证分析：此为湿热郁蒸，结而成石，以清热除湿通淋为主治。

处方：金钱草，滑石，木通，扁蓄，栀子，茯苓，牛膝，泽泻，海金砂，灯心草，车前子。

此方连服30余剂，尿较前增多，便盆内出现黄色细砂沉着。

二诊 继服10余剂，患者出现头晕耳鸣，脉弱无力现象，乃改用补气运脾除湿之方剂。

处方：黄芪，白术，茯苓，白芍，生鸡内金，薏苡仁，甘草，车前子，灯心草。

服上方4剂后，尿血大下，疼痛难忍，尿时均下血块，最后猛力下出结石一块，各证均减，所下结石，边缘整齐，仅有一端不整，与X照片对照，已经缩小约三分之一。

讨论：肾结石的治疗，应当根据不同的情况作不同的处理，必须立足于辨证上，采用清热渗湿，或育阴清热，或扶阳化阴，或补气运脾除湿等，同病异治的方法以达到"涤去砂石"的目的。要防止专事攻利而损及肾阳。结石排除后，又应当给予加强肺脾肾的功能气化药物，以免复发。

治疗结石病，医生和患者都必须有信心，坚持系统地治疗，不能半途而废。

治疗中出现疼痛增剧,甚至绞痛,血尿等是结石活动的好现象,不能因此中断治疗。

小结:我们在治疗疾病中,每一个疾病,都由于病变的不同,从而决定着不同病变的用药指导规律,这就是中医辨证施治的特点。

肾 中 石 热

彭子益

曾治一阴茎常举,尺脉特弱,用五味子冰糖60 g而愈,可与猪肾汤证对照。

血 虚 风 痹

王济承

案 杨某,女,28岁,凤仪公社满江大队第五生产队社员。

初诊(1974年3月10日) 1971年12月产后两膝痛,经热敷后即愈。1972年2月下水做秧田一日,回来后两膝麻木冷痛到脚指头,左侧膝以下顽麻不知痛痒,两手腕关节以下亦顽麻疼痛到小指,有冷牛尿糊满皮肤的感觉,行走、做事手脚不灵活,举足无力,现已13个月,中西药治疗效不显。刻下:面色白兼郁青,表情悲苦。舌质淡红,苔白腻少津,脉象左三部沉弱,右弦细,尺脉微弱。

诊断:痹证。

辨证分析:脾肾阳虚,湿滞不运,复感寒邪,寒湿相搏,营气不通,卫不独行,营卫俱虚,脉络瘀阻,血虚风痹之候也。治宜温阳散寒,健脾化湿,固卫养营,托实表里,补血去风,黄芪五物汤、当归四逆汤加味主之。

处方:黑附片30 g,炙口芪21 g,当归18 g,苍术15 g,薏苡仁15 g,杭白芍15 g,木通12 g,生姜18 g,大枣15 g,北细辛1.5 g,桂枝18 g(后二味微煨)。

2付。

二诊(1974年3月23日) 服药后疼痛减少,右下肢从腿至踝已恢复知觉,踝以下仍顽麻不仁,两手麻木疼痛有减轻,行走、做事较方便。守前方续服3剂。

三诊(1974年3月30日) 服药后早起仍觉冷麻,举步有重坠感,疼痛全止,到中午顽麻即全部消失,行动自如,脉象弦细弱,舌质淡红,苔白腻润滑。阳虚渐复,湿浊未尽,气血仍虚,继续服用前方以期痊愈。

二、妇科治验

女 科 点 滴

李品荣

女科以气血为本，气血不和多生杂病。女科的正常生理为二七而天癸至，七七而天癸绝。

(一) 女子有下列情况为多见

1. 实证　体健、面色紫红、月经过期不来，肚腹膨胀、腰痛，有时发热烦躁，口渴饮水，为实证，是有余。主要为瘀血停滞而形成，其脉洪大，舌紫红而干。

治法：去瘀生新，理气攻破瘀血。

方药：牡丹皮汤。或延胡索散加桃仁、红花。轻者用牡丹皮汤，重者用延胡索散加桃仁、红花。

2. 虚证　月经过期不来，或者经期前后不定，经期延长，白色淡薄，神气不足，面色萎黄，精神倦怠，气虚下坠，颜面苍白，肌肉消瘦，苔薄白而黄，脉细数无力，属气虚不统血。

治法：气血双补。

方药：先用八珍汤加桂枝、口芪。后用大温经汤。

3. 虚寒证　经来不止，淋沥不断，为漏证。衰弱无力，精神倦怠，畏寒怕冷，肌肉多为消瘦，苔白腻而黄，脉多虚弱无力，这种情况漏多而又恐续发崩症。

治法：宜大补阳气，补气止血。

方药：十四味建中汤加阿胶、艾叶，或桂附八珍汤。

4. 肝郁化热　月经先期量少，少腹胀痛连及两胁，久午后潮热，不思食，口干，舌红，脉细数。

治法：疏肝开郁泄热。

方药：丹栀逍遥散加鳖甲。

(二) 女子白带

白带虚实寒热都可有之。

1. 虚证　带白而清,清淡无色,神虚气少无力、腰痛,苔薄白而黄,脉虚弱无力,此为气虚。收纳不住的虚证。

治法:补气升提,健脾。

方药:补中汤加桂、附、龙骨、牡蛎。

2. 湿热下注　带稠而黄,有臭味。

治法:清湿热。

方药:五苓汤加焦柏、芡实、白果。

3. 热毒带　有淫欲过度,积热于内,称为热毒带,可有体热,口干面红,四肢发热。

治法:清热解毒治之。

方药:六味汤加焦柏、苍术、芡实、白莲须。

4. 有风热下犯　阴道发痒,小便淋沥作痛,称为风毒下带。

治法:追风解毒治之。

方药:银翘败毒散加甘草、茯苓、黄柏、白藓薢。

热入血室(症状性精神病)

朱仲德

案　某,女,成人。

初诊(1963年7月16日)　患者月经期间曾服多种热性补药,如参茸补丸等,造成热入血室,深藏不透,郁结不解,谵妄如狂或呆不识人。邀某医医治,仍以补剂治疗,犹如火上浇油,阳热更加亢盛,患者狂躁、谵语加重。乃邀我会诊。刻下:症见患者昏睡,意识不清,时而狂躁乱跑,谵语,四肢逆冷,大便不通,舌苔黄燥。

诊断:癫狂。

辨证分析:此乃月经期误服阳热药物过多,热入血室,郁结不解,热极生风,上扰神明所至,四肢逆冷乃热深而厥深之假象。治宜先以平肝、解郁、养心为主。

处方:柴胡9g,半夏6g,炒黄芩9g,生甘草6g,浮小麦21g,大枣15g。

二诊　病情同前,上方加涤痰及清热药。

处方:柴胡9g,半夏6g,炒黄芩9g,生甘草9g,礞石9g,黄柏9g,麦冬9g,浮小麦21g,苇根9g,淡豆豉9g。

三诊　加清心泻火,加大黄等通下焦之积热。

处方:小柴胡汤减参加枳实 9 g,大黄 9 g,桃仁 9 g,粉丹皮 9 g,藏黄连 3 g,黄柏 9 g,连翘 9 g,京竹叶 6 g。

四诊　病情同前,稍有减轻,但神智仍时清、时不清楚。以除风、凉血、开窍、散结为主。

处方:钩藤 9 g,防风 9 g,犀角 0.6 g,粉丹皮 6 g,生地 9 g,石菖蒲 15 g,滑石 9 g,天花粉 9 g,京竹片 9 g,桃仁 9 g。

五诊　症状减轻,神志稍轻,无狂躁,仍以清热镇风、涤痰开窍为治,上方加礞石 9 g。

六诊　上方服 7 剂后。

处方:钩藤 9 g,防风 9 g,滑石 15 g,生地 9 g,桔梗 9 g,炒黄芩 9 g,生石膏 30 g,桃仁 15 g,京竹叶 6 g,连翘 6 g。

据上方加减又服 10 余剂后,巩固治疗,患者神志正常,随访至今未发,已结婚生子。

胎　漏

朱仲德

案　张某,女,20 岁。

初诊(1965 年 4 月 13 日)　孕 5 个月,漏血数日,颜色淡红,今日血量突然剧增,如经来潮状,少腹堕痛,腰酸体软无力,有流产征象。舌薄白苔,脉细。

诊断:胎漏。

辨证分析:此乃气血不足,冲任不固,宜急补气血,以固冲任,防止堕胎之虞。

处方:阿胶 30 g,生地炭 15 g,川芎 6 g,秦归 15 g,杭芍 9 g,黑姜 15 g,炒艾叶 3 叶。

服 1 剂后,夜来腹痛止,血止,安眠,于今日后血又增多,腹微痛,守原方加棕榈,服后效佳,继进 2 剂而痊。

[按]造成胎漏的原因较多,气虚者宜益气固胎,血虚者宜养血安胎,血热者宜清热止血。但是不管何种原因所致,均不可脱离止血、安胎的原则。如下血而腹痛剧烈者,应邀西医会诊,以防流产。《妇人良方》说:"妊娠胎漏者,此由冲任脉虚不能制其经血。"此例患者表现为血虚,冲任不固,故以止血、养血和固胎为主。

妊娠哮喘

朱仲德

案 谢某,女,成人。

初诊(1963年10月20日) 患者平素体健,常有咳嗽而无哮喘。现妊娠已5个月,突发哮喘,喉中有小鸣声,伴咳嗽但未见发热。苔薄白,脉弱。

辨证分析:妊娠病要注意养胎,哮喘之症如不制止极易引动胎气,造成流产。治宜治疗哮喘之同时需加保胎药物。

处方:茯苓9g,陈皮6g,秦归9g,杭芍6g,北细辛2.1g,北五味3g,香附6g,杏仁6g,生甘草3g,炮生姜9g,大枣15g。

二诊 服后稍好,感头昏、无力。

处方:明天麻6g,柴胡9g,秦归9g,杭芍6g,川芎3g,茯苓9g,陈皮3g,五味6g,杏仁6g,生甘草3g,白糖人参4.5g,竹茹2.1g,白豆蔻2.1g。

服后随访已愈。

[按] 现代医学对哮喘一病的病因,发病机制已有深入的研究,发展较快。此病多考虑支气管炎而导致的哮喘。故用药以保胎、止咳、敛肺为主,治疗后效果满意。

三、儿科治验

小儿疳积

朱仲德

案 字某,男,15岁。

初诊(1964年2月19日) 患儿因神差、饮食少月余,时有腹泻来诊。查:患儿面色萎黄、精神极度萎靡,消瘦,头大颈细,目灰无光,揉鼻挖耳,肚大脚瘦,腹部皮肤松弛,四肢肌肉瘦削如柴,脉沉细无力。诊为小儿疳积证。以健脾胃、固正气为方,稍佐驱虫、消虚热之剂。

处方:白糖人参3g,茯苓6g,莲子6g,芡实4.5g,香附1.5g,胡黄连0.9g,榧子3g,生甘草4.5g,槟榔3g,花椒7粒。

2剂。

二诊 服药后,胃纳较前好转,精神较好,仍以前方巩固,进一步调健脾胃。

处方:白糖人参 3 g,茯苓 4.5 g,白术 6 g,橘皮 3 g,法半夏 9 g,吴茱萸 1.5 g,藏黄连 0.6 g,生甘草 1.5 g,槟榔 6 g,花椒 7 粒(放药碗内)。

2 剂。

服药后,精神渐好,饮食增加,腹泻已止,目光已有光泽。以后方减花椒,据病情加秦归、莲子、山药、砂仁等,服 10 余剂后,康复。改参苓白术散巩固。随访已愈。

小 儿 便 秘

彭子益

小儿三四日不解大便,却无他病,淡豆豉数分至 3 g 浓煎温服。不可用大黄,须有热结实证,乃可用之。

案 曾治一 7 日小儿,食乳甚好,却泻稀水,中夹粪点,小便亦利。按其脉小而沉沉而有力,服大黄 0.6 g 而愈。其母怀孕时,好食胡椒,所以小儿 7 日,而内热如此。

小儿顽固性腹泻的体会

杨希龙

加减乌梅汤是采用以下配方组成的:烧乌梅 3 个,细辛 0.9 g,桂枝 3 g,苏条参 15 g,炮干姜 3 g,秦归 6 g,胡黄连 3 g,炒白术 9 g,炒泽泻 6 g,茯苓 9 g,炒山药 9 g,炙甘草 9 g。阳虚甚者,当加附子、洋参、砂仁。

在临床上治疗小儿顽固性泄泻,效果满意。因小儿多为"六淫"(风、寒、暑、湿、燥、火)所伤,很少七情,加之脏腑脆弱,气血未充,易虚,易实,易寒,易热。导致小儿泄泻久治不愈。

泄泻之诊,古书分类不一,有寒泻、热泻、水泻、伤食腹泻。而小儿慢性、顽固性泄泻,多为脾虚泄泻。如《幼幼集成》记载:"夫泄泻之本,无不由于脾胃,盖胃为水谷之海,脾主运化,使脾胃受伤,则水反为湿,谷反为滞,精华之气不能输化,乃致合污下降而泄泻作矣。"由于脾胃同属中土,胃为阳土,脾为阴土,二者又互为表里,故"胃以降则和,脾以升为健"。

小儿顽固性泄泻,临床上每见患儿形体消瘦,腹痛虚胀,面黄懒食,精神倦怠,四肢无力,表情脆弱,多哭,唇红,失水,食后作泻;泻物不化或绿便或蛋花便,满腹隐隐作痛或天亮前后连续泄泻不止,泻后微觉舒适。脉沉细或沉迟,舌淡苔白等。均用此方颇为有效。

案 宋某,男,1岁,七里桥公社大庄六队。

初诊 县医院临床诊断菌痢,先后使用多种抗生素配合输液等24日未愈。刻下:症见患儿神志清醒(食呆),颜面苍白,空腹胀满,小便自利,每日泄泻30余次,便黄绿色、里急后重,量少。唇红,腹满。舌淡,苔薄白;脉沉迟而细。

诊断:泄泻。

辨证分析:脾虚下泄,湿滞中焦。治宜温脾、化湿,佐以治痢。

处方:加减乌梅汤,加白头翁、木香。

第一剂后,次日病情显著好转,颜面已由苍白转为带红有光泽,声语而较昨洪亮,泄泻已由30余次减至八九次,小便转清长,能饮流质。

续前方一剂,家长自告痊愈出院。

猩 红 热

朱仲德

案 段某,女,12岁。

初诊(1978年3月28日) 患儿于3日前出现畏寒、发热,随即于颈部及胸部出现皮疹。并迅速蔓延至全身,伴剧烈头痛,咽喉疼痛,颌下肿痛,心烦不安,口渴喜凉饮。大便已3日未行,尿少而黄赤。查:高热(体温39℃),面部潮红,口周苍白。全周皮肤密布粟粒状鲜红皮疹,略高出皮面,疹间皮肤通红,压之暂时褪色。咽峡明显充血,双侧扁桃体Ⅰ度红肿,双侧颌下淋巴结轻度肿大,有轻压痛。舌质红,少苔,舌尖部乳头肿大,状若杨梅,脉弦数。

辨证分析:营卫合邪。治宜两清营卫。

处方:金银花9g,连翘9g,紫草6g,荆芥6g,防风6g,生地9g,赤芍6g,玄参6g,粉葛9g,槟榔9g,甘草3g。

3剂

二诊 服药后,大便通、体温下降、口渴止、精神爽。皮疹逐渐消退,继之出现全身糠麸样脱屑及片状脱皮。现感有时心烦,余无特殊不适。查:口唇红,咽峡及双侧扁桃体微充血,两颌下淋巴结可触及,无压痛。舌质红少津,脉弦细数。

此乃余热未清,宜清余热、扫余毒。

处方:栀子4.5 g,连翘6 g,紫草6 g,牛蒡子6 g,粉丹皮6 g,玄参6 g,麦冬6 g,苇根9 g,甘草3 g。

续进2剂而愈。

重症麻疹

朱仲德

案 朱某,女,3岁。

初诊 疹已退2日,眼球结膜又出现出血,全身紫褐斑1日。患儿于1979年3月7日发病,开始出现发热,体温时高时低,干咳声嘎,流涕喷嚏,以感冒医治,稍好;后体温再度升高,并见球结膜充血、畏光、不思食、大便溏、时烦躁、两颊黏膜粗糙充血,继之在头面、颈项、胸背、四肢出现玫瑰红色皮疹,疹间有正常皮肤,诊为麻疹,经常规护理和治疗后,疹透顺利,热度逐渐下降,疹透齐后又出现麦麸样的脱屑。此时,病儿病情又出现变化,高热、烦躁、眼结膜出现鲜红色出血瘀斑,全身上下紫褐色斑,斑压之不褪色,西医诊为重症麻疹并出血,家属急请我诊治。刻下:高热(体温39℃)呼吸急促,昏睡不食,咽部充血,皮肤、眼球结膜出血斑同上。舌红似杨梅,脉数有力。

辨证:此为热毒深重、营血受煎、血液黏滞、脉络受损所致。治宜急拟清热解毒,活血祛瘀。

处方:楚薄荷2.1 g,葛根6 g,连翘4.5 g,黄芩6 g,紫草6 g,藏红花0.9 g,玄参6 g,生地4.5 g,防风4.5 g,金银花4.5 g,桑叶2.1 g。

上方服1剂后,斑疹明显消退,颜色变浅,患儿精神转好,饮食稍进,体温下降,继进2剂后,投滋液之剂而痊愈。

四、传染病治验

中医学对"流行性乙型脑炎"辨证论治的体会

杨希龙

在县医院传染科治疗97例流行性乙型脑炎的临床体会汇报如下。

(一) 中医学对"流行性乙型脑炎"的初步认识

流行性乙型脑炎西医认为由病毒引起,蚊子传播,具有明显的季节性的烈性传染病。而中医则概括在温病学说理论里面。温病是多种急性传染病的总称,又是外感热病的一大类别。其共性是:① 症状方面热象较盛;② 病理方面容易化燥伤津;③ 最后造成阴枯液涸,这与广义伤寒是有原则区别的。同时温病根据发病季节和感染病邪的深浅,以及体内伏邪的轻重,而构成不同的类型。温病虽有新感伏邪分,但都不离温为阳邪,容易化燥伤津。故纵有表证也只宜辛凉解毒,而不宜温散解表,更不宜用汗、吐、下法,造成津液枯损。温病的辨证除用"六因"(风、寒、暑、湿、燥、火)、八纲(阴、阳、表、里、寒、热、虚、实)之外,在病程上又有卫、气、营、血四个不同阶段的证候。因此对"流行性乙型脑炎"辨证论治,必须依据病程发展的轻重,病势(邪)的浅深,病变的部位,和各阶段的病理变化(即变证)等客观规律,作出正确的诊断和治疗方案。

97 例患者中绝大多数来自农村,而且多系儿童;青年或成人得病症状都比较严重,体会如下。

1. 决定于病邪的深浅　如 93 例住院患者中,卫分病候是较少见的,症状类似感冒易被忽略。反之,气分、营分,或气营两燔的患者,就比较多。有的邪盛还会出现血分证候,病情就比较重了。

2. 决定于机体抵抗力的强弱　20 世纪 70 年代"流行性乙型脑炎"有的说是"风温",有的说是"暑温",还有"湿温""湿热并重"等说。但都不外温为阳邪同是一病,只因各人机体不同:即各自偏盛、偏衰、偏湿、偏热等因素不同表现的症状也就不相同了。

3. 决定于诊断治疗的正确与及时　故有邪在卫分失治或误治,温热之邪迅速转气分,营分或逆传心包之说。

(二) 辨证论治

"流行性乙型脑炎"按温病体系三焦辨证(上焦、中焦、下焦),卫、气、营、血辨证和肝脏辨证基本上是一致的,具体如下。

1. 轻型　病邪初起(卫分症状突出)发热重,恶寒轻,口渴、咽痛、头痛、舌苔薄白,舌边尖红,脉浮数等。挟风则鼻塞、喘咳、稀痰,因肺之气又主皮毛。挟湿则胸闷,渴而不饮,恶心欲呕,身重,苔滑腻等。

治则：清凉解表,宣肺,解毒。

方剂：栀豉汤、桑菊饮、银翘散等(挟湿用藿香正气散,香薷饮加减)。

2. 重型

(1) 气分、营分症状突出

症见：发高热、出汗、口渴、咽干、唇燥、神昏谵语,或烦躁不安,颈项强直,腹胀,腹痛,小便短黄,大便秘结或里急后重；或呕吐或咳嗽痰鸣,或抽搐；舌红绛,苔黄腻；脉洪大或滑数。

辨证：邪热传入中焦(气分)脾胃失和,伏热伤肝,肝风内动,或热邪逆传心包络,胃为阳土,喜润恶燥,今受温邪迫汗外出损伤津液而成里实热证。

治则：清热,养阴,升津,解毒。

方剂：银翘白虎汤加减。

金银花 30 g,大青叶 9 g,板蓝根 15 g,连翘 12 g,荆芥 9 g,粳米 12 g,薄荷 6 g,桔梗 6 g,生石膏 3 g(研细),知母 9 g,沙参 15 g,甘草 6 g(偏风佐以生牡蛎、防风、钩藤；偏湿佐以苍术)。

临床多见为此型。

(2) 温邪直入营分,或"气营两燔"合为病的。

症见：高热炽盛,烦躁不安,口渴或不渴,神志不清,痰鸣滚滚,神昏谵语,颈项强直,牙关紧闭,两眼斜视,瞳孔散大,小便少,大便难或失禁者,抽搐,惊厥,颜面垢腻,齿干,舌质红绛,苔黄燥,或黄腻或腐垢苔者。脉多滑数,或弦数。

辨证：气营两燔,温邪直入中焦,灼伤肝脾,脾失运化,大伤阴液,肝风内动,郁而化火,灼伤经络,或逆传心包络。

治则：清营养阴,解毒祛痰,平肝息风。

方剂：羚羊白虎汤,加清营汤,交替使用。

处方一：羚羊角(磨水 2 小时),生石膏 60 g 研碎先煨,知母 9 g,沙参 15 g,甘草 6 g,粳米 15 g。

处方二：犀角(磨水 2 小时),生地 15 g,玄参 9 g,竹叶心 9 g,麦冬 12 g,丹参 9 g,黄连 6 g,金银花 15 g,连翘 12 g。

湿热重者加苍术、黄柏、茵陈。痰饮甚者加陈皮、桔梗、前胡、半夏。温邪甚者,板蓝根。

3. 极重型(暴发型)

症见：高热炽盛,长期昏迷抽搐,二便失禁,颜面垢腻,呼吸急促,咽干唇燥,循衣摸床,痰鸣滚滚,两眼晦暗,瞳孔散大,双眼上视或斜视,脉弦数或滑数,或细数欲绝,舌质红绛,苔黄燥,或黑燥起芒刺。

辨证:温邪入里,内有伏热,肝风内动,温热不化,灼伤经络,逆传心包。

治则:清热凉血,平肝息风,镇惊开窍。

方剂:安宫牛黄丸、羚羊钩藤汤加味、犀角地黄汤加味。

羚羊钩藤汤加味:羚羊角(磨水2小时),桑叶9g,川贝母6g,生地15g,钩藤15g,菊花9g,茯苓15g,白芍9g,甘草3g,淡竹叶9g,全蝎9g,蜈蚣二条(去头足),防风15g,南星片15g,黄连6g。

临床上若见温邪入于营血,热毒壅盛,发生鼻衄、便血、皮下出血、瘀斑等证时,则以凉血解毒化瘀之剂:

犀角地黄汤加味:犀角(磨水2小时),生地15g,牡丹皮9g,杭芍9g,生石膏60g(研细),知母9g,玄参9g,粳米30g,甘草3g,钩藤15g,防风15g,蝉蜕3g。

临床上个别患者由于温邪久留,中气不足,导致脾胃阳虚,身体极度衰竭,以致出现颜面苍白,口唇灰淡,低温朝热,神志恍惚,或昏迷;手足徐徐抽搐,舌质淡,苔薄白,脉沉细等,一系列阳虚欲脱证候。这时病症已由量变到了质变。必须用不同质的方法解决不同质的矛盾。《内经》曰:"邪气盛则实,精气夺则虚。"这时则以温阳固脱,柔肝息风,佐以生津主之。方选:人参白虎汤加减,或参附甘草汤加味。

西洋参6g,附子15g,防风15g,甘草3g,钩藤15g,全蝎6g,茯苓12g。

实践证明,这样医治,疗效是显著的。关键在于过细地辨证,合理地用方,再结合西医西药,中西医结合,取长补短,才能达到治疗的目的。

(三)典型病例

案 夏某,女,五岁半,州革委干部小孩。

初诊 该患儿高热待诊,住医院内科5日,体温持续40℃以上,进而出现轻度昏迷。抽脑脊液化验,确诊为流行性乙型脑炎。次日转传染科用西药治疗6日,病情仍未控制,且逐日加重;第七日改中医会诊。症见已严重昏迷,颈项强直,角弓反张,牙关紧闭,四肢抽搐,握拳,并明显痰阻;两眼上斜视而不转,颜面晦暗微青,腹稍膨胀,大便难,小便失禁,体温41℃。苔黄厚,舌尖边红绛,脉弦数。

诊断：暑温。

辨证分析：邪入营血，津液大伤，肝风内动。治宜清热解毒，开窍，平肝息风。

处方：羚羊钩藤汤加全蝎、蜈蚣、防风、南星片、黄连、生石膏（研细，重用60 g）。佐以安宫牛黄丸交替鼻饲纳入。

第一剂后病情缓解，眼球已能向下转动，抽搐减轻。3 剂后病情显著好转。

二诊 抽搐痉挛消失，且能发音，左侧上下肢已能自动，张口进食。

第二方取人参白虎清营汤（扶正祛邪）。配伍中加钩藤、全蝎、僵蚕，且重用沙参、石膏。

2 剂后神志已清，能叫人。

三诊 脾气怪，好哭，喜吃水果（橘子），小便自利，尿短腥臭。大便每日1次，色深黄，有时代酱色黏液。同时皮肤出现白瘢，食欲微增，后患者误食鸡汤，又出现烦躁不寐现象，舌尖边红，苔微黄，脉微细数。

辨证分析：温邪由里达表；潜伏肌肤；但营虚蕴热尚存。治宜凉血养阴佐以化瘀通络。

处方：化斑汤加防风、钩藤、连翘、蝉蜕、僵蚕。石膏减至30 g。隔日1剂，连服3剂。

四诊 1周后白瘢全退，饮食自如，颜面光泽，言语清晰，但右脚尚感不遂，小便不畅，记忆减退。有时歌词交错，红绿色盲，检查全身消瘦无力，轻度脱屑，长期卧床，枕后生一席疮，舌润无苔，脉迟弱。

辨证分析：病后元阴不足，心阴亏损。法当养阴复液。方用加味参麦饮。

处方：洋参须4.5 g，麦冬9 g，五味子3 g，甘草3 g，茯苓9 g，粉丹皮6 g，炒知母6 g。

数剂后基本痊愈出院，回家调养。

恶 性 疟 疾

彭子益

案 一病者50余岁，腹肿胀，脚亦肿，不能食，舌苔黄，口苦，尿赤，隔3日交申时发冷发热，病已两月。用麦冬、草果、乌梅，于申时初服下，疟疾不发，4小时后，舌苔黄退半，进食甚多，口不苦，尿转清，连服3剂，诸证痊愈。

痢 疾

彭子益

案 1 一少年病痢,日下数十行。服石膏、黄连等药,病加重。予诊其脉,弦而长,胸饥。此木气疏泄之病也。用阿胶 15 g,炙草 9 g,饥止脉平,痢略减,脉仍弦。以为阴伤湿盛,用鸭蛋做成之皮蛋两枚,服后粪下极多,痢大减,仍日数行。后用白术、白芍各 15 g 并食猪肉而愈。后之用白术、白芍者,痢久则土败木盛也。食猪肉,补阴液也。痢之为病如此复杂,不知原理徒守成方者,则施治不效。后方白术,前方炙草,凡木病须补中土。仲景先师曰见肝之病,当先实脾,其义如此。皮蛋养阴除湿。

案 2 一壮汉 30 余岁,未结婚。病红痢,不渴,口亦不苦,舌亦无苔,脉沉实,命服龙胆草、炙甘草各 6 g 而愈。

案 3 一孕妇,病白痢,如清涕,脉虚微,命服附子理中汤加当归、鹿茸,10 余剂乃愈。附子理中汤:附子、人参(即党参)、白术、干姜、炙草。

五、毒伤治验

续断叶解乌头中毒

王济承

续断为常用中药,性味苦辛微温,入肝肾经,具有补肝肾,通血脉,理筋骨,主劳伤,暖子宫,缩小便,止遗泄,破瘀血等功效。治腰痛、胎漏、崩带、肠风、血痢、痈痔肿毒、金疮折跌并其止痛生肌作用。近世文献介绍能解乌头毒,我们在用新法加工附片,试服时曾用此药解毒,获得较好效果,兹将情况报告如下。

1969 年冬,我们用新法加工附片,本人第一次试服中毒,用葡萄糖阿托品静脉注射(50%葡萄糖 40 mL,硫酸阿托品 1 mg),注射 1 次,症状稍有缓解,1～2 小时后起床就晕倒不省人事,呼吸困难,再按上法注射 1～2 小时 1 次,24 小时后症状尚未完全消除,48 小时后,才能起床,3 日以后才恢复正常。

第二次试服又中毒,较上次反应更为强烈,于是试用鲜续断叶揉汁解毒,先服半杯,不到两分钟就倾囊而吐,服第三次后已不吐,能安睡,症状逐渐缓解,不到3小时中毒症状全部消失。

另一病例系我大队农民种麦子时,误服附子,中毒情况较为严重,在田间就昏倒,背到医疗站来,神识半清,瞳孔散大,速给续断叶汁服,连服4次,服前3次时均发生呕吐,服至第四次不吐即停服,睡了半小时即起身外出劳动,经劝阻无效,随即跟至田里观察并无异常,次日访问一次如常。

以后推广使用,均具同样效果与同样反应,若无鲜叶,可用干续断根煮水服,服至不吐为止,但与鲜叶比较显效略慢,以后菌毒、豆子中毒服此药均具同等效果。1970年昆明军区某医院在临床上用于解一切生物碱中毒,亦收到满意效果。

续断抗乌头效果已具明显,但以往常以附片与续断同用,从临床效果观察来看,不仅不被对消,用于腰脊间疾患和妇女崩漏胎产方面,疗效更为确切,我们曾用于腰椎骨质增生肥大,腰脊痛楚,不能伸屈2例,曾以附片、续断为君药,疗效满意。附片药力可能被续断引归任、冲、督、带脉,药力不达下肢,原方减去续断加牛膝,药效反自中即达下肢,下肢痛楚即得缓解。

用于痈疽肿毒,跌折损伤,血瘀肿痛,鲜根捣细外敷,疗效亦较满意。内服止痛活血,散瘀消肿,生续断根60 g,单剂煎汁,点酒服效果亦较明显,此药药源广泛,适用范围广,值得推广。

毒 蛇 咬 伤

王济承

飞天蜈蚣又名千年蓍、百花一枝蒿、蜈蚣草,系菊科植物,性味辛,温,具有消炎解毒、祛风镇痛作用,主治毒蛇咬伤,无名肿毒,跌打损伤,外伤出血,牙痛胃痛。药用全草,内服常用量9~15 g。根据文献记载其成分为挥发油、鞣质、蓍草酸、苦味质蓍草素,我们曾用此药治疗毒蛇咬伤取得满意效果,兹将情况报告如下。

患者,女,下关大关邑。毒蛇咬伤患者右手合谷穴位处,右手肿到腋窝,疼痛很剧烈,给予此药全草30 g(干品)煎水服,并用鲜叶捣烂敷患处,次日出访患者。

患者及家属自述,昨晚回家后,脸色苍白,全身冰冷,冷汗直流,当晚煎服两遍后,感到嘴、肚、手尖均麻,冷汗渐止,痛止。服三遍后,一夜安睡,次日晨起还有点痛,肿处消一半,手能抬起来,再服2剂,第四日去访,已痊愈出工。

以后凡遇毒蛇咬伤,用此药治疗均收到满意效果,一般3~6日就痊愈出工,主要由于用量上突破(干品30 g),此药我们又以常用量(3~15 g),曾用于胃痛、齿痛、菌痢、肠炎、慢性阑尾炎,亦收到一定效果。此药疗效确切易寻,无不良反映,值得推广。

云·南·大·理·地·区·名·医·经·验·与·验·方·妙·药·精·粹

下　卷
大理验方妙药精粹

第四章
内科疾病

一、感冒

方一 野烟6 g,柴胡9 g,前胡9 g,红升麻9 g。

用法:水煎服。

主治:感冒发热。

方二 芸香草30 g,摸摸香15 g。

用法:水煎服,点酒为引。

主治:头痛发热,胃腹胀满。

方三 香薷草12 g,苍耳草(全草)9 g,金银花6 g。

用法:水煎服。

主治:发热,头痛,四肢酸困,咽痛。

方四 白酒20 mL,酸醋20 mL,辣子3个。

用法:酒醋混合,将辣子烧焦放入酒醋内,睡前一次服。

主治:发热,咳嗽,肢痛。

方五 防风草12 g,重楼6 g,杏叶防风9 g,马蹄香9 g。

用法:水煎服。

主治:头痛,发热,胃肠不适。

方六 重楼9 g,川芎9 g。

用法:焙干二药,乘热加开水当茶饮。

主治:感冒头痛,神经头痛。

方七 路边菊9 g,鼠曲草15 g,土连翘6 g,野薄荷6 g,鲜茅根15 g,甘草3 g。

用法:水煎服。

主治:头痛发热,咽痛咳嗽。

方八 冬桑叶15 g,地竹叶15 g,荆芥6 g,薄荷1.5 g,甘草3 g。

用法:水煎服。

主治:头痛,发热,咽痛,咳嗽。

方九 防风草15 g,香薷草9 g,野薄荷15 g,芸香草9 g,乌梅3个,红糖适量。

用法:水煎服。

主治:头痛发热,恶心,四肢困倦。

方十 芸香草6 g,香薷草6 g,野薄荷9 g,杏叶防风15 g,石菖蒲3 g。

用法:水煎服。

主治:头痛,发热,胃寒,肢痛,恶心。

方十一 真金草3~15 g。

用法:水煎服或开水泡服。体弱者加红糖适量。

主治:感冒。

备注:本品又名冰片叶、大风艾,见广州部队编《常用中草药手册》。

方十二 十滴水,25 kg量:干姜625 g,大黄500 g,肉桂250 g,茴香子500 g,丁香125 g,辣子250 g,八角500 g,乙醇10.25 kg,蒸馏水6 kg,桉叶油50 g,樟脑12.5 g。

用法:先将干姜、大黄、肉桂、茴香子、丁香、辣子、八角捣细至芝麻大小,放入大瓶内,先加入乙醇适量,至药末浸润为度,然后密封瓶口,约4小时后再将剩余乙醇一次性全部倒入瓶内,再密封瓶口,浸泡48小时后,滤水去渣,加入蒸馏水、桉叶油(可用煮酒的办法提取)、樟脑拌匀即成。视需要分装瓶内。每次服5 mL。

主治:中暑,感冒,胃痛。

方十三 野荆芥9 g,石椒草6 g,土细辛3 g,芸香草6 g。

用法:水煎服,小儿酌减。

主治:感冒。

方十四 鼠曲草15 g,马鞭草9 g,羊蹄草9 g,粉葛9 g,山楂9 g,生姜3片,甘草3 g。

用法:水煎服。

主治：感冒。

方十五 香薷 1 份、苏叶半份、薄荷半份。

用法：加水适量,煮沸 15～20 分钟过滤,每 1 000 mL 滤液加白糖 500 g 备用。每日 3 次,每次 10 mL。

主治：感冒。

二、咳喘（上呼吸道炎）

方一 狗响铃草 12 g。

用法：蜂蜜炙,水煎服,连服数剂,日服 1 剂。

主治：哮喘。

方二 虎掌草根 15 g。

用法：加红糖适量水煎服。

主治：慢性支气管哮喘。

方三 水牛脾脏 1 个。

用法：用新刀磨取磨刀水,淹牛脾脏 2 日后取出晒干切片,再用香油煎熟。沾磨刀水食,量不拘。

主治：支气管哮喘。

方四 胭脂花根（粉果）15 g。

用法：用鲜肉剁细蒸服。

主治：哮喘。

方五 胭脂花根 15 g,芹菜 30 g,鸡枞胆 15 g,豆腐 500 g。

用法：将前 3 味煎汤加入豆腐煮至豆腐发泡,拣出药渣,加红糖适量 1 次服完。

主治：哮喘。

方六 鲜南星 1 个（拳头大）,石蜡 9 g。

用法：取鲜南星 1 个洗净去皮,中间挖 1 个小洞,放入石蜡,蒸 2 小时取石蜡乘热服,连服 3～7 次。

主治：慢性支气管哮喘。

方七 何首乌 15 g,干木瓜 15 g,鲜鱼一条（约 60 g）。

用法：水煎服,连服数日,每日 1 剂。

主治：肺气肿哮喘。

禁忌：食盐。

方八 羊巴巴叶（鲜）60 g。

用法：蜜炙水煎服。

主治：慢性气管炎。

方九 鲜橙子叶 30 g。

用法：揉碎蒸服，童便点酒为引。

主治：急慢性气管炎，感冒咳嗽。

方十 干苦瓜 15 g，冰糖适量。

用法：水煎服。

主治：久咳不止。

方十一 虎掌草根 30 g。

用法：水煎服，点酒为引。

主治：支气管哮喘，浸润型肺结核，慢性气管炎，百日咳。

方十二 夏枯草 9 g，大枣 9 g。

用法：晚上煨，次晨冷服，连服 1～2 周。

主治：慢性支气管哮喘。

方十三 慈菇 60 g。

用法：取鲜品捣细加适量白糖，猪油蒸服，连服数日。

主治：慢性气管炎，久咳不止。

方十四 百部 30 g，肥猪肉 30 g，白糖 21 g。

用法：将鲜肉剁细，百部、白糖放在肉下蒸透服（服时拣去百部）。

主治：百日咳，暴咳，久咳不止。

方十五 羊胆 200 mL，蜂蜜 200 g，百部 1 500 g，白及 1 000 g，白果仁 150 g，土蛤蚧 50 对。

用法：羊胆与蜂蜜加热，浓缩一倍，百部、白及煎水浓缩至 500 mL 将上药混合，土蛤蚧去内脏焙干研细末，白果仁研末共混合拌匀，做成丸药，每丸重 9 g。日服 3 次，每次 1 丸，开水送服，小孩酌量。

主治：浸润期肺结核，咯血，急慢性气管炎，百日咳。

方十六 重楼 9 g，续断 9 g，香薷草 9 g，飞天蜈蚣 3 g，蕨叶一枝蒿 9 g，贝母 6 g。

用法：水煎吞服贝母粉，每日 1 剂。

主治：肺热咳嗽。

方十七　翻白叶 6 g,细辛 1.5 g,香薷草 6 g,黄芩 6 g,甘草 3 g,陈皮 6 g。

用法：水煎服。

主治：急性肺炎。

方十八　马蹄香 6 g,鱼腥草 30 g,大蓟 15 g,小蓟 15 g。

用法：将上药研细为末，过筛，每次吞服 1.5 g,小儿酌减糖为引。

主治：肺结核咯血。

方十九　蝉蜕 6 g,牛蒡子 9 g,桔梗 6 g,粉甘草 3 g。

用法：水煎服。

主治：感冒并发支气管炎，咳嗽失音。

方二十　炙麻黄 9 g,桔梗 9 g,麦冬 9 g,五味子 1.5 g,广化红 9 g,粉甘草 3 g。

用法：水煎服。

主治：支气管哮喘。

方二十一　珠子参 36 g,桔梗 90 g,小白附子 60 g,远志 60 g,雪上一枝蒿 6 g,剪口三七 12 g。

用法：将上药捣细为末入瓶密闭备用。日服 2 次,每次 6 g,开水冲服。

主治：慢性支气管炎，久咳不止，肺出血。

禁忌：生冷豆类。

方二十二　鲜枇杷叶 10 片(去背毛蜜炙),佛手柑 12 g,白苏子 12 g(研)。

用法：水煎服，日服 1 剂，连服 3 剂。

主治：肺气肿喘咳。

禁忌：辛辣，生冷食物。

方二十三　梨树寄生(雪梨树寄生更好)3～15 g,冰糖为引。

用法：水煎服。

主治：咳嗽。

方二十四　骨香(根)15～30 g。

用法：水煎服。

主治：热咳、一般咳嗽。

方二十五　通光散,饴糖。

用法：① 通光散 18 g，饴糖 15 g，水煎服，每日 1 剂，连服 10 日为 1 个疗程。② 按通光散粉 500 g，饴糖 1 000 g 的比例，配调为丸，每丸 6 g，日服 1 丸。③ 通光散粉 6 g，饴糖 15 g，每日用饴糖调服 1 次。

主治：老年性慢性支气管炎、咳嗽。

备注：通光散，见《云南中草药》。药用藤，去粗皮。

方二十六　玉带草（根）30 g，生姜 3 片，红糖 30 g。

用法：水煎服。

主治：老年虚咳。

备注：玉带草见《云南中草药》。

方二十七　鸡蛋若干个，童便浸泡 3 日。

用法：每天取 1 个，煮熟去壳吃，常服有效。

主治：哮喘。

方二十八　蕨叶一枝蒿（全草）3 g，吉祥草（根）15 g，川贝母 9 g，甘草 3 g。

用法：水煎服。

主治：哮喘。

方二十九　香橼树寄生草 15～30 g。

用法：蜜炙，水煎服。

主治：喘咳不能平卧。

禁忌：糯食、瓜类。

方三十　卷柏 9～15 g，冰糖适量。

用法：水煎服。

主治：肺气肿，哮喘。

备注：卷柏又名石莲花，见《云南中草药》。

方三十一　笔管草（木贼）茯苓 3 g，魔芋（山豆腐）子 3 g，鱼腥菜 6 g，猪胰腺（脾）1 个。

用法：同炖熟，去药渣，1 次吃完。

主治：成人喘咳。

备注：笔管草茯苓，即笔管草根部的膨大物。

方三十二　通光散，梨树寄生各 30 g，冰糖 15 g。

用法：水煎服。

主治：支气管哮喘。

第四章 内科疾病

备注：通光散见《云南中草药》。

方三十三 枇杷叶,桑叶,香橼叶(或陈皮三分之一)等量。

用法：上药加水适量,煮沸过滤,每 1 000 mL 滤液加白糖 150 g 即得。每日 3 次,每次 10 mL。

主治：支气管炎。

方三十四 大蓟 15 g。

用法：水煎服。

主治：咯血。

方三十五 阿胶,三七尖。

用法：水煎服。

主治：咯血。

备注：咯血每多发生于嗜酒之人,久久嗜饮,致肺肝脾三经为热所扰,故肝脾不养,血热妄行,致咯血半小盆或一二杯不等。

方三十六 草鞋虫 7 个。

用法：用筷头捣炼,开水冲上澄清服清水。

主治：发高热急性肺炎。

方三十七 止哮定喘汤(漾濞王泽沛)：猪心肺一具,杏仁 30 粒,胡椒 30 粒,波蔻 9 粒,桑柏 9 g。

用法：先煮猪肺去上沫,再将杏仁等药品塞入猪肺管中,扎其肺管煮,服 3 次以上,即可止哮定喘。

主治：哮喘。

方三十八 白果汤(段庆云)：白果 30 粒,辰砂 3 g,白蜡 3 g,白苏子 9 g,杏仁 9 g(去皮),茯神 6 g(调服)。

用法：辰砂、白蜡调于药汤内服,每服 3 次,每次 300 mL。

主治：心律不整,气喘咳嗽。

禁忌：少吃盐。

方三十九 老鸭汤：老鸭子 1 只,白果 30 粒。

用法：煮服。

主治：久年喘嗽。

方四十 白贝兜柿散(王泽沛)：白及粉 30 g,贝母 9 g,柿霜 30 g,马兜铃粉 90 g。

用法：每日2次，每次服9～15g，用白糖开水调服连服3～5日。

主治：急慢性气管炎。

方四十一 饴糖泡（段庆云）：白色饴糖150g。

用法：将饴糖搓成条状，在明柴火上烧成泡嚼吃。

主治：寒性喘咳。

方四十二 烧橘方（王泽沛）：橘子1枚，白糖15g，百草霜3g。

用法：将橘子破口后以筷子将橘心捣绒置白糖与百草霜于橘内，火上烤熟连橘带药1次吃完，每日2次，可连服3日即愈。

主治：气管炎，咳嗽痰中带血。

方四十三 岩芭蕉汤（段庆云）：岩芭蕉根3～150g，猪心肺1套。

用法：煅服。

主治：久年喘嗽。

方四十四 二冬饮（王泽沛）：天冬9g，寸冬9g，化红6g，瓜蒌6g，百部9g，冬瓜仁9g，苦瓜藤4.5g。

用法：煎汤服，可加冰糖连服3～5包，即可痊愈。

主治：小儿百日咳。

禁忌：铁器。

方四十五 虎掌草饮（段庆云）：白虎掌草根90g。

用法：煨汤淡饮连服二三月。

主治：痨嗽。

禁忌：房事及香燥之物。

方四十六 款冬膏（段庆云）：款冬150g，生沙参500g，紫菀60g，百部150g，天冬60g，寸冬150g，知母30g，冰糖60g，贝母60g，薄荷60g。

用法：熬膏每服6～9g。

主治：慢性气管炎。

禁忌：铁器。

方四十七 苍贝枇杷膏（王泽沛）：苍山贝母300g，枇杷叶1 200g（去毛），连肉300g，大枣300g，桑柏皮150g，白及300g，糖浆。

用法：熬膏后加糖20%。

主治：久咳。

禁忌：铁器。

方四十八 肺心草汤(邓开选)：肺心草3g,穿山甲(炮)3片,防己3g,烧酒半匙。

用法：煨服。

主治：喘咳胁痛。

方四十九 穿山甲血饮(民间验方)：穿山甲血1牛眼杯。

服法：新鲜热饮。

主治：气喘兼治甲状腺肿大。

方五十 漆油饮(民间验方)：漆油30g,羊油30g,白糖60g。

用法：开水烫服。

主治：年老气喘咳嗽。

方五十一 羊芫汤(王泽沛)：羊油5～21g,新鲜芫荽9g,鲜薄荷叶9g,食盐3g。

用法：将芫荽、薄荷切细调入羊油、食盐内共服,每日1～2次,连服3日,即可止嗽定喘,此方加胡桃更妙。

主治：喘咳。

方五十二 獭肝汤(王泽沛)：獭猫肝肺一套,羊油9g,芫荽9g,茯苓皮9g,陈皮1.5g,姜皮1.5g,波蔻壳1.5g。

用法：炖熟后连渣服。

主治：喘咳悬饮,水停肺内尤为有效。

方五十三 三物白散(施品山)：贝母9g,桔梗9g,巴豆3粒。

用法：研细开水吞服,欲多泻可喝热开水。欲止泻可多喝冷开水。

主治：停饮。

禁忌：大黄,乌头。

方五十四 喘肿：良方花椒树根、老茴香根、油钱麻根、血管草根各等量。

用法：炖猪蹄吃,马上见效。

主治：喘肿。

三、心系疾病

方一 白头翁根三四棵。

用法：水煎去渣,加红糖适量,煮鸡蛋2个,内服。日服1剂,连服二三剂。

主治：心慌、头晕。

方二　臭牡丹根 90 g 方,地胡椒 9 g 方,豨莶草 60 g 方,小羊山(杏叶防风)30 g 方,臭皮 30 g。

用法：炖肉吃,三次好转。

主治：风湿性心脏病。

方三　养心汤加减汤(段庆云)：炙甘草 3 g,黄芪 15 g,党参 9 g,茯苓 9 g,茯神 9 g,远志 6 g,上肉桂 6 g,柏子仁 6 g(去油),枣仁 9 g,半夏曲 9 g,辰砂 3 g。

用法：辰砂研细用药汤吞服,每日服 3 次,每次 100～150 mL。

主治：心悸动,气喘无力,脉代。

禁忌：鱼,少吃盐巴,多休养,不宜久服辰砂。

方四　镇心汤(民间单方)：辰砂 3 g(研细),白蜡 3 g,猪心肺一套。

用法：以心肺汤吞服白蜡碾砂。

主治：自觉心跳气急。

禁忌：食盐不宜多服。

方五　金铃枳术丸(段庆云)：川楝子(金铃子)6 g,延胡索 6 g,枳实 6 g,白术 9 g。

用法：煨服,每日 3 次,每次服半丸。

主治：心胃痛。

方六　龙胆草汤(张登龙)：龙胆草 2～9 g。

用法：煨服。

主治：抽心寒。

禁忌：寒症忌用。

四、不寐

方一　青阳参、夜交藤各 9～15 g。

用法：水煎服,连服数剂。

主治：神经衰弱。

方二　黄花倒水莲(根)30 g。

用法：炖鸡吃。

主治：神经衰弱。

方三 地茸 9 g,红糖引。

用法：水煎服。

主治：神经衰弱,失眠。

方四 豨莶草 30 g。

用法：水煎服,红糖为引。

主治：神经衰弱。

五、高血压

方 刺黄柏 15 g,夏枯草 6 g,仙鹤草 6 g,万年青 6 g,白芍 12 g,粉丹皮 9 g,麦冬 15 g,生地 15 g。

用法：水煎服。

主治：高血压。

六、痛

方一 川芎 6 g,茶叶 6 g,鲜莲叶 6 g,火烧盐 6 g。

用法：前三药先煎再淬入火烧盐频服。

主治：虚火头痛。

方二 狗响铃根 30 g。

用法：炖肉吃。

主治：头晕,眼花,耳鸣。

方三 粉团花 1～2 朵,猪脑 1 个。

用法：将粉团花碾粉拌猪脑蒸服。

主治：偏头痛。

方四 铁扫把适量。

用法：将药用纸制成卷,点燃后吸烟子。

主治：偏头痛。

方五 紫荆皮、赤芍、白芷、独活各 9 g。

用法：炒黄,煎水,洗痛处。

主治：偏正头痛。

七、癫痫狂（神经系统疾病）

方一　百灵草（全草，去尖上毛）大者半棵、小者1棵。

用法：水煎服。服时加糯米酒一小酒杯为引。

主治：癫痫（扯病）。

备注：① 发病前服药，发病多多服药，发病少少服药，病愈后每月还应服药1次，巩固疗效。② 本品又名"尖耳贯众"，见《贵州草药》第二集。

方二　毛叶乌椎（根）9～15 g。

用法：水煎服，服时滴糯米酒汁半心酒杯为引。视病情连续服用。

主治：癫痫（扯病）。

备注：毛叶乌椎又名挖耳草、倒提壶，见《云南中草药》。

方三　曲鳝（蚯蚓）5条，水螺蛳3～4个，白菊花叶1把，小鸡1只。

用法：将前3味药捣烂，外敷肚子上，再将小鸡从脊背剖开，连肠肚包在药上面，3小时后，鸡发臭，病退，将药连鸡取下。

主治：眼睛发黄，发高热，大便不通，肚子疼，发狂。

方四　黄毛根9 g。

用法：水煎后加适量茶水，内服。

主治：癫痫。

方五　九子参9～12 g，檀香3 g，大枣10个。

用法：发病前后连续煎服。

主治：癫痫（初发）。

方六　兰花参9 g，牛黄0.6～0.9 g。

用法：用人乳煎服，点酒为引。

主治：癫痫。

方七　白花夹竹桃叶2片，党参9 g，地龙15 g，马前子6 g。

用法：捣细炼蜜为丸，每丸3 g，日服1次，每服一丸。

主治：癫痫。

方八　水杨梅30 g，猴脑干粉3～9 g。

用法：水杨梅煎汤冲猴脑粉服（无猴脑，可用其他动物脑代替）。

主治：癫痫。

方九 甘遂 45 g。

用法：用冷水浸泡 24 小时后，服浸出液。

主治：精神分裂症。

方十 神砂 6 g，石蜡适量。

用法：纸包神砂置火烧之，放入水中加石蜡拌匀蒸熟后服。

主治：精神分裂症。

方十一 藜芦 30 g（连棕包须根）。

用法：水煎服（只服 1 剂）。服药后频繁呕吐，直至安睡。

主治：狂躁妄言，意识不清（体质强盛者）。

禁忌：呕吐后，出现衰弱现象，不服他药，细辛、白芍及参类忌服。

方十二 生南星 30 g，生姜 30 g，竹茹 9 g，红糖适量。

用法：水煎服。

主治：精神分裂症。

方十三 蒿枝包 5 个，橄榄树虫包 3 个，石膏 15 g，岩鹰骨 15 g，桑寄生 15 g。

附方：甘草 3 g，金银花 9 g，红活麻根（大荨麻）9 g。

用法：水煎服。

主治：癫痫。

方十四 五匹风 500 g。

用法：水煎服，日服 1 剂，连服数日。

主治：癫痫。

方十五 藜芦 0.3 g。

用法：藜芦茎蒸 3 小时，晒干研粉，每次用 0.3 g，温开水送服，小孩酌减。

主治：癫痫。

备注：有毒，服后有恶心呕吐，慎用。

禁忌：生水。

方十六 兰花根（又名兰参）数十根。

用法：煮吃即效。

主治：羊角疯。

方十七 黄鳝血用酒浸，捕捉脱胎 1～2 日的田鼠，（不生毛者）的乳鼠，用火焙干揉成细末，用黄鳝血酒吞服。

主治：民间专用来治疗癫痫。

方十八　破布荷叶120 g(豨莶草)，橄榄干品(去核)120 g,狗脑2付,蚯蚓60 g,蜈蚣30条,辰砂30 g,神曲60 g,薏苡仁90 g,苏条参120 g。

用法：磨粉,炼蜜为丸,每丸9 g。早晚各服一丸,服一二剂即愈。

主治：癫痫。

八、脾肿大

方　杏叶防风粉9～15 g,飞磺粉3 g。

用法：用冷开水配红糖吞服,日服2次,连服7～12日。

主治：脾肿大。

九、胃病

方一　珠子参30 g,乌贼骨60 g,小白附子30 g,重楼60 g,雪上一枝蒿3 g,远志12 g,剪口三七3 g,桔梗15 g,石枫丹60 g,贝母30 g。

用法：将上药切碎研末过筛备用。日服3次,每次3～6 g,饭前半小时服。

主治：胃酸过多,胃溃疡出血,并治风湿性关节炎。

禁忌：生冷食物。

方二　天花粉120 g,粉丹皮90 g,金银花60 g,乌贼骨60 g,雪上一枝蒿3 g,怀山药90 g,制草乌6 g,剪口三七9 g。

用法：将草乌洗净煮熟后去皮晒干碾粉,与他药粉拌匀过筛备用。日服3次,每次3～6 g。

主治：急慢性胃炎,胃溃疡,出血,疼痛。

禁忌：生冷、豆类食物。

方三　川芎9 g,石菖蒲6 g。

用法：捣细为末,分2次服。

主治：食生冷引起的胃痛。

方四　飞天蜈蚣鲜叶3～9片。

用法：嚼服。

主治：胃肠绞痛,风火牙痛。

方五 防己9g。

用法：煎服。

主治：胃痛。

方六 南瓜蒂连柄。

用法：将蒂切片晒干，焙黄、研末过筛备用。日服3次，每次9～15g，温开水吞服。

主治：胃下垂。

禁忌：胃酸过多可减量服。

方七 鱼鳔胶

用法：用米粉面炒胶成珠后碾粉备用。日服2次，每次6g，温开水吞服。

主治：胃溃疡。

方八 飞天蜈蚣60g，杏叶防风60g。

用法：全草晒干切断研粉备用。成人量每次3～6g，温开水吞服。

主治：急慢性胃炎，胃痉挛，胃酸过多。

方九 飞天蜈蚣500g，刺黄连500g。

用法：上药用白酒1500 mL浸泡3日后备用。日服3次，每次10～20 mL，或痛时服。牙痛时含至痛止吐出，或1.5g漱吐出又含。

主治：急慢性胃炎，疼痛，胃肠胀满，牙痛。

方十 杏叶防风15g，野薄荷12g，刺黄连6g，飞天蜈蚣3g。

用法：水煎服。

主治：食积受寒，呕吐吞酸，胃肠胀满疼痛，腹泻。

方十一 刺黄连9g，翻白叶根15g，半夏12g，马鞭草9g，土党参21g，炙甘草9g，黑干姜4.5g。

用法：水煎服，日服1剂。

主治：消化道溃疡定时疼痛，解褐色粪便，吐褐色血块夹食物，反复发作，日久不愈。

方十二 鱼鳔胶30g，炙甘草9g。

用法：用米粉面炒胶成珠，研粉备用。将甘草煎水3次合并混匀，冲胶粉9g，日服3次，饭前1小时服（上药为1日量）。

主治：胃、十二指肠溃疡，疼痛经常发作，吐褐色血，便褐色血。

方十三 头发烧灰6g，藜芦棕烧灰3g。

用法：温开水吞服。

主治：胃出血。

方十四 魔芋1个(拳头大)，肥肉60 g，枳实9 g。

用法：枳实研粉拌猪肉，放入挖空魔芋内焙入子母火里，熟后吃枳实肉泥。每日1剂。

主治：急慢性胃炎，胃、十二指肠溃疡。

方十五 通光散15～30 g，小楠木香9 g，桉叶3 g，桂叶矮陀(构皮矮陀)3 g。

用法：水煎服，每日1剂。

主治：慢性胃炎，慢性结肠炎。

方十六 石椒草9 g，臭皮树15 g，玉带草9 g，芦子藤9 g(胃溃疡加虎杖30 g)。

用法：水煎服，每日1剂。

主治：慢性胃炎，胃溃疡，急性胃肠炎。

方十七 骨香(干根)9～15 g。

用法：胃痛，水煎服；食积，研粉，每次吞服3 g；风湿，泡酒分次服。

主治：胃痛，食积，风湿。

方十八 雪上一枝蒿3 g，八角枫、青风藤、青骨藤、玉带草、草本金线吊葫芦、桂花矮陀、藤椒、虎杖、虎掌草各30 g。

用法：青风藤、桂花矮陀、藤椒用根皮。上述各药研末拌匀备用。每次0.9～1.5 g，用酒或温开水送服，日服1次；刀伤撒患处。

主治：胃痛，痛经，刀伤，风湿性关节炎，跌打损伤。

禁忌：酸冷、豆类。

方十九 虎掌草(根)、金不换(根)各9 g，生姜3片。

用法：水煎服。

主治：食积胃痛。

备注：金不换又名地榆，见《云南中草药》。

方二十 青骨藤150 g，公紫金龙150 g，三分三15 g。

用法：共研细末。每次服0.9～1.5 g。

主治：胃痛。

方二十一 草血竭30 g，酒500 mL。

用法:泡 3 日后,每次服 3~15 g。

主治:胃痛。

备注:草血竭又名观音倒坐,见《云南中草药》。

方二十二 石楠藤、生姜各 15 g,红糖引。

用法:水煎服。

主治:胃痛。

备注:另一种用法,用石楠藤水煎或泡酒服。有食者加草果子四五粒,偏寒者用酒引。

方二十三 基础方:玉带草 30 g,石椒草 15 g,胃友 6 g。

胃寒痛加芦子藤或藤椒根 15 g,或石楠藤(小南木香)9 g。胃肠热积加通光散 15 g 或黄连 9 g。

用法:水煎服。

主治:胃痛(胃寒痛、胃肠热积)。

方二十四 金不换(根)3~6 g。

用法:生嚼吃,或干粉用温开水或酒吞服。

主治:胃寒疼(实寒)。

备注:金不换又名地榆,寒药,水橄榄,见《云南中草药》。

方二十五 菉竹根(水菉车)30 g,苏打粉 0.9 g。

用法:菉竹根煎水,吞服苏打粉。

主治:胃寒疼(实寒)。

方二十六 白杨树根(去外皮)15 g。

用法:吃饭吐饭者,煮拢饭吃;吃肉吐肉者,煮拢肉吃,不吃药渣。

主治:吐食病。

备注:白杨树又名响叶杨,见《云南中草药选》。

方二十七 大红袍。

用法:大红袍 5 000 g 熬膏 500 g,加赋形剂,压成 0.5 g 片剂,每片相当于生药量 2.2 g。每日 3 次,每次 3~4 片,开水送服。

主治:胃痛。

方二十八 紫金龙 7 份,白芍 3 份,乌贼骨 10 份。

用法:上药共研末混匀即得。每日 2 次,每次 1~2 g,温开水服。

主治:胃痛。

方二十九 山乌龟30 g,枳壳150 g,重楼90 g,陈皮60 g,樟木30 g。

用法:共研细末,日服3次,每次6 g。

主治:胃痛。

方三十 虎掌草9 g,地榆(金不换)9 g,广子6 g,木香3 g,甘松9 g。

用法:水煎服,外感加桂枝、柴胡各9 g。

主治:胃痛。

方三十一 3年老香橼90 g、猪肚1个。

用法:将老香橼切碎放入猪肚内文火炖熟,去药渣吃猪肚。

主治:胃痛。

方三十二 制山乌龟粉1.5 g,苏打0.9 g,紫金龙0.6 g。

用法:将山乌龟粉用90%乙醇浸泡24小时,取粉晒干,按比例混合。研粉分2次温开水吞服。

主治:胃痛。

方三十三 石楠藤9~15 g。

用法:水煎服。

主治:胃痛。

方三十四 大红袍、鱼鳔胶、赤地榆、飞天蜈蚣各9 g。

用法:研粉为一日量,胃肠痛可单味服用;出血者地榆炒炭单服;溃疡无血,大红袍60 g煮鸡蛋吃,蛋和药汤一齐服。

主治:胃溃疡。

方三十五 土茯苓1 000 g,乌贼骨250 g,重楼60 g,大红袍500 g,延胡索120 g。

用法:共研粉,每日3次,每次一匙。

主治:胃溃疡。

方三十六 香薷500 g,地榆500 g,一支箭150 g,隔山消150 g,黄芩150 g。

用法:熬膏加炒荞面、蜂蜜适量拌匀合饼切片备用。每次3岁以下服4.5 g,5~10岁服6 g,成人服9 g。

主治:消化不良。

禁忌:酸冷。

方三十七 杏叶防风9 g。

用法：研粉开水吞服。

主治：胃痛、消化不良。

方三十八　苍山产血参(又名红苍术)。

用法：研为粉，成人每服 6 g，用酒吞。

主治：其药性温，易治一切慢性胃病，能除风寒湿。

方三十九　猪签麂甲散(王泽沛)：挠猪签五根，烧灰存性，麂骨 9 g，烧甲珠 9 g，共研。

用法：每日 3 次，每次服 3 g。

主治：气痛。

方四十　三皮饮(王泽沛)：樟木皮 15 g，大腹皮 15 g，椿根皮 15 g。

用法：煨服。

主治：胃寒气痛。

方四十一　野樟油(段庆云)：野坝蒿，香樟皮或子。

用法：热油每服 10 mL。

主治：急性肠胃炎。

方四十二　伏龙肝饮(民间单方)：伏龙肝 60 g，松笔头 15 g。

用法：煨后冷服。

主治：呕吐、烦渴。

方四十三　苏陈柿蒂饮(王泽沛)：苏叶 4.5 g，陈皮 9 g，柿蒂 9 个。

用法：煨服，如有柿霜可以单服柿霜。

主治：呕逆。

方四十四　嗳气散(王泽沛)：荔枝 5 枚(炮熟)，沉香 1.5 g，气黄 1.5 g。

用法：以荡枝汤吞沉香、气黄。

主治：嗳气痞闷。

方四十五　青藤饮(民间验方)：青刺树的寄生草 15 g。

用法：煨服，忌油和生冷之物。

主治：胃寒痛。

方四十六　姜艾汤(段汝焕)：炮姜 15 g，炒蕲艾 9 g，地榆(炒)9 g。

用法：煨服。

主治：吐血便血。

禁忌：刺激性食物，如烟、酒之类。

十、肠炎、便血

方一 九头狮子草(遍地金)七八棵。

用法：先喝一口冷水,嚼上药,连渣咽下,再喝一口冷水,血即止。

主治：大肠下血。

方二 米汤果(鲜全草)30 g,红糖 6~9 g。

用法：水煎服。

主治：大肠下血。

备注：米汤果又名蛇莓,见《云南中草药》。

方三 洗碗叶(叶)、大血藤(茎)、仙鹤草(全草)各 9 g。

用法：水煎服。

主治：大肠下血。

备注：洗碗叶又名青毛叶。见《云南中草药》。大血藤见同书。

方四 红菠菜 9 g,老槐花(蜜炒)6 g。

用法：水煎服。

主治：肠风下血。

方五 地石榴生有虫包的叶(晒干研粉)1.5~3 g,红牛皮菜叶 1 片。

用法：红牛皮菜叶煮水,吞服药粉,日服 1 次。

主治：大肠下血,内外痔疮。

备注：① 地石榴叶内有虫者效佳,无虫者效差。② 一般连服 3 日有效。

方六 狗屎兰花(根)1~2 棵(小儿酌减),猪大肠适量。

用法：煮透去渣,吃肠喝汤。

主治：屙脓血。

禁忌：酒。

备注：狗屎兰花,开白花者更好。

方七 红糖、白酒各 9 g。

用法：将红糖捣碎,放入酒中,边调拌边点火烧,至火熄药温,一次服下,泻立止。

主治：暑天暴泻(急性肠炎)。

方八 山乌龟(地不容)块根。

用法：洗净去外皮,切成长宽二分许的方块,晒干。每次用3块,子母火内**炮黄**、**炮泡**、**炮透**,研粉,温开水吞服。每日服用1次。视病情可连续服用。

主治：气胀腹痛。

备注：须炮透,炮不透吃了会吐。

方九 大血藤60 g,臭皮树30 g。

用法：水煎服。并配合针灸(针灸穴位阑尾穴、足三里穴)。

主治：急性阑尾炎。

方十 魔芋(俗名山豆腐)15 g。

用法：生魔芋去皮切片,晒干研粉备用。药粉15 g加米粉30 g调糊状煮熟吃,日服2次。

主治：大肠下血,便后血,赤痢。

方十一 红草薢90 g。

用法：红草薢90 g加红糖30 g炒后水蒸服。

主治：便血。

方十二 鬼针草30～60 g(鲜品)。

用法：水煎服。

主治：急性阑尾炎。

方十三 苏木9 g,灶心土30 g,红椿木树根30 g。

用法：同煨吃,百发百中。

主治：大便下血不止

十一、寄生虫

方一 苦楝皮(去外皮)、石榴(根皮)、广子各6 g(小儿用量酌减)。

用法：水煎浓汁,一次服。

主治：蛔虫。

备注：苦楝皮有小毒,慎用。

方二 猫耳草9 g,乌梅5个,花椒15粒。

用法：水煎服。

主治：蛔虫。

备注：猫耳草又名午香草,见《云南中草药》。

方三 芦子 30 g,广子 150 g。

用法:水煎浓汁,空腹饮下,卧床休息。1 小时后服泻药("大承气汤"或硫酸镁 6~9 g),虫随大便全部驱出。

主治:绦虫病。

方四 猪(或羊、牛)肝适量。

用法:煮熟切片。贴在肛门上,用胶布固定,2 小时换药 1 次,5~6 次可愈。

主治:蛲虫(寸白虫)。

方五 苦楝皮 15 g。

用法:加水 500 mL 浓缩至 100 mL 备用,做一次保留灌肠。

主治:蛔虫。

方六 黑丑 15 g,广子 30 g,生南瓜子 60 g,石榴根皮 15 g。

用法:水煎服,服药前晚禁食,次晨空腹服。

主治:绦虫。

方七 ① 威灵仙 9 g,苦参 3 g,百部 6 g,甘草 3 g。② 马鞭草 15 g,鹤虱 6 g,甘草 6 g。③ 马鞭草 15 g,雷丸 9 g,甘草 6 g。④ 苦参 3 g,雷丸 9 g,甘草 6 g。⑤ 虎掌草 9 g,龙胆草 6 g,雷丸 9 g,甘草 6 g。

以上 5 方用法:① 患者选择:凡有杂病或其他原因而不适用锑剂治疗者,均可选为治疗对象。② 疗程:每个方剂均以 15 日为 1 个疗程,每日 1 剂,早晚饭前服。

主治:血吸虫病。

备注:雷丸须服用生粉剂。

方八 槟榔 9 g,火草根 9 g,威灵仙 3 g,百部 15 g。

用法:水煎服,隔日 1 剂,15~20 日为 1 个疗程。

主治:血吸虫病。

方九 雄黄 3 g,榧子 9 g,鹤虱 9 g,槟榔 9 g。

用法:水煎服,隔日 1 剂,15~20 日为 1 个疗程。

主治:血吸虫病。

方十 马鞭草 15 g,雷丸 9 g,甘草 6 g。

用法:研末,空腹早晚各服 4.5 g,10 岁以下减半,温开水吞服。

主治:血吸虫病。

方十一 槟榔 18 g,苍耳草 30 g,马鞭草 30 g,甘草 9 g,百部 18 g,虎掌草根 18 g。

用法：除马鞭草外，开水先煎 2.5 小时，再加马鞭草续煎 1 小时，每日 1 剂，分两次空腹服，全疗程为 8～10 剂。

主治：血吸虫病。

方十二 瞿麦 120 g，槟榔 90 g，雷丸 60 g，雄黄 30 g，吴茱萸 24 g，苦楝皮 150 g，白头翁 180 g，甘草 60 g，花椒 15 g。

用法：瞿麦、槟榔、雷丸、雄黄、吴茱萸共为细末，苦楝根皮、白头翁、甘草、花椒共煎浓汁。将上述药末加入药汁中，同时加适量蜂蜜制成丸，每丸 1～6 g。7～12 岁每日 2 次，每次 6 g。13～15 岁每次 9 g。成人体弱者及女患者，每日 3 次，每次 9 g。体强者每次 12 g，开水吞服。

主治：血吸虫病。

方十三 荜澄茄 45 g，苍术 30 g，瞿麦 30 g，广五味子 30 g，木香 55 g，雷丸 21 g，雄黄 12 g，明矾 15 g，花椒 24 g。

用法：以上各药研末，加蜂蜜适量制成丸，每丸 6 g，成人每日 3 次，每次 6 g，20 日为一疗程，小儿量酌减。

主治：血吸虫病。

方十四 南星、甘草、陈皮、苍术、厚朴各 30 g，大黄 60 g，黄柏 60 g，吴白芷、姜黄、天花粉各 75 g。

用法：研末加醋调成糊状，外敷患处。

主治：血吸虫病。

方十五 ① 送瘟散：贯仲 90 g，石榴皮 150 g，苦楝皮 150 g，苦参 90 g，草烟根 90 g，隔山消 150 g，万年青（打不死）90 g，榧子 150 g，红花 90 g，虎掌草 180 g，花椒子 90 g，雄黄 60 g，荇草（透骨草）90 g，丹参 150 g，厚朴 150 g，苍术 150 g，陈皮 150 g，苍耳子 150 g，卷柏 150 g（制作：以上 20 种药研粉，制成散剂或蜜丸）。② 肝脾软化膏：桉叶、黑苦蒿等量（制作：水煎为膏剂）。③ 经络按摩液：生天南星 180 g，生半夏 180 g，细辛 30 g，冰片 30 g，薄荷 30 g，草烟茎 150 g，花椒子 30 g（制作：用 75％乙醇 600 mL 浸泡，7 日即可使用）。

用法：口服"送瘟散"4 g，每日 4 次，温开水送服；外贴肝脾软化膏，2 日换 1 次；局部用经络按摩液（用棉球擦于第五至第八胸椎旁开 0.5 cm 处，用手指按摩），2 日按摩 1 次。8 日为 1 个疗程，每疗程结束后粪检及全面体检。

主治：血吸虫病。

方十六 槟榔 50 g,使君子 25 g,黑丑 25 g,白丑 25 g,枳实 10 g,木香 5 g,神曲 15 g,焦楂 15 g,川连 5 g,白术 10 g。

用法:水煎服。

主治:驱绦虫。

十二、腹泻

方一 地酒泡根 7 棵,生棠梨 3 个,红糖引。

用法:开水煎服。

主治:腹泻。

方二 鱼眼草(全草)9～15 g(小儿酌减),红糖引。

用法:水煎服。

主治:久泻不止。

备注:鱼眼草又名鸡蛋草,见《云南中草药选》。

方三 藿香 6 g,苍术 9 g,茯苓 9 g,泽泻 6 g,吴茱萸 3 g,黄连 2.4 g,枳壳 9 g,杭芍 9 g,粉葛 6 g,木香 6 g,台乌 9 g,草果 2 个,甘草 3 g,炮姜 6 g,车前草 7 棵。

用法:水煎服。

主治:暑泻湿泻,暑痢湿痢。

方四 云香草 6 g,香薷草 6 g,防风草 6 g,刺黄连 9 g,蓼草(鲜)30 g,苏打粉 4.5 g,红糖适量。

用法:煎服,日服 1 剂,苏打粉药水调服或吞服。

主治:食积感冒,胸腹胀满,腹泻,呕吐头痛发热。

方五 防风草 15 g,刺黄连 9 g,路边菊 9 g,炒干刺果 15 g,炒焦米 15 g。

用法:煎服,日服 1 剂。

主治:恶心呕吐,肠鸣腹痛,腹泻。

方六 党参 30 g,半夏 12 g,黄连 9 g,黄芩 9 g,干姜 9 g,炙甘草 9 g,大枣 15 g。

主治:急慢性胃肠炎,天亮前腹泻,小儿久泻不止,恶心呕吐。

用法:煎服,日服 1 剂。

方七 辣蓼 30 g,飞扬草 15 g,何首乌 15 g。

用法:水煎服。疗效:治疗 2 例急性肠炎,疗效显著。

主治：腹泻。

方八 骨炭末、刺黄连、苏打粉各等量。

用法：骨炭研末，刺黄连炒黄研末备用，每次 1.5～3 g。

主治：腹泻。

方九 杏叶防风 15 g，麦芽 9 g，车前草 4 棵，石菖蒲 6 g。

用法：水煎服。

主治：腹泻。

方十 酸浆草 9 g，草血竭 9 g，连翘 9 g，紫金龙 3 g，白芍 3 g，烧米糠 15 g。

用法：水煎服。

主治：腹泻。

方十一 地榆 500 g，黄芩 500 g，一支箭 150 g，打火草 500 g，隔山消 500 g，野荞根 500 g，威灵仙 150 g，丁香 30 g。

用法：研粉，成人每服 3.5 g，日服 3 次，小儿减半，温开水吞服。

主治：腹泻。

方十二 地瓜根（地石榴根）、白杨树根、黑棵落根各 15 g。

用法：鲜根水煎服加红糖或白酒为引。

主治：腹泻。

方十三 威灵仙、地榆、小木通各 9 g。

用法：水煎服。

主治：腹泻。

方十四 马蹄香汤（民间单方）：马蹄香 15 g，糊柿饼 2 个，红糖 60 g，白参 15 g。

主治：虚性腹泻。

用法：浓煎服每日 3 次，每次一小杯。

禁忌：酸冷、油腻之食物。

十三、便秘

方一 蜜麻饮（王泽沛）：蜂蜜 30 g，麻子 30 g。

用法：麻子打碎以蜜水调后去渣温服。

主治：便秘头痛。

禁忌：生葱。

方二 桃花汤（段庆云）：鲜桃花 15 g。
用法：开水烫服。
主治：食热大便不通。

方三 青脚龙汤（张登龙）：青脚龙 1.5～3 g。
用法：煨服。
主治：腹胀大便密结。
禁忌：油腻。

十四、肝胆疾病

方一 猫耳草 9 g，草果子 3 g。
用法：水煎服。
主治：肝肿大。
备注：猫耳草又名午香草，见《云南中草药》。

方二 满天星（干全草）3 g 或鲜全草 9 g。
用法：用鲜猪脚 500 g 或鲜猪肉 60～90 g，炖至汤稠后，加入上药同煮 30 分钟，捞去药渣，放盐，喝汤吃肉。
主治：肝硬化，肝肿大。
备注：满天星又名天胡荽（伞形科），见广州部队编《常用中草药手册》。

方三 雪里梅 9 g，白草藓 15 g，凤尾草 15 g。
用法：水煎服。
主治：肝肿大和肋膜炎。
备注：雪里梅又名星秀花，见《云南中草药》。

方四 金钟茵陈 6 g，茯苓皮 9 g，泽泻 6 g，猪苓 9 g，大腹皮 9 g，姜皮 6 g。
用法：水煎服。
主治：黄疸（阳黄）。

方五 野豌豆菜 15 g，土碱 3 g。
用法：水煎服。
主治：胆囊炎。
备注：野豌豆菜又名荷莲豆草，见《云南中草药》。

方六 柴胡(醋炒)9g,当归9g,白芍9g,白术9g,茯苓9g,甘草3g,牡丹皮9g,山栀仁9g,薄荷3g,生姜6g,大枣9g。

用法：水煎服。

主治：胆囊炎。

方七 黑附片30g,干姜9g,半夏18g,枳实9g,延胡索9g,桂枝15g,细辛3g,槟榔12g,苍术15g,广藿香15g,生大黄15g,乌梅5枚。

用法：开水先煨附片、干姜1小时,再入其他药煨1小时后服用,连煨服3次。

主治：胆道蛔虫,恶心,呕吐蛔虫,全身衰竭,胆区疼痛,病情危重等。

方八 野豌豆菜15g,灶心土15g。

用法：洗净野豌豆菜揉烂放入碗内加灶心土,开水冲泡后,澄清服即可。日服1次。

主治：胆道蛔虫。

方九 白茵陈15g,地竹叶(鲜)30g,刺黄连9g,延胡索9g,枳实6g,苍术12g,鲜苇根30g,金钱草30g。

用法：水煎服,日服1剂。

主治：胆道结石,急慢性胆囊炎。

方十 玉米须、马鞭草、路边菊、猪鬃草各15g。

用法：水煎服。

主治：肝硬化、腹水。

方十一 猫耳草(别名：五香草、痞积草)。

用法：干全草1.5~3g、草果子5~7粒水煎服。

主治：肝肿大。

方十二 白茵陈15g,地竹叶15g,刺黄柏15g,延胡索9g,枳实9g,苍术12g,苇根、金钱草各30g。

用法：水煎服,每日1剂。

主治：胆囊炎。

方十三 野豌豆(月亮草)60g,茵陈15g,田基黄30g,过路黄60g。

用法：水煎服。

主治：胆囊炎,胆道蛔虫。

方十四 过路黄30g,麻牛膝6g,延胡索9g,白花蛇舌草30g。

用法：水煎服。

主治：胆囊炎，胆道蛔虫。

方十五　野豌豆菜 15 g，土碱 3 g。

用法：泡入沸水后，取澄清液内服。

主治：胆囊炎，胆道蛔虫。

方十六　乌梅 5 个，花椒 20 粒。

用法：泡开水服。

主治：胆囊炎，胆道蛔虫。

方十七　隔山消 9 g。

用法：煎汤服即愈。

主治：两肋痛不能忍。

十五、肾脏、膀胱疾病

方一　通光散 15 g，臭皮树、映山红寄生、虎杖、夜合欢各 9 g。

用法：水煎服。

主治：肾盂肾炎，尿路感染。

方二　阿胶 15 g，牛膝、滑石、猪苓、泽泻、茯苓各 9 g，甘草 3 g。

用法：阿胶炖服，余药水煎服。

主治：肾炎。

方三　仙鹤草根 15～30 g。

用法：水煎仙鹤草根汤，加米酒 1 茶匙冲服。

主治：急慢性肾炎。

方四　仙鹤草根 9 g，扁蓄 9 g，续断 12 g，车前草 15 g。

用法：水煎服。

主治：急慢性肾炎。

方五　猪鬃草 15 g，凤尾草 15 g，神仙对座草 15 g，红豆草 15 g，大车前草 15 g。

用法：水煎服。

主治：膀胱炎，急慢性肾炎。

方六　豆药根 3～15 g。

主治：尿路感染。

用法：水煎服。

方七 鱼腥草 60 g。

主治：尿路感染。

用法：水煎服。

方八 （毛叶）大一支箭 6 g,小一支箭 9 g,狗响铃 9 g。

主治：肾炎，血尿。

用法：水煎服。

方九 蓖麻子 30～50 粒,石蒜（球根）1 个。

用法：捣如泥，用纱布包两足心，包 10 小时后小便显著增多，12 小时换药 1 次，至水消肿退去药。

主治：肾炎水肿，腹水。

方十 鲜车前草适量。

用法：捣取自然汁一茶杯（小儿酌减）滴酒引，1 次服。

主治：膀胱湿热，小便不通，腹胀。

方十一 三鬼针草（羊叉草）、黑锁梅（紫泡）、狗屎兰花、秧草，各用根 15 g,顺水鱼（柳树须根）6 g,猪鬃草 6 g,荔枝核 5～7 枚。

用法：水煎服。

主治：淋症。

方十二 红豆草 9 g,毛叶大一支箭 1.5 g,小一支箭 9 g,车前草 9 g。

用法：水煎服。

主治：尿道炎，尿闭，尿少。

方十三 狗响铃 30 g,小红参 9 g。

用法：煎服或泡酒服。

主治：肾炎后期所引起的头晕耳鸣症。

方十四 猪鬃草 9 g,狗响铃 30 g,黄芩 9 g。

用法：水煎服。

主治：尿道炎。

方十五 水冬瓜树皮 30 g,小麦穗 30 g。

用法：水煎服。

主治：尿频，尿痛，小腹痛，腰痛。

方十六 鲜屎姑姑花 15～21 g,干蚕豆 30 g。

用法:将蚕豆煨开花捞去蚕豆,放入鲜屎姑姑花再煮 5 分钟后即可服。

主治:血尿。

方十七 野豌豆全草 30 g。

用法:揉烂,用沸水冲入野豌豆内即服。

主治:急性肾炎,血尿,尿频尿急。

方十八 红芽大戟 120 g,大枣 500 g。

用法:煎三次,冲入瓷壶内冷却、频频当茶饮。

主治:急性肾炎全身水肿。

禁忌:食盐 3 天。

方十九 香葱 250 g,白酒适量。

用法:将葱、酒入罐封闭,微火炖取汁服,1 次服完。

主治:肾炎水肿,尿频,尿痛。

方二十 猪鬃草 30 g,麦秆 60 g。

用法:猪鬃草煎水,麦秆烧灰存性,将药汤冲入麦灰内澄清一次服。

主治:肾炎性水肿,尿频,尿痛。

方二十一 地珍珠全草 15 g。

主治:肾炎性水肿。

用法:炖肉服。

方二十二 威灵仙根 25～30 g,猪肾 1 个。

用法:将威灵仙焙干,碾粉放入猪肾内,外包鲜荷叶,放入子母火内烧熟连猪肾一次服,连服 3～5 次。

主治:肾炎性水肿,肾性腰痛。

方二十三 地珍珠 30 g,白酒 500 mL。

用法:泡酒 1 周后,早晚服 10～20 mL。

主治:急性肾炎、血尿,兼治慢性胃炎、风湿性腰腿痛。

方二十四 车前草 15 g,冬瓜皮 15 g,金钱草 15 g,红豆草 15 g,干地龙 3 g。

用法:水煎服。

主治:泌尿系结石。

方二十五 当药 9 g,红豆草 15 g,车前草 30 g,飞天蜈蚣 9 g。

用法：水煎服,日服1剂,连服7日。

主治：肾炎。

方二十六 地涌金莲(铁巴蕉、地母金莲)花或籽15 g。

用法：水煎服。

主治：急性肾炎。

方二十七 地涌金莲(地母金莲)。

用法：用花1朵,炖鸡或炖猪脚吃。

主治：慢性肾盂肾炎、不孕症。

方二十八 红豆草9 g,钩钩草(土牛膝)9 g,绣球草(向阳草)9 g,花树萝卜9 g,土连翘包9 g,白龙须(白薇)9 g。

用法：水煎服,每日1剂。

主治：膀胱结石。

方二十九 滑石15 g,鲜车前草60 g,黄芩15 g,甘草9 g。

用法：水煎服。

主治：膀胱结石。

备注：若无甘草,可用蜂蜜,无黄芩可用黄连、黄柏代。

方三十 红豆草30 g,金钱草30 g,车前草15 g,冬瓜皮15 g,干地龙9 g。

用法：水煎服,日服1剂。

主治：尿结石。

备注：本方对直径1 cm以上较大之结石,正在观察中。

方三十一 红豆草60 g,紫金龙1.5 g,飞天蜈蚣15 g。

用法：水煎服,每日1剂,7日为1个疗程。

主治：尿结石。

方三十二 地竹叶、刺黄连、灯心草、仙鹤草、车前草各30 g,加红糖适量。

用法：水煎服,每日1剂。

主治：尿路感染。

方三十三 野豌豆菜30 g。

用法：鲜品全草水煎服。

主治：尿路感染。

方三十四 红豆草60 g,金钱草12 g,车前草60 g,土杜仲12 g,木通6 g,瞿麦30 g,地龙3条(焙干)。

用法：水煎服，日服1剂。

主治：尿路感染。

方三十五 大蓟15g，马鞭草9g，木通6g。

用法：水煎服。

主治：尿路感染。

方三十六 仙茅9g，辣蓼草9g，凤尾草9g，忍冬藤9g，金不换9g，何首乌藤9g，淫羊藿9g，甘草3g。

用法：水煎服。

主治：尿路感染。

方三十七 仙茅（土虫草）12g。

用法：每日2～12g，水煎服或泡酒服。

主治：肾亏。

方三十八 怀牛膝30g。

用法：煨服2～3次。

主治：血尿和尿血。

方三十九 田螺1个，葱头3个。

用法：先将田螺洗净与葱头共捣碎如泥，将药敷于脐下丹田部位，小便即通。

主治：小便闭塞。

方四十 火硝，海金沙，甘草。

用法：用火硝放在纸上，在火上烤化，同海金沙，甘草同煨吃，神效。

主治：解小便刺痛，头痛顶墙病。

十六、腰痛

方一 牛膝、黑故纸、杜仲各9g。

用法：用猪（或牛、羊）腰子1个，割开，将上药研末放入合拢，菜叶包好，入子母火中烧熟吃。不放盐。

主治：肾虚腰痛。

方二 仙茅15g，白木瓜9g。

用法：炖母鸡吃。

主治：肾虚腰痛。

方三 续断 15 g,木瓜醋一茶杯。

用法：醋煮续断,煮干炒黄。水煎服,滴酒引。

主治：腰痛。

方四 地珍珠(全草)9 g,淫羊藿 30 g。

用法：白酒 500 mL 浸泡 3 日,每晚睡前服 20 mL。

主治：肾虚腰痛、耳鸣、无力。

方五 回生草酒(民间秘方)：九死回生草一株,烧酒半小杯。

用法：酒炖服。

主治：腰痛不能俯仰,打伤。

方六 回金汤(字正中)：回阳草 3 g,金丝岩托 6 g,纽子七 4.5 g,红花 4.5 g,草果 1 枚,烧酒半盏。

用法：上药用酒炖服。

主治：腰痛。

禁忌：酸冷豆子。

十七、水肿

方一 菖蒲叶(烧存性)6 g,滑石 24 g。

用法：共研细拌匀。每用温开水吞服 6 g,日服 1 次。

主治：水肿。

备注：① 石菖蒲粉对口腔有刺激性,上药宜装入胶囊,或包在饭团内,或麦面巴巴内服用。② 本方消肿力猛,体弱者慎用。

方二 木防己 9 g,苦蚕豆(虫吃蚕豆)30 g,加"四君子汤"(党参、白术、茯苓、甘草)。

用法：水煎后加米酒和糖服。

主治：水肿。

方三 白苎麻(根)15 g,木通、必提珠(野薏苡仁、根)、大荃麻(根)各 9 g,白豆腐 250 g,绿豆 15 g。

用法：用猪脚 1 支,与上药同煮吃,不放盐。

主治：水肿。

方四 大田螺4个,大蒜5个,车前子9g。

用法:共捣烂成饼,贴脐中,布包定。

主治:水肿。

方五 豆腐奶树皮30g。

用法:用根茎皮洗净同豆腐煮吃,不放盐。

主治:营养不良性水肿。

方六 新鲜鱼腥草30g,小枣11个。

用法:温水服之。

主治:专治水肿病。

方七 羊血豆腐汤(民间验方):羊血草60g,豆腐250g。

用法:煎服。

主治:水肿。

禁忌:盐。

方八 追风附子散(邓开选):马尾连3g,叶下花6g,虎掌草3g,松得罗6g,马附子(石灰制),小青藤根6g,大活麻根9g,防风9g,追风散6g,瓜蒌9g,防己6g,木通6g,拐杖牛膝9g。

主治:身痒骤然肿痛。

用法:浓煎服1～3剂,药腋可以洗肿部。

方九 臭牡丹根汤(赵国璋):臭牡丹根60g,牛蒡子30g,羊血草根90g,猪蹄1个。

用法:各药炖猪蹄肘吃。

主治:水肿。

方十 功能障碍水肿及急慢性肾脏炎全身高度水肿特效方:红芽大戟300g,大枣600g(要肥大者辟开)。

用法:将上两味药放在新大炒锅内(新大炒锅先炒烬后,用米汤煮,2小时方能用,用搪瓷器皿亦可,忌铜铁器皿)加水适量浓煎取汁3次,将取得之溶液过滤,浓缩为1 000～1 500 mL,给患者频频冷饮,两日内服完,服药期忌盐。

主治:功能障碍水肿及急慢性肾炎全身高度水肿。

备注:① 患者开始服药后即小便逐渐增多,药服完后肿亦消尽,无不良反应,不吐、不泻。有时微泻,对生理功能刺激不大,因此体质衰弱者,亦可使用。② 身体不太虚弱者,一服即痊愈,水消完后每日用红饭豆60g,花生米30g(不去红皮),大蒜(去皮)15 g,三种共同煮(微火)到花生米烂熟后加红糖适量连汁吃完,吃1周后即停止,很少复发。如身体太虚者,肿消后再以参苓白术汤、附桂八味汤交叉服用,并同时给以红豆饭合剂煮吃,1周后亦可痊愈。

十八、生殖系统疾病

方一 紫背鹿唧(鹿蹄草)6 g,红芽大戟 9 g,仙茅 9 g,锁阳 3 g。
用法:水煎服。
主治:滑精。

方二 气死石榴三四个,红糖适量。
用法:水煎服,连服二三次。
主治:睾丸疼痛。

方三 淫羊藿(根)15 g(羊油炒)。
用法:水煎服。
主治:肾虚阳痿。
备注:本方用的淫羊藿,系"红升麻",与中药淫羊藿不同。

方四 狗响铃根 30 g。
用法:水煎服。
主治:睾丸炎。

方五 五倍子 30 g,密陀僧 15 g。
用法:共研细末,分三四次开水调敷于阴茎上,敷数次即愈。
主治:滑精不止。

十九、汗症

方一 糯稻秧(干全草)、白头翁、浮小麦、龙眼肉各 9 g,红糖适量。
用法:水煎服。
主治:自汗、盗汗。

方二 包麦秆(玉米秆)内之芯。
用法:煎汤顿服,气虚加桂圆 15 g。
主治:止盗汗。

二十、风湿骨痛

方一 白鲜皮(金雀花,用干根皮)30 g,猪脚一只。

用法:将猪脚汤煮稠,视汤多少,加同样多的酒(汤酒各半),炖至猪脚烂透,去药渣,吃肉喝汤。

主治:风湿。

方二 秦归15 g,川芎6 g,拐杖牛膝6 g,小血藤3 g,杜仲3 g,羌活12 g,威灵仙9 g。

用法:水煎服。

主治:一般风湿。

备注:威灵仙,见《云南中草药》。

方三 竹子花9 g,酒500 mL。

用法:竹子花泡酒,3日后服。每晚睡前服3~15 g。

主治:风湿痛。

备注:虚者加口芪、秦归各15 g。

方四 冰片叶9 g,辣子面1.5 g。

用法:加酒炖热,擦痛处。

主治:风湿骨痛。

方五 胡椒1.5 g,红糖6 g,制附片、川乌、草乌各3 g,白芥子9 g,生姜250 g。

用法:前6味共研末,生姜捣汁,火炖收浓,拌药面为膏,俟温,外贴患部。每日用1次,视病情可连用二三次。

主治:寒湿气,小儿麻痹。

方六 (1) 续断、木瓜醋各适量。

用法:续断挖回,洗净,切片,放入木瓜醋炒。水煎服,药渣趁热敷患处。

(2) 透骨草(茎、叶)适量。

用法:加水煎稠,先熏患处,待水温时再洗患处。洗后服用(1)方。

主治:类风湿关节炎。

方七 紫荆皮9 g,映山红寄生15 g,当归9 g,大枣6 g,泡酒500 mL。

用法:每日2次,每次服10 mL。

主治：风湿性关节炎、类风湿关节炎、风湿瘫痪。

备注：本方为本县人民医院临床应用方。

方八 骨碎补 150 g,土牛膝 150 g,续断 150 g,公鱼藤 150 g。

用法：用白酒 3 kg 泡上药 1 周即可服用。日服 3 次,每次 10 mL。

主治：风湿跌打。

方九 豨莶草 500 g,公鱼藤 500 g,木瓜 150 g。

用法：切碎用白酒 3 L 浸 1 周即可服用。日服 3 次,每次 10 mL。

主治：风湿跌打。

方十 透骨箭(冬兰菊)适量,米酒适量。

用法：将药捣细,隔凡士林纱布外包。

主治：腰痛,风湿骨痛。

方十一 透骨箭根 30 g,白酒 500 mL。

用法：泡酒 1 周。每晚服 20 mL。

主治：风湿性关节痛。

方十二 野枝 1.5 g,万丈深 1.5 g,白酒 500 mL。

用法：泡酒 1 周,每晚服 20 mL。

主治：风湿腰痛。

禁忌：酸、冷、豆类。

方十三 蕨叶一枝蒿 6 g,叶下花 60 g,白叶舒筋 4.5 g,青木香 30 g,山胡椒 30 g,野八角 60 g,青阳参 30 g,伸筋草 30 g。

主治：风湿性关节痛,胸腹痛。

用法：将上药共研细末,每晚服 6 g 酒吞服。

方十四 毛叶大一支箭 3.6 g,白酒 500 mL。

用法：上药浸泡 3 个月每晚睡前服 15 mL,不能多服。

主治：风湿跌打,腰痛。

禁忌：生、冷、豆类。

方十五 九股牛 9 g,野枝 3 g,筋骨草□钱,小血藤 9 g,须红参 9 g。

用法：白酒 500 g,浸泡 3 日,每晚睡前服 15 mL。

主治：风湿跌打,肾虚腰痛。

方十六 大血藤 12 g,鲜桑寄生 15 g,野棉花根 9 g,骨碎补 12 g,茜草根 12 g,白酒 500 mL。

用法:将上药切细,白酒浸泡1周。每日2次,每次15 mL。

主治:上肢酸痛,风湿麻木。

禁忌:生、冷、食物。

方十七 川芎6 g,土三七15 g,血当归6 g,泽兰15 g,五味子根15 g,木通24 g,茜草15 g,白酒500 mL。

用法:白酒浸泡1周。日服2次,每次5~10 mL。

主治:腰痛,跌打散瘀,腰膝酸痛。

禁忌:酸、冷、豆类。

方十八 小白薇根30 g,小松球9 g,伸筋草30 g,大血藤30 g,白酒1 500 mL。

用法:白酒浸泡1周。睡前每次服15 mL。

主治:风湿跌打。

方十九 透骨箭根15 g。

用法:水煎服。

主治:风湿跌打、麻木。

方二十 大五爪龙根60 g,透骨箭根□两,小茜草根□两,续断□两,白酒1 kg。

用法:上药切细浸泡1周。日服3次,每次15~20 mL。

主治:风湿跌打,关节疼痛。

方二十一 黑骨头藤

用法:研细为末。用白酒炖热,外搽疼痛点。

主治:风湿骨痛。

方二十二 小荷包草□两,酸浆草□两。

用法:上二味药捣烂加白酒适量。炖熟去渣服,日服1剂,连服3次。

主治:风湿骨痛,浑身酸痛。

方二十三 猪肉250 g,胡椒3 g。

用法:日服1次,连服数次。

主治:风湿性关节炎,偏瘫。

禁忌:食盐。

方二十四 穿破石500 g,龙胆草150 g,甘草150 g。

用法:上药切碎加白酒1 000 mL,浸泡7日,取清汁备用。每日3次,每次

5～10 mL。

主治：风湿。

方二十五 穿破石 150 g,七叶莲 150 g,透骨草 150 g,土牛膝 90 g,续断 120 g,伸筋草 120 g。

用法：上药切碎加白酒 9 000 mL,浸泡 7 日后服用。内服每日 3 次,每次 5～10 mL,外擦患部。

主治：风湿。

方二十六 八角枫 0.6 g,青风藤 0.6 g,珠子参 0.6 g,拐杖牛膝 0.6 g,重楼 0.6 g。

用法：研粉用酒或温开水分 2 次吞服。

主治：风湿。

禁忌：酸、冷、豆类。

方二十七 忍冬藤 9 g,淫羊藿 9 g,桂枝 9 g,合欢皮 9 g,木防己 9 g,穿破石 9 g,仙茅 9 g,五加皮 9 g,甘草 3 g。

用法：水煎服。

主治：风湿。

方二十八 马甘蔗(骨死棍)30 g,挖耳草(兔耳风)30 g,红糖 30 g。

用法：白酒 500 mL,泡 3 日,睡前服 20～30 mL。

主治：风湿。

方二十九 白龙须皮 500 g,列当 1 000 g,石椒草 500 g,红升麻 1 000 g,野当归 250 g,白酒 10 L。

用法：上药泡酒。成人每服 40 mL,每晚 1 次。慎用。

主治：风湿。

禁忌：酸、冷、豆类、花椒。孕妇忌服。

方三十 映山红树寄生 15 g。

用法：① 风湿病：泡酒服或水煎服。② 痢疾：糖为引,水煎服。

主治：风湿。

方三十一 桂叶岩陀 15 g,独定子 6 g,黑草乌 3 g,杉松寄生 15 g,三分三 3 g,飞天蜈蚣 9 g,麻蛇七 9 g,牛头七 6 g。

用法：将上药捣碎或碾成粉,用白酒炖热敷患部或制成膏药贴于患部,每隔 3 日换药 1 次。

主治：风湿。

禁忌：患部破损禁用。

方三十二　披麻草(藜芦)6 g,岩七 6 g,紫花地丁 9 g,蜈蚣草 6 g,独定子 3 g,兰花参 6 g,千针万线草 9 g,穿破石 6 g,打不死 9 g,鞭打绣球 6 g,万丈深 6 g。

用法：将上药按配方加水 500 mL 煎至 100 mL,分 3 次服。

主治：风湿。

禁忌：酸、冷、豆类。

方三十三　水边对莲(水马桑)、大黄花叶(鼠曲草)各等量。

用法：鲜品捣碎,用酒排匀后加温贴敷患处,或用糯米白酒调和外敷。

主治：疼痛。

方三十四　青风藤 30 g,骨碎补 12 g,熟地 15 g,龙骨 15 g。

用法：水煎服,日服 1 剂。

主治：慢性骨髓炎。

方三十五　钻骨龙(又名野水粉子叶)。

用法：将叶晒干研为末,调好酒服下,成人每服 4.5 g,日服 3 次,神经麻痹者多服自愈。

主治：专治风湿麻木。

禁忌：娠妇忌服,忌酸冷。

方三十六　虎力追风散：制草乌 3 g,川乌 0.9 g,钻骨龙 3 g,鹅不食草 0.9 g,鹿衔草 1.5 g。

用法：从上 5 味研粉,用好酒吞服,每次服 9 g,早晚各服 1 次。

主治：专治风湿麻木。

方三十七　黄豆 60 g,酒曲 6 g(成人 1 日量 2 次吃完)。

用法：黄豆水泡后磨细,加水适量,连渣煮熟,将酒曲调入。须连续吃 7 日可痊愈。

主治：神经周围炎水肿、缺乏 B 族维生素水肿、脚气病水肿。

方三十八　肩关节痛多年不愈方：鸡蛋清,青菜子末。

用法：用鸡蛋清调青菜子末敷痛处,患处微起泡即愈。

主治：肩关节痛。

方三十九　风湿性两脚瘫痪奇效方：青松毛 500 g,童便数杯。

用法：加水用土锅一口煎汤熏洗双脚，洗 1 次就愈。
主治：风湿性两脚瘫痪。

二十一、劳伤

方一 臭七饮（民间验方）：臭皮树 15 g，小血藤 15 g，小黄连 3 g，三七 3 g。
用法：炖酒服。
主治：劳伤。

方二 青竹标酒（民间验方）：青竹标 6 g，牛头七 6 g，木瓜树根 9 g。
用法：炖酒热服。
主治：几十年跌伤、劳伤症。
禁忌：酸冷豆类。

二十二、癌症

方一 高锰酸钾、柏枝、雪上一枝蒿、砒石、雄黄、硫黄、石磺、硇砂各适量。
用法：先用清水洗净患处，再用浓高锰酸钾水洗，又用柏枝熏干，然后用雪上一枝蒿擦到发红为止，继用硇砂、砒石、雄黄、硫黄、石磺 5 种混合外敷，每日 1 次。
主治：鳞状上皮癌。

方二 通关散 30 g，臭灵丹 9 g。
用法：水煎服，每日 1 剂，分 3 次服。
主治：癌症。

方三 黄独（黄药子）。
用法：黄独 500 g 加 62 度白酒 2 000 mL，装入瓦瓶内密封口，蒸 3 小时左右，冷后连瓶放入冰水浸泡 7 日过滤备用。内服每日 50～100 mL，频饮。
主治：癌症。

方四 核桃枝 9 g，紫草根 9 g，益母草 6 g，板蓝根 6 g。
用法：水煎服，每日 1 剂，分 3 次服。
主治：癌症。

方五 洗碗叶 30 g。

用法：切碎水煎服，每日 1 剂，分 3 次服。

主治：白血病。

第五章
外科疾病

一、疗疮

方一 笋叶烧存性,研末。
用法:猪油调搽。
主治:黄水疮。

方二 凤尾草(叶)或黄泡(叶)或水马桑(叶),晒干研末。
用法:香油调搽。
主治:黄水疮。

方三 青香树(叶),硫黄粉。
用法:青香树叶晒干研末,以青香树末 3 份,硫黄粉 1 份,加凡士林(或猪油或香油)调成软膏。外搽患处。一般连搽三五次可愈。
主治:黄水疮。
备注:青香树又名干打老香,均为本县民间药名,其叶似苦参叶,生山坡、郊野。

方四 土藿香 30 g,菜油 30 g。
用法:藿香捣细用菜油浸泡外搽。
主治:黄水疮。

方五 雄黄粉。
用法:用消过毒的针刺破疱疹,撒上雄黄粉。
主治:蛇缠疮(带状疱疹)。

方六 菊叶一枝蒿(全草)适量。
用法:煎水洗,连洗 3 次可愈。

主治：猫眼疮。

方七 雄黄粉。

用法：用消过毒的剪子剪破猫眼疮，撒上雄黄粉。

主治：猫眼疮。

方八 桑白皮，晒干研细粉。

用法：桑白皮粉 5 份，加冰片粉 1 份，拌匀。撒布患处，用纱布包好。

主治：烂脚杆。

方九 用面糊草鲜叶。

用法：外贴。

主治：烂脚杆。

方十 南星、侧柏叶各适量。

用法：南星刮皮研末拔脓，继用侧柏叶粉外敷生肌收口。

主治：疮毒。

方十一 鲜车前草适量。

用法：煎水洗患处。

主治：疮毒。

方十二 水冬瓜树嫩叶。

用法：用水冬瓜树嫩叶数十张，置于土瓶内，用小便浸泡二三日，浸至叶子发黄后，先将疮面洗净，取出树叶铺四五层在疮面上，日换 1 次，10 余日痊愈。

主治：臁疮，俗名烂脚杆，一二十年不能治愈者。

方十三 生大黄末 3 g，鸡蛋一个。

用法：将鸡蛋顶端开一小孔内大黄末将手指浸入蛋内，包好浸一晚，二三次即愈。

主治：手指生蛇头疔。

方十四 臭灵丹叶。

用法：研细再加猪油、蜂蜜调敷数次即愈。

主治：锅巴疮。

方十五 绿叶杜仲：木本，其叶为绿色，类似山杜鹃叶，药用其叶。

用法：用时将叶捣细，再用鸡蛋的蛋白质（即鸡蛋清）中和拌匀即可使用。

主治：拔脓。

二、痈

方一 臭皮树叶子，凡士林。

用法：将臭皮树叶子晒干研细，用凡士林调成软膏。油膏涂于溃烂处，留下破口，用纱布封贴。

主治：疮痈。

方二 浙贝母 15 g，乳香 9 g。

用法：共研末，撒伤口。

主治：大疮或刀伤化脓，久不收口。

方三 龟板或鳖甲。

用法：任用上药一种，在火上烤黄，放入童便浸湿，取出再烤。如此反复 3 次，研末备用。撒患处。

主治：大疮久不收口。

方四 半枝莲、紫花地丁（如意草）、大散黄草各适量。

用法：上药洗净晒干，共研细末，用开水调敷患处。

主治：无名肿毒。

方五 重楼、白芷、野葡萄（根）各等量。

用法：共研末，用开水调敷患处。

主治：无名肿毒。

方六 重楼、白芷各等量，外加适量栀子。

用法：共研末，用开水调敷患处。

主治：无名肿毒。

方七 ① 外包药：石椒草，鲜品适量。② 内服方：十大功劳 15 g。

用法：① 外包药：捣烂，外包患指。② 内服方：水煎服。

主治：指头感染（鹅指、瘭疽）。

备注：石椒草又名羊不食草；十大功劳又名刺黄柏，见《云南中草药选》。

方八 滚脓丹：牙硝 30 g，明矾 30 g，水银 30 g，绿甘石 15 g，扫粉 15 g，月石 3 g，寒水石 3 g，朱砂 3 g，梅片 1.5 g。

用法：用牙硝、明矾、水银、绿甘石、扫粉照三仙丹升出，又用月石、寒水石、朱砂、梅片，后四味研细加入同前升出丹药。丹药研入小口瓶、以白棉蒂作燃条,黄蜡打过,上滚脓丹,将药条插入孔内,每日换2次,脓毒出完,自然生肌收口。

主治:各种瘫疽,孔小疮大,毒气不出。

方九 赤小豆30 g。

用法:赤小豆纳入酒中,五宿炒研成细末,以酒合涂可消。

主治:石疽。初起一小核,渐大如拳,坚硬如石。

方十 消核散:金头蜈蚣15 g,全蝎3 g,五倍子30 g,生半夏30 g,玄参、牡蛎、贝母、桔梗、夏枯草各90 g,甘草3 g。

用法:金头蜈蚣、全蝎、五倍子、生半夏,以上各药细末,用热醋姜汁调匀热敷上,内服玄参、牡蛎、贝母、桔梗、夏枯草、甘草,共细末,或炼蜜为丸,或服散剂,每服9 g,温开水下,每日2次可消。已溃者用荆芥一味(要连根下一段的),剪碎煎汤温洗良久,看烂处紫黑,用针刺去血,再洗二三次,用樟脑、雄黄等钱,麻油调敷上,出水次日再洗再敷,以愈为度。

主治:瘰疬日久,核结坚硬者。凡瘰疬延至胸前腋下及两肩,颈头不能转动,五六年不愈者皆治。

方十一 生多骨疽方:夕夕、酒、蜣螂。

用法:用夕夕细末兑酒服,每服3 g,每日服3次,外用蜣螂炙枯,不拘多少和麦面敷入孔内,一二日换,骨尽自愈。

主治:骨疽,疮中时出细骨者。

方十二 野生独辣蒜数个。

用法:捣如泥,醋炒后加酒热敷,一次即愈。

主治:两腿肿大疼痛,无名肿毒者。

方十三 毒痈神效方:狼毒、草乌、南星、半夏各等分。

用法:上药为末用猪脑拌敷,大毒痈初起者敷一二次即愈。

主治:毒痈。

三、乳腺炎

方一 露蜂房3 g。

用法:烤黄研细,酒吞服。

主治:乳腺炎初起。

方二 核桃 1 个,白酒 30 mL。

用法:核桃烧存性,淬酒内密封,待冷,一次服完,服后睡一觉即愈。

主治:乳腺炎。

备注:病在 3 日以内照上方服,病延至 3 日后用量加一倍。

方三 通光散、臭树皮各 15 g。

用法:水煎服。

主治:乳腺炎。

方四 通光散、石椒草各 15 g。

用法:水煎服。

主治:乳腺炎。

方五 黄花倒水莲、石椒草各 15 g。

用法:水煎服。

主治:乳腺炎。

方六 ① 内服方:露蜂房 1.5 g。② 外用方:杉松根、青骨藤、山乌龟各适量。

用法:① 内服方,研末,白开水送服。② 外用方,共研细,鸡蛋清调敷患处。

主治:乳腺炎。

方七 紫花地丁(犁头草)15 g。

用法:切细水煎,滴酒服。

主治:乳腺炎。

备注:适用于乳腺炎初起。

方八 犁头草、蒲公英、白花蛇舌草各 9 g,半枝莲、重楼各 6 g。

用法:水煎,滴酒服。

主治:乳腺炎(适用于乳腺炎进展期)。

方九 小荨麻尖、马鞭草、车前草全草各 30 g 鲜品。

用法:取上药共捣细,纱布绞取鲜汁,点酒服。药渣外敷。

主治:乳腺炎初期未化脓、痈疽疖肿。

方十 狗黄瓜全草。

用法:全草捣绒包敷患处。

主治:乳腺炎。

方十一 露蜂房 9～15 g。

用法：远距离微火烤脆，碾细。水吞服后再服酒一小口。

主治：乳腺炎。

方十二 车前草(全草)、马鞭草叶、小荨麻(全草)各适量。

用法：① 鲜品捣烂，取汁一小杯，开水冲服，药渣敷包患部。② 干品，上药各15 g，水煎服，滴酒为引，日服1剂。

主治：乳腺炎。

方十三 紫花地丁粉(犁头草)适量。

制作：全草洗净，晒干研粉过筛。

用法：热水调成糊状趁热敷患处。

主治：乳腺炎。

方十四 楼台夏枯草15～30 g。

用法：水煎服。

主治：乳腺炎。

方十五 全蝎饮：全蝎9 g，金头蜈蚣3条，皂角刺9 g，僵蚕9 g，蜂蜜60 g。

用法：分次调服。

主治：治疗乳腺癌及一切无名肿毒，初期能消肿止痛，已化脓者能促其溃破出头，甚有效验。

方十六 连翘6 g，荆芥6 g，防风9 g，甲珠6 g，牛蒡子9 g，炒芩6 g，桂枝9 g，沙参9 g，烧豪猪刺3 g，蒲公英6 g，甘草3 g，炒连2.1 g。

用法：生姜、大枣引。

主治：乳痈。

四、瘿瘤

方一 毛叶乌椎(鲜全草)适量。

用法：捣烂，红瘤加红糖，白瘤加白糖，调匀外敷。

主治：红白瘤。

方二 天茯苓(罗汉松寄生)30 g，地瓜叶寄生10个，黄花香15 g，海带30 g。

用法：炖猪心肺(连气管)服，每日2～3次。

主治：甲状腺肿。

方三 枯瘤散：轻粉、白砒、白胡椒、白及、核桃肉各 3 g。

用法：将上药细末，即陈醋调成糊状，涂于瘤子的顶上，涂上之药如干，可随时涂醋以湿之，药掉，依前法再涂药至 20 余日，瘤子即萎缩下来，此时患部如封合而流水者，可于患部撒萨膜散、白及、白蜡细末各等钱或撒净白糖，靠其功能自然封合而痊愈，用药后几日内发现肿胀，轻的疼痛，再过 7 日肿胀可以消失而瘤子皮色干燥，瘤子自然脱落。

主治：各种瘤子、肉瘤、血瘤、粉瘤、翻花瘤等。

方四 治瘰疬即消方：生半夏 3 g，鲜蒲公英 3 g，陈醋。

用法：初起者陈醋熬至滴水成珠，加生半夏、鲜蒲公英调匀敷之，每日一换，五六日消散。

主治：瘰疬。

方五 生枯草、金银花、蒲公英各 15 g。

用法：用酒水煎当茶服。

主治：瘰疬。

方六 治恶核方：熟地 15 g，真鹿胶 9 g，好肉桂 3 g，麻绒 6 g，蒲公英 9 g，甘草 3 g，炮姜 6 g。

用法：水煎服，服后饮酒一二杯，若虚弱者可加姜桂或加附子。

主治：恶核。大者为恶核，小者为痰核，初起以石疽相同，毒根最深，却不易溃出，溃时忌贴凉膏服凉药，用大田螺、鲜蒲公英捣敷之，内服阳和汤，可消，忌开刀。

方七 斑蝥饮：斑蝥 4 个（去足翅）。

用法：用消毒白布包紧，同大枣 30 g 同煮服。

主治：鼠蹊淋巴腺肿（俗称回丹），服后勤排小便，其肿即消。

方八 甲状腺肿大方：水冬瓜树花 15 g，猪喉管 1 个。

用法：剁细蒸上数次即愈。

主治：甲状腺肿大。

五、疣（瘊子）

方一 续随子。

用法：用针刺破猴子，再用续随子（干子，去外壳）擦患部。

主治：疣(瘊子)。

方二 荸荠果(适量)。
用法：洗净，去皮，经常涂擦患处。
主治：多发性寻常疣(瘊子)。

六、癣

方一 鱼眼草(干全草)、硫黄各等量。
用法：共研细，用菜油调搽。
主治：一般癣及脓疱癣。

方二 红半夏(新鲜块根)适量。
用法：切开，外擦患部，擦后削去1片再擦，连擦数次。
主治：汗斑、小儿铜钱癣。
备注：本有剧毒，只供外用，不能内服。

方三 狼毒9g，密陀参9g。
用法：二味研细，包在包子内蒸。
主治：鹅掌风。

方四 治癣良方：藜芦30g，花椒6g。
用法：研细，猪油拌，搽顽癣奇效。
主治：癣。

七、紫白癜风

方一 黑附片、硫黄、干茄蒂各等量。
用法：共研细末，用生姜汁调匀，再用白布包好擦患处。
主治：紫癜风，白癜风。
备注：紫癜风和白癜风都生在皮肤上，遇热则痒，改变颜色。

方二 银翘散加淡豆豉、生地、牡丹皮、大青叶、玄参。
用法：水煎服。
主治：紫癜。

方三 生地，鳖甲，白芍，升麻，紫草根，阿胶。

用法：水煎服。

主治：紫癜。

方四 大枣 20 g。

用法：水煎服。

主治：紫癜。

方五 小蓟 50 g，茅根 60 g，炒栀子 15 g，茯苓皮 50 g，冬瓜皮 50 g。

用法：水煎服。

主治：紫癜。

备注：有血尿者加黄柏。

方六 白芍 25 g，甘草 10 g，五灵脂 15 g，蒲黄 15 g，木香 10 g，炒地榆 15 g。

用法：水煎服。

主治：紫癜。

八、疹

方一 菊叶一枝蒿、苦参各适量。

用法：水煎，去渣，外洗。

主治：过敏性皮炎。

方二 五叶草、九里光各适量。

用法：水煎，去药渣，外洗患处。

主治：过敏性皮炎。

方三 石椒草 9～15 g。

用法：水煎服。

主治：过敏性皮炎。

方四 菊叶一枝蒿（鲜品）适量。

用法：揉绒，压取自然汁，涂搽患处。

主治：神经性皮炎。

方五 洗碗叶、九里光（茎、叶）各适量。

用法：水煎，取浓汁外洗。

主治：皮肤过敏。

方六 癞头园子。

用法：晒干研末。取药末适量，用猪油调匀，新布包好，火烘俟温，外擦。每用一二次即愈。

主治：干癣子。

备注：① 癣头园本县民间也叫"狗核桃"，外地又叫"白花蔓陀罗"，与《云南中草药选》介绍之白花蔓陀罗相像，两者具同样毒性。参看《南方主要有毒植物》"蔓陀罗"注一。② 本品有大毒，本方只供外用，不能内服。

方七　明矾 4.5 g，陈皮 9 g，青蒿 15 g，花椒 15 粒。

用法：煎水洗患处。

主治：湿疹、皮肤瘙痒。

方八　救军粮叶尖 30 g，小枣 30 g。

用法：水煎服。

主治：荨麻疹、皮肤瘙痒。

方九　洋桂花二份，苦一枝蒿一份。

用法：上两味药熬膏外涂患处。

主治：黄癣，牛皮癣，神经性皮炎，湿疹。

方十　热痱草 9 g，马鞭草 9 g，羊蹄草 9 g，苦参 9 g，辣蓼 9 g，金银花 9 g，黄连 6 g，甘草 3 g。

用法：水煎服。

主治：荨麻疹。

方十一　野荆芥 15 g，石椒草（闪草）15 g，田基黄 15 g，穿山甲 9 g，刺天茄根 15 g。

用法：水煎服。

主治：过敏性皮炎。

方十二　花蚁虫（全蝎）。

用法：花蚁虫 20 支，用 75% 乙醇 50 mL 浸泡 5～7 日，每日擦 1 次，若起血泡应即停药。一般外擦一二次即愈。

主治：神经性皮炎。

备注：此虫有毒，捉后洗手。

方十三　狗核桃（全草）适量。

用法：全草适量，洗净捣碎，用 75% 乙醇浸泡 1 周，擦患处。

主治：神经性皮炎。

方十四 木鳖子3g,大枫子3g,蛇床子3g,水银1.5g,信土1.5g,核桃肉1枚。

用法:共乳细布包,在手掌心内揉,边揉边用鼻闻,数日即痊愈不复发。

主治:严重性全身顽固皮肤病,久治不愈者。

方十五 狗纽子叶揉搽,内服人参败毒散加黄连即愈。

主治:荨麻疹。

九、肛肠疾病

方一 猪苦胆(或鸡苦胆),熊胆。

用法:洗净肛门,搽上药,一般连搽数次即愈。

主治:脱肛。

方二 肉防风(鲜根)9～15g。

用法:水煎服。

主治:疝气。

备注:肉防风,又名金锁匙。

方三 ① 虎杖根30～60g。水煎服,日服1剂。② 雪上一枝蒿,适量。研末调鸡蛋清外搽。

用法:① 虎杖根水煎服,日服1剂。② 雪上一枝蒿研末调鸡蛋清外搽。

主治:痔疮。

备注:上二方,可单独使用任何一方,亦可交换使用。

方四 地石榴(用果或根、茎,果效好)9～15g,冰糖30～60g。

用法:水煎服。

主治:痔疮。

方五 狗香橼青刺尖。

用法:取嫩枝及叶,晒干,研细粉,炼蜜为丸,每丸重6g。每日早晚各服1次,每次服1丸,持续服用。

主治:痔疮(内外痔),大肠下血。

备注:狗香橼青刺尖又名猫胡子花,见《云南中草药》。

方六 刺黄连9g,炒黑姜6g,炒枳壳12g,炒翻白叶根15g,醋炒侧柏叶30g,炒槐果15g。

用法：水煎服。

主治：痔核，脱肛，便血。

方七 炒续断60 g，炒枳壳30 g，炒刺果30 g。

用法：水煎服。

主治：脱肛，疝气，子宫下垂。

备注：单独使用1～2味均可，3味同用更佳。

方八 盐水炒刺果15 g，盐炒小茴香子9 g。

用法：水煎服，日服1剂，连服5～7剂。

主治：疝气。

方九 狗屎兰花(开白花者较佳)9～15 g，荔枝7个(连核研碎)。

用法：煎服，日服1剂。

主治：疝气。

方十 路边菊9 g，荔枝5个。

用法：煎服，日服1剂。

主治：小儿疝气。

方十一 仙鹤草根15～30 g，荔枝核7个(研碎)。

用法：水煎服，日服1剂。

主治：疝气。

方十二 蕨叶一枝蒿15 g，重楼9 g。

用法：上两味药用白酒60 g拌匀，隔水炖至酒剩30 g时一次服完。

主治：内痔便血。

方十三 鲜续断根皮15～30 g。

用法：用红糖适量炒上药至焦状备用，水煎服。

主治：脱肛。

方十四 马鞭草根9 g，续断15 g，仙鹤草根15 g，透骨草9 g。

用法：水煎服，红糖为引。

主治：疝气。

方十五 ①万丈深4.5 g，豆瓣草15 g。②鱼眼草9 g，五瓣草15 g，须红参15 g。

用法：水煎服，白酒为引。

主治：脱肛。

备注：上两方先用①方2剂后，再用②方2剂，如不回缩可反复交替使用。治愈病例较多。

方十六 桑叶，槐叶，九里光叶，野花椒叶。

主治：脱肛。

用法：上药煎汤后乘热气熏洗患处。

方十七 鸡枞胆15 g，八月瓜1个。

用法：炖猪脚吃。

主治：疝气。

方十八 蕨叶一枝蒿（根）15 g，重楼9 g。

用法：上药用白酒1 L，隔水炖，剩酒30 mL时，连渣内服。

主治：内痔，便血。

方十九 鹅奶菜、九里光少许。

用法：水煎服。

主治：内痔，便血。

方二十 刺珠30 g，碎新布3 g。

用法：水煎内服，每日1剂。

主治：内痔，便血。

方二十一 槐树寄生30 g，生地12 g，砂仁9 g，地石榴根二层皮30 g，糯米30 g。

用法：水煎服，日服1剂。

主治：内痔，便血。

方二十二 䗪虫，俗名臭庇虫几十个。

用法：用针刺出肚底上白浆涂搽即愈。

主治：肛门溃烂，痔疮。

方二十三 虎掌草根3根。

用法：研细成饼，蒸熟后单独吃。

主治：能治大肠下血，多年不止者。

十、鸡眼

方一 取桤依树皮或桤依果。

用法：水煎去渣,浓缩成膏,再用黄鳝藤干叶研末拌入成膏药,贴患部。

主治：鸡眼。

方二 壁虱二三个。

用法：先将鸡眼用温水泡软,割去外面厚皮,至出血为止,取壁虱二三个,压破涂患部。

主治：鸡眼。

十一、脱发

方一 紫草(根)15 g。

用法：晒干研末。拌香油调涂。如黄水过多,可用干末撒布。

主治：秃疮(又名癞痢)。

方二 石龙芮(鲜全草)、白酒各适量。

用法：捣烂如泥,分次涂搽。

主治：秃发。

备注：① 本方曾治愈多例。亦可治牲畜掉毛症。② 秃发,俗叫"鬼剔头"。

第六章
妇科疾病

一、月经病

方一 金雀花(根皮,去外层粗皮)干品30 g或鲜品60 g。

用法：炖鸡或猪肉吃。

主治：月经延后,白带过多。

方二 火把花(又名搔痒树)。

用法：水煎加红糖适量,点酒为引,温服。

主治：月经不调。

方三 珠子参9 g,毛叶大一支箭3 g,侧柏叶炭9 g,小一支箭3 g。

用法：水煎服。

主治：月经不调,红崩白带。

方四 大红袍根干粉30 g。

用法：取鸡蛋一个敲入碗内加药粉调,再加红糖适量,蒸服,连服3日。

主治：月经不调。

方五 仙鹤草15 g,赤地榆9 g,侧柏叶9 g,石花9 g,小五爪龙根9 g,白茅根9 g。

用法：水煎服,点酒为引。

主治：月经过多。

方六 兰心七汤(字正中)：当归9 g,肉桂9 g,兰心七12 g,莪术15 g,红天麻12 g,月月红12朵,鼻管草7节,白胡椒4.5 g,草果仁1个,白酒汁6 g。

用法：煨透睡时服。

主治：月经不调。

禁忌：酸冷辣子。

方七 绣球花汤（邓开选）：绣球花15～30g。

用法：用铜锅炒先用童便炒后用酒炒。

主治：通经。

方八 续断9g,茜草9g,小红藤（滑藤）9g,大血藤9g,鸡血藤9g,金花果3g。

用法：水煎服,点酒为引。

主治：月经不调。

方九 荠菜15g,仙鹤草9g,马鞭草9g,陈艾9g,甘草9g。

用法：水煎服。

主治：月经不调。

方十 益母草适量。

制作：全草洗净切碎,煮3次滤液,用文火浓缩成清膏,加入等量蜂蜜。

用法：每日1～2次,每服9g,温开水送服。

主治：痛经。

方十一 鸡肝散（四方蒿、石胆草）30g,红糖为引。

用法：水煎服。

主治：妇女经闭。

二、崩漏

方一 棕叶一匹,烧存性,灶心土30g,开水泡。

用法：用灶心土澄清液吞服棕叶炭末。

主治：妇女崩漏。

方二 甜牛膝15g,紫草30g,白糖30g。

用法：水煎服。

主治：妇女血崩。

方三 生地9g,当归9g,川芎6g,白芍9g,映山红寄生（血黑者用童便炒,血红者用红糖炒）15g,地石榴根（用入土部分）6g,延胡索（炒）6g,茜草根（炒）6g,血余炭1.5g。

用法：水煎服。

主治：妇女血崩。

备注：映山红又名马缨花，见《云南中草药选》。这里用其寄生草。

方四 鸡冠花花冠 30 g。

用法：将花冠焙干研细，糖开水吞服或蒸糖鸡蛋吃，每服 6 g，本品有红、白花二种，血崩用红色，白带用白色。

主治：红崩，白带。

方五 棕树花 30 g，胡椒 3 g。

用法：水煎服，红糖为引。

主治：月经过多，血崩，产后流血不止。

方六 小漆树果 15 g，韭菜 150 g。

用法：先将韭菜煮水去渣，加漆树果煎汤，加酸醋适量，或杨梅酱少许，煨服。

主治：血崩。

方七 河边杨柳须根 15 g。

用法：晒干碾粉，一次吞服。

主治：月经倒流。

方八 山楂 500 g，陈棕炭适量，糖 60 g。

用法：山楂焙干去核，加红糖炒焦研粉，与陈棕炭混合，开水吞服。每次 1~6 g，早晚各服 1 次。

主治：血崩。

方九 白龙须（白薇）90 g，秦归 60 g，荔枝肉 30 g，槐角 30 g。

用法：炖子母鸡服 1~2 次。

主治：血崩。

方十 臭牡丹根 30 g。

用法：煎服，酒引。

主治：血崩。

方十一 回龙汤（茶志中）：大红参 6 g，白牛膝 9 g，倒回龙 6 g，木通 6 g，益母草 9 g。

用法：煮服用砂糖米酒引。

主治：妇女娠伤下血。

禁忌：酸冷，豆类。

三、带下

方一 熟地 9 g,当归 9 g,川芎 6 g,白芍 9 g,牡丹皮 9 g,映山红寄生(红糖炒)15 g,冰片叶(醋炒)6 g,地石榴根(用入土部分)6 g。
用法:水煎服。
主治:妇女白带。
备注:冰片叶又名大风艾,见广州部队编《常用中草药手册》。

方二 黄栗树皮 15 g,砂仁 3 g。
用法:炖乌骨鸡吃。
主治:白带。

方三 芡实白贝散(王泽沛):芡实 30 g,白果 30 g,元贝 4.5 g,薏苡仁 30 g。
主治:白带。
用法:将上药研细每日 2 次,每次 1~6 g,白糖开水服,如每次能加鸡蛋清 1 枚调服尤佳。
禁忌:乌头。

四、生产

方一 垫子叶(芘菜巴巴叶、土黄芪)鲜品 15 g,加头发 7 棵。
用法:煎水,加酒半小杯(10 mL)服。
主治:助产。

方二 苎麻根白皮 60 g,猪蹄 1 支。
用法:共炖至猪蹄烂,炖好后去药,将猪蹄和汁吃完,不放盐,服后水肿渐消,如系子肿消后易产。
主治:功能水肿及妊娠子肿。

五、产后诸疾

方一 金雀花(鲜根)30 g,白苎麻(鲜根)30 g。

用法：炖鲜猪脚吃。

主治：孕期下肢水肿及产后水肿。

方二 紫茉莉(鲜根)1～60 g,小公鸡或壮母鸡 1 只,砂仁、胡椒各 1.5 g。

用法：紫茉莉鲜根洗净,去皮及心,切片,与鸡同炒黄,放盐,按炒黄焖鸡办法煮熟,吃时加砂仁、胡椒粉,视食量分数次吃完。并视病情连用二三剂。

主治：妇女产后血虚,崩漏后血虚。

备注：① 紫茉莉又名胭脂花、粉角花,见《云南中草药》。② 本方采用开红花的紫茉莉。③ 个别患者,服后如有过敏反应,遍身起风疙瘩,可喝新鲜淘米水解。④ 孕妇忌服。

方三 熟地 9 g,当归 9 g,川芎 6 g,白芍 9 g,党参 9 g,白术 9 g,牡丹皮 9 g,延胡索(炒)6 g,茜草根(炒)6 g,冰片叶(醋炒)6 g,映山红寄生(尿炒)15 g,扁柏(侧柏)寄生 15 g。

用法：水煎服。

主治：小产后流血不止。

方四 蚂蚱窝(桑螵蛸)3 个。

用法：烧存性,研末,用酒吞服。

主治：产后腹痛。

方五 焦渣(捣细)30 g,骨炭末 9 g。

用法：先煨焦山渣 3 次并汤汁,冲服骨炭末。

主治：产妇急性腹泻。

方六 金雀花(根内皮)15～30 g,砂仁、胡椒各 1.5 g,鸡肉(或猪肉、猪脚)适量。

用法：将鸡肉(或猪肉、猪脚)煮熟,放入金雀花根皮煮透,服时放砂仁、胡椒粉。服后尿多肿消。

主治：虚肿,水肿,产后水肿。

备注：金雀花根皮又名白鲜皮。

方七 老草根一蓬。

用法：水煎点酒服。

主治：产后流血多,子宫收缩疼痛不止。

方八 土牛膝根 21 g,桂圆 21 g,干柿饼 15 g,大枣 15 g。

主治：习惯性流产。

用法：流产后水煎服。

方九 红泽兰(散血丹)9 g,小血藤 15 g。

主治：妇女产后血虚、心悸、子宫缩痛。

用法：水煎服,点酒为引。

方十 土牛膝根 21 g,桂圆 21 g,干柿饼 15 g,大枣 15 g。

用法：流产后水煎服。

主治：习惯性流产。

方十一 羊巴巴叶(土黄芪)30 g。

用法：蜜炙,水煎服,日服 1 剂,连服 7 日。

主治：习惯性流产。

方十二 园麻根 15 g,藕节灰 9 g,桑寄生 15 g。

用法：煎服,日服 1 剂,糖引。

主治：习惯性流产。

方十三 羊蹄甲寄生 9 g,小红参 3 g,打火草 6 g,臭皮根 6 g,松果 6 g,炙益母草 3 g。

用法：水煎,空腹服,糖引；流产者加倒回龙(黄锁梅倒根)、白薇各 2~9 g。

主治：产后损伤,先兆流产。

方十四 通光散 30 g,红糖引。

用法：水煎服。

主治：产妇乳汁缺乏。

方十五 黄花倒水莲 30 g 或大叶万丈深 30 g。

用法：炖鸡吃。

主治：产妇乳汁缺乏。

方十六 独参汤(王国富)：洋参 6 g。

主治：产后失血不止,小腹不刺痛,神昏虚脱。

用法：浓煎用人奶服。

禁忌：实热者出血不多者慎用。

方十七 独圣散(王国富)：山楂肉 30 g。

用法：炒糊,合烟尽用,醋煨透加入红糖 15 g 炖服。

主治：产后恶露不尽时时见血,小腹胀满有形块者。

方十八 小苏红汤(字正中)：小血藤 3 g,苏合 12 g,红花 3 g,石碎补

15 g,天麻 9 g,龟板 15 g,甘草 3 g,木通 4.5 g,白酒汁 30 g,胡糖 9 g。

用法:煨服。

主治:小产后小腹刺痛。

禁忌:干鱼,辣子,豌豆尖,油粉。

六、杂病

方一 益母草全草 30 g,血风草根 30 g。

用法:先将 2 味浓煎取汁,用药汁煮鸡蛋 1 个,煮熟加红糖适量,连蛋带药汁吃完,每日 1 次,连吃 3 日。月经不调、不孕、经期服。

主治:月经不调,痛经,月经过多,血崩,白带多,漏胎,不孕。

方二 金不换(水地榆)9~15 g,桂圆肉 15 g,胡椒 30 g。

用法:泡酒服,每逢经期服 1 剂,连服 3 个月。

主治:不孕症。

方三 棉花根 30 g,红糖适量。

用法:水煎服。

主治:子宫脱垂。

方四 棕树心 15 g,大麻子(叶)生熟各半。

用法:棕树心水煎服,大麻子叶捣敷百会穴。

主治:子宫脱垂。

方五 天冬 9 g,白泽兰 6 g,大泽兰 9 g,土连翘 9 g,小泽兰 9 g,野秦归 9 g。

用法:水煎服。

主治:子宫脱出。

方六 七叶莲(皮叶)。

用法:洗净乘湿刮去粗皮,将内皮晒干碾粉加入适量香油拌匀备用。用七叶莲叶煎汤洗后涂患处。

主治:子宫脱出,脱肛。

方七 臭牡丹 15 g,灯笼花 15 g,野辣子 15 g。

用法:上药用鸡汤炖服。

主治:子宫脱出,脱肛。

方八 野薄荷 60 g,艾叶 60 g。

用法:煎汤熏洗患处。

主治:子宫脱出,脱肛。

方九 黑黄豆 45 g,无花果 45 g,牙齿草 45 g,四叶草 45 g。

用法:猪大肠炖服,剂数按病情而定。

主治:子宫脱出,脱肛。

备注:如用上方后浑身发痒,可用鲜飞天蜈蚣汁搽;出疹,用飞天蜈蚣加土藿香外搽。

方十 骨碎补 9 g,何首乌 9 g,鹅不食草(楼台夏枯草)6 g,蜈蚣草(竹节草)6 g,肾炎草(合欢树)1.5 g。

用法:水煎,炖肉或炖鸡蛋服。

主治:子宫脱垂。

备注:本方适宜慢性病患者。

方十一 小肾子 9 g,万丈深 9 g,打火草 3 g。

用法:研粉,配瘦肉蒸服(不放盐)。

主治:子宫脱垂。

方十二 紫花地丁 30 g,倒钩刺根 30 g。

用法:水煎服。

主治:子宫脱垂。

方十三 子宫脱出良方:妇女头发一团,白矾少许。

又方:次龙须草粉 1.5 g 酒吞服,子宫即收复。

用法:先将头发开水消毒煮洗干净后,包白矾于发内,塞入阴道内,数次即收复。

主治:子宫脱垂。

方十四 猪肝(或牛、羊、驴肝)适量。

用法:肝煮熟剪成圆柱形(直径约 1.6 cm,长 3～7 cm),一头用线拴紧。将猪肝放入阴道,留线在外,3 小时换 1 次,3 次后症状即显著减轻。

主治:阴道滴虫病。

方十五 迎春花(茎、叶),猪肝或鸡肝适量。

用法:用迎春花煎水洗,每日 1 次,洗后用煮熟的猪肝或鸡肝切片塞入阴道内,1～2 小时换 1 次,三五次即愈。

主治：阴道滴虫病。

备注：迎春花又名金梅花，见《云南中草药》。

方十六 野连翘虫(包)15～24 g,冰糖引。

用法：水煎服,隔日 1 剂。

主治：子宫颈炎。

七、避孕、绝育

方一 蚕纸一平方尺,指甲花籽(凤仙花)6 g,卷柏 6 g。

用法：新瓦焙干,研末,加酒少许吞服,经后 2～5 日服用。

主治：避孕。

方二 公火麻花 9 g,肺心草(百解)15 g,野花椒籽 6 g,狗屎苞谷花 9 g,蚕纸一张适量,麝香 1 g。

用法：研粉或水煎服,经前 3 日,经后 3 日,日服 1 剂,连服 3 个月。

主治：避孕。

方三 铁扫把子 15 g、火麻仁 15 g。

用法：在经后 3 日炖肉吃或水煎服。

主治：绝育。

第七章 儿科疾病

一、麻疹

方一 紫草(全草)1 500 g,甘草250 g。
用法:水煎服(大锅药100人量)。
主治:预防麻疹。

方二 绿豆、饭豆、黑豆各500 g。
用法:水煎服(大锅药100人量)。
主治:预防麻疹。

方三 苏叶3 g,桔梗3 g,甘草3 g,红花1.5 g,升麻3 g。
用法:煎服加糖适量,10岁以下酌减。
主治:麻疹。

二、百日咳

方一 硼砂3 g。
用法:炒后研末。冲鸡蛋花吃。
主治:百日咳。

方二 蚂蚱7个。
用法:水煎服。
主治:百日咳。

方三 三七粉1.5 g。
用法:冲鸡蛋花吃。

主治：百日咳。

方四 大蒜 6～7 瓣。

用法：捣烂用开水泡，去渣，加适量白酒服。

主治：百日咳。

方五 鸡（或鸭、鹅、猪）苦胆加白糖。

用法：冲开水服。

主治：百日咳。

方六 曲莲 2.4 g，玉带草、梨树寄生各 15 g。

用法：水煎服，每日 1 次。

主治：百日咳。

方七 天冬、麦冬、百部、甘草各 6 g，马尾黄连 3 g。

用法：煎服，加蜂蜜适量为引。

主治：百日咳。

三、肺炎

方一 吉祥草 9 g，石椒草 6 g，雪里梅 3 g，八爪金龙 6 g。

用法：水煎服。

主治：小儿肺炎。

方二 黄蜡，草纸（一张纸的三分之一）。

用法：把草纸铺开，将纸的三分之二用黄蜡涂上，卷成喇叭状的纸筒，光纸的一端为大头，蜡纸的一端为小头，大头筒口比肚脐眼稍大。然后将纸筒罩在肚脐眼上，筒的大头紧贴肚皮，用手扶住，用火将纸筒的小端点着，侯纸筒的有蜡部分燃烧完，将剩下的纸筒取下，可见纸筒内有或白或黑或红，或 3 色混杂的渣子沫子，病即退。如体质虚弱者，可喝一杯冰糖开水调理。

主治：小儿急慢惊风。

四、小儿泄泻、便秘、腹部气胀

方一 大荷包草 9 g，小荷包草 9 g，人奶适量。

用法：人奶蒸服。

主治：小儿单纯性腹泻。

方二 杏叶防风根皮3～15 g。

用法：捣碎根皮加童便适量，蒸服。

主治：小儿呕吐腹泻。

方三 马蹄香全草9 g,杏叶防风9 g,炒糊米6 g。

用法：水煎服。

主治：小儿消化不良,泻绿色粪便。

方四 赤地榆4.5 g,翻白叶4.5 g,鸡腰草根4.5 g,夏枯草4.5 g,紫花地丁4.5 g。

用法：煎服,每日1剂。

主治：小儿消化不良,腹泻。

方五 赤地榆6 g,翻白叶6 g,丁香1.5 g,草血竭6 g。

用法：煎服,日服1剂。

主治：小儿消化不良,腹泻。

方六 炙甘草6 g,干姜6 g,党参15 g,茯苓6 g,炒白术6 g,炒当归6 g,炒白芍6 g,川朴4.5 g,枳实4.5 g,炮玉果4.5 g,樱粟壳0.9 g,砂仁1.5 g,白蔻1.5 g。

用法：水煎服,日服1剂。

主治：小儿慢性消化不良,腹泻。

方七 红参(或白参)9 g,研细生石膏30～60 g,生知母9 g,生甘草6 g,饭米15 g。

用法：日服1剂,服1～2剂,症状缓解后停服此方,随症善后调治。

主治：小儿急性腹泻(喷射性呕吐、腹泻剧烈、唇、舌干燥、大喝,狂躁,发热,喘急,脱水等症)。

方八 鸡蛋1个,糖鸡屎1.5 g。

用法：取鸡蛋1个打破,用一半煎成饼,饼上涂糖鸡屎,趁温贴肚脐,用布包好,约贴2小时,屁放通,病即愈。

主治：小儿腹部气胀。

方九 虎掌草汤(王国富)：虎掌草全草1棵。

用法：新鲜的草一棵煨汤服。

主治：小儿腹胀,大便不通,热不退。

方十 金汁饮(赵国璋)：金墨虫 7 个(即麦杆虫)，射香 0.03 g，乳汁 1 牛眼杯。

用法：煨服。

主治：小儿大便不通，发热而惊。

方十一 石硫黄、绿豆糯米。

用法：用石硫黄放纸上，在火上溶化后，用绿豆糯米同炒，做成小丸如绿豆大。每服数丸即止。

主治：小儿久泻不止。

五、小儿疳积

方一 地珍珠(苍蝇网的地下球根)。

用法：1 岁以内小孩，用干根 1 颗研细末，擦奶头，让孩子于吃奶时吞咽。2～3 岁，用干根 3～5 颗；3～5 岁，用干根 5～7 颗，研细粉，炖肉圆子吃。连用 3～4 次。

主治：小儿疳积。

备注：苍蝇网又名茅膏菜，见《云南中草药》。

方二 猫耳草 3 g，草果子 7 粒。

用法：水煎服。

主治：小儿疳积。

备注：本方还可治痢疾、腹泻，用法同上。

方三 屎鸪鸪 1 只，冰糖适量。

用法：屎鸪鸪去毛及肠肚，放入冰糖，炖熟吃。

主治：小儿疳积。

方四 鸡肝散(干叶去毛，研末)3 g。

用法：加鸡肝或羊肝蒸熟吃，可多吃几次。

主治：小儿疳积。

备注：① 本方在巍山城区附近应用多，疗效好。② 鸡肝散又名石胆草，见《云南中草药选》。

方五 本地蛤蚧。

用法：去头足焙干、研细，拌饭吃或烧吃。每次用一二个，连服数次。

主治：小儿疳积。

方六 毛叶乌椎、蒲公英、杏叶防风、鸡刺根（均用干根）各 3 g。

用法：共研细末，分 4 份，每次 1 份，加鸡肝（或猪、羊肝）煮吃或蒸吃。每隔二三日服用 1 次。

主治：小儿疳积。

备注：毛叶乌椎又名挖耳草，见《云南中草药》。鸡刺根即小蓟。

方七 鸡疳散（吴翔）：鸡肝 1 个，明雄 3 g，海螵蛸 3 g，石决明 3 g。

用法：用土器炖，鸡肝用竹刀切碎。

主治：小儿疳积，目中生翳。

禁忌：铁铜器煨药。

方八 青蛤散（赵国璋）：青黛 1.5 g，蛤蚧 1 个，甘草 3 g。

用法：研细蒸鸡蛋或新鲜肉吃。

主治：小儿疳积，骨瘦如柴，腹内有虫，不思饮食，此药能健胃消炎杀虫。

方九 小儿疳积症效方：白头蜣螂 7～14 个。

用法：白头蜣螂（俗名灶蚂蚁）要大的，头白花色，黑头不要，7～14 个，干焙炒去头翅足，单独吃，病不好吃着很香，小孩最喜欢吃，约吃十天半月后病即愈，愈后吃着臭，他自动就不吃，不必吃其他药，小孩就逐渐腹消，体质恢复。

主治：小儿疳积。

六、泌尿系统

方一 虼蚤茶（全草）适量。

用法：煮水洗。

主治：小儿阴囊积液。

备注：① 本品并可治痢疾，每用全草 9 g，水煎服。② 虼蚤茶又名辫子草，见《云南中草药》。

方二 独肾猪腰子。

用法：烧熟吃。

主治：小儿疝气。

方三 用刺果 3 个。

用法：刺果用盐水炒后煨吃，虚者加洋参。

主治：小儿疝气。

备注：田埂上开蓝花，花如菊花，叶如泽兰，其根名味杜若根，取其根用白酒为引煮吃。

七、小儿麻痹

方 紫荆皮、黑藁本、生姜、附片各 9 g。

用法：炖酒服或煎服，每日 1 剂，6 日为 1 个疗程。

主治：小儿麻痹。

备注：紫荆皮有毒，慎用。

八、小儿夜啼

方 竹叶、灯心草、防风适量、石膏少许。

用法：水煎服。

主治：小儿夜啼。

第八章
五官科疾病

一、眼科疾病

方一 鸡蛋,人尿。
用法:将鸡蛋煮熟切成两半,用人尿泡。将尿泡蛋罩眼上,尿干换。
主治:火眼。

方二 仙人掌一块。
用法:烧熟去皮切片,贴足心。
主治:火眼。

方三 蚕豆或黄豆适量。
用法:于夜间睡觉前用口嚼敷患眼。
主治:火眼。

方四 茶叶适量。
用法:于夜间睡觉前用口嚼敷患眼。
主治:火眼。

方五 壁虱。
用法:用有血壁虱1个,取血,点痛处。
主治:麦粒肿(偷针眼)。

方六 麻雀(瓦雀)。
用法:取麻雀血点眼内,常点有效。
主治:夜盲。

方七 霜桑叶9 g,黄连3 g,硼砂1.5 g。
用法:煎水熏洗患处。

主治：急性结膜炎，砂眼红肿。

方八 小荨麻 30 g，地竹叶 15 g，小枣 3 g。

用法：水煎服 2 次，第三次煎水熏洗患眼。

主治：急性结膜炎。

方九 生黄豆 15～30 g。

用法：嚼敷患处。

主治：急性结膜炎。

方十 鲜五瓣草 30 g，鸡肝 1 付，白糖 15 g。

用法：捣烂鲜叶，鸡肝剁细，加白糖拌匀蒸服。

主治：慢性结膜炎、夜盲。

方十一 鱼鳔胶 15～30 g。

用法：米粉炒胶成珠。胶珠碾粉与鸡蛋蒸吃，日服 1 剂。

主治：视力突然减退，视物不清。

方十二 地珍珠 9 g。

用法：与鲜猪肉剁细蒸肉饼吃。

主治：视力减退、近视。

方十三 川盐胆 70%，甘石 20%，火硝 10%。

用法：用水煎经 3 次滤过，味咸为宜。目初痛点效速。

主治：目痛、老眼、沙眼，能明目退翳。

方十四 点眼药方：用上好炉甘石 240 g，有大的打如莲子大。

用法：用新铜罐入童便内浸 49 日，滤去宿童便，再入新童便，煮 2 小时有酸咸味，不必再煮，不可煮老，取出用缸瓦一大块，将药放在上，用硬炭火煅 2 小时左右，甘石渐渐转入松花色，细过将甘石取出，要秤匀分作 1.2 g，作四法制之。四法制开后：一分用姜汁煮 3 次，候干碾细筛过名曰虎液膏；一分用细辛、荆芥、楚荷各 30 g 煮浓汁大半钟，亦煮 3 次碾细筛过名曰凤麟膏；一分用晚蚕沙 90 g 炒过如灰，用细绢托贮滚水淋滴，取浓汁大半钟，亦煮 3 次候干研细名曰青龙膏；一分用童便再煮 3 次候干研细名曰羊脑玉。以上均要如法修制，并要用铜锅煮方佳，研极细。用碌罐收贮，不可出气。

（1）治内障、迎风泪、怕日羞明、昏花等症，用虎液 0.6 g、羊脑玉 0.6 g、凤麟 0.6 g、冰片 0.36 g 和匀调点。

（2）治内障、胬肉扳睛、赤白翳膜、烂弦等症，用虎液 0.6 g、羊脑玉 1.2 g、青龙 1.2 g、冰片 0.3 g 和匀调点。

（3）治时行火眼用虎液 2.1 g、羊脑玉 0.9 g、朱砂 0.15 g（细末水飞）和匀调点。

（4）治年久云翳遮睛，不能行路，但见人影，如白衣人行，有血根扳睛可治者，用青龙 1.8 g、羊脑玉 1.2 g，每日用骨簪点四五次；点后闭目，药尽开眼；直点至翳开之后，再用虎液 0.6 g、羊脑玉 1.2 g、冰片 0.3 g、珍珠 0.15 g（煅研细末）、琥珀 0.15 g（不用制，细末）和匀如法点，以上照法调和点之，勿得配错。

主治：白内障、时行火眼。

二、耳科疾病

方一 曲鳝（又名蚯蚓）3～5 条，或田螺 1 个。
用法：洗净放碗内，加冰片少许，化成水。取水滴耳。
主治：中耳炎。

方二 一点红（鲜草）。
用法：捣烂取汁，滴耳内。
主治：中耳炎。
备注：一点红又名红花鹅奶菜。

方三 冰片、枯矾各适量。
用法：研末，撒入耳内。
主治：中耳炎。

方四 鲜威灵仙叶。
用法：捣汁点耳，连滴数日。
主治：急慢性中耳炎。

方五 狗响铃根 30 g。
用法：水煎服。
主治：急慢性中耳炎。

方六 猪苦胆 1 个，枯矾 30 g。
用法：枯矾装入猪胆，使胆汁与枯矾拌匀阴干，1 周后取出枯矾，碾粉备用。用麦管吹入耳中。
主治：中耳炎。

三、鼻科疾病

方一 灶心土 30 g。

用法：开水泡，取澄清液内服。

主治：鼻血不止。

备注：本方适用于体壮实热，面赤头痛的患者。

方二 白菜(叶柄)15 g，扁柏(叶)9 g，葱头(去根叶)6 g。

用法：上药切细捣绒，压取自然汁口服。

主治：鼻血不止。

方三 白及粉 9 g，延胡索粉 1.5 g。

用法：用冷水调白及粉外敷鼻根，同时用棉花包延胡索粉塞入耳内(左鼻孔流血塞左耳，右鼻孔流血塞右耳，两鼻孔流血塞双耳)，血止去药。

主治：鼻血不止。

方四 藜芦(鳞茎)、蜂蜜各适量。

用法：藜芦研细末，用蜂蜜调成清糊状，滴入有瘜肉的鼻孔内，每日 2 次，至愈为止。

主治：鼻息肉。

方五 通光散 9 g，臭灵丹 9 g。

用法：水煎服。

主治：鼻息肉。

备注：臭灵丹本县民间叫臭牡丹。见《云南中草药》。

方六 桃树嫩叶。

用法：搓揉桃树嫩叶，塞入鼻腔。

主治：鼻息肉。

方七 苍耳子 30 g，薄荷 9 g。

用法：水煎服，日服 3 次。

主治：急慢性鼻黏膜炎。

方八 苍耳草(全草)60 g，细辛 3 g，辛夷花 3 g。

用法：水煎服。

主治：急慢性鼻窦炎，涕流如浓日久不愈。

方九 红牛毛、扁指叶、藕节。

用法：红牛毛烧灰加扁指叶、藕节同煨，倾出液后用厕所中臭石烧红后，放入药液中澄取清液，服下即止。

主治：鼻血不止。

方十 干玉米须。

用法：干玉米须放在烟斗内当烟草吸吃，几日就愈。

主治：鼻渊，俗名脑漏，流稠黏鼻涕不止，久治未愈者。

方十一 大萝卜1个。

用法：大萝卜微火炮熟切开后撒少许信土粉贴在囟门上，数次即愈。

主治：鼻渊。

四、口腔、喉科疾病

方一 老鸹针线包（老鸹瓢）9～15 g。

用法：水煎内服及漱口。

主治：白口疮。

方二 鱼眼草9～15 g。

用法：煎水漱口，并内服。

主治：口腔炎。

方三 藜芦（鳞茎）。

用法：晒干研末。每用0.3～0.6 g，含于痛齿。

主治：风虫牙痛。

备注：本品有毒，不能咽下；如咽下呕吐，用葱煎水服可解。

方四 橄榄虫（橄榄树虫包内之虫）1条。

用法：用棉花包好含于痛齿。

主治：风虫牙痛。

方五 藜芦（须根）。

用法：用酒精棉球1个，包药末少许置患处。

主治：风虫牙痛，牙龈肿痛，牙周围炎。

备注：① 上方配合针灸应用，或加"冰硼散"等量应用，疗效更佳，亦治虚火牙痛。② 本品有毒，这里只供外用，不能内服。

方六 马鞭草(鲜全草)适量。

用法：捣烂或嚼烂,含于痛牙。

主治：牙痛。

方七 苦子(平根)6 g。

用法：水煎点酒,1 次服。

主治：牙痛。

方八 狗茄子。

用法：用子数粒,炒黄放在痛牙上,片刻,痛即止。

主治：牙痛。

方九 雪上一枝蒿、草乌、小白撑、青骨藤、独定子、白龙须各等量。

用法：上药泡酒。用脱脂棉球蘸药酒擦合谷穴和牙痛穴,再用梅花针刺上述二穴。

主治：牙痛。

备注：本方亦适用于针灸治疗胃痛、风湿痛、跌打瘀痛,至于所取穴位,则随病而定。据初步临床观察,止痛作用甚佳。

方十 硼砂 10 份,冰片 1 份,共为细末。

用法：口腔炎、喉炎、牙痛,用适量口含;耳炎取适量放入耳内。

主治：口腔炎、喉炎、耳炎、牙痛。

方十一 八爪金龙 9 g,石椒草 15 g。

用法：水煎服。

主治：扁桃体炎。

方十二 还阳参(干根)。

用法：研细末,开水吞服,每次 3～6 g。

主治：淋巴腺炎,扁桃体炎。

备注：还阳参又名"万丈深",见《云南中草药选》。

方十三 鸡内金。

用法：烧灰存性,研末备用。粉撒患处。

主治：口腔炎,扁桃体炎,喉炎,齿龈炎。

方十四 鲜奶浆菜(苦马菜)叶 30 g,小枣 9 g。

用法：水煎服。

主治：龋齿痛,牙周炎。

方十五 鲜飞天蜈蚣叶 9～12 片。

用法：嚼服。

主治：齿痛。

方十六 新鲜鸭蛋 1 个。

用法：油煎鸭蛋蘸醋吃。

主治：虚火牙痛。

方十七 石斛 30 g,荔枝 3 个。

用法：水煎服。

主治：虚火牙痛,久痛不止。

方十八 黑附片 30 g,细辛 3 g,蜂蜜适量。

用法：先煨附片 1 小时后加入细辛,滚煎几沸再入蜂蜜一匙、即服、再服再加蜂蜜。

主治：虚火牙痛,久治不愈。

方十九 鲜马鞭草 60 g。

用法：水煎服,日服 3 次。

主治：齿龈炎,牙周炎。

方二十 屎菇菇花(鲜)15 g。

用法：揉烂取鲜汁服。

主治：草喉头炎,口腔黏膜炎。

方二十一 石斛 30 g,生知母 9 g,甘草 3 g。

用法：水煎服。

主治：口腔炎,齿龈肉芽肿,喉炎。

方二十二 石凤丹适量。

用法：水煎服。

主治：喉痛。

方二十三 蛇性草适量。

用法：水煎服。

主治：喉痛。

备注：蛇性草又名绿珊瑚,见《云南中草药选》。

方二十四 山豆根。

用法：口含。

主治：喉痛。

方二十五 冰硼散。

用法：口含。

主治：喉痛。

方二十六 西参。

用法：口含。

主治：喉痛。

方二十七 硼砂9份、冰片1份，共为末。

用法：口含咽下。

主治：喉痛。

方二十八 石椒草（羊不食草）9 g。

用法：水煎服。

主治：口腔炎。

方二十九 小罗伞（又名八爪金龙）9 g。

用法：用根水煎服。

主治：牙痛，喉炎。

方三十 荜澄茄（又名山胡椒）。

用法：研成细末，涂于患牙边沿。

主治：牙痛，喉炎。

方三十一 独定子。

用法：研粉加指甲粉、穿山甲粉少许，用麦秆蘸取适量吹入患处。

主治：牙痛，喉炎。

方三十二 1028消炎片（黄花倒水莲）。

用法：黄花倒水莲熬膏，加赋形剂压片，每片0.5 g，相当于生药1.5 g。每日3次，每次3～4片，温开水送服。

主治：牙痛，喉炎。

方三十三 野白蜡树嫩皮3～6 g。

用法：捣绒水煎服。

主治：鹅口疮。

方三十四 红杆苋菜9 g，枯矾3 g，冰片1.5 g。

用法：红杆苋菜烧灰与枯矾、冰片共研细外擦。

主治：鹅口疮。

方三十五　取牙利骨丹：黑鲫鱼一条（500 g 多），红砒 15 g，马尾（烧灰）。

用法：将红砒灌入黑鲫鱼鱼腹内，放无猫处 7 日，鱼生满霜，用硬鸡皮扫下，用小口罐瓶装好，再加马尾烧灰存性，研和用。取牙时撒牙根处。

主治：拔牙。

备注：取牙时不可用多，怕把别的牙齿利下，这种利骨丹，药是很有效的。

方三十六　牙疳效方：干绣球花，板蓝花。

用法：上 2 味烧灰搽牙疳。

主治：牙疳。

第九章
传染病

一、流行性感冒

方一 石椒草 9~15 g,野坝蒿 9 g,生姜 3 片。
用法:水煎温服。
主治:防治流行性感冒。

方二 石椒草 15 g,梨树寄生 30 g。
用法:水煎服,每日 1 剂。
主治:防治流行性感冒。
备注:石椒草又名羊不食草,见《云南中草药》。

方三 芸香草 1 500 g,野坝蒿 1 500 g,葱头 500 g,京竹叶 1 000 g。
用法:水煎温服。
主治:防治感冒,流行性感冒。
备注:① 本方为大锅药一百人量;② 体弱者慎用。

方四 梨树寄生 15 g,厚朴 9 g,冰糖引。
用法:水煎服。
主治:感冒,咳嗽,口腔炎,喉炎,腮腺炎,肠炎。

方五 防风草 12 g,水薄荷 9 g,紫苏叶 9 g,甘草 3 g,桔梗 6 g,生姜 1.5 g。
用法:水煎服,加大量可煎大锅药。
主治:风寒感冒,预防治疗均可。

方六 车前草 9 g,夏枯草 9 g,野菊花 9 g,苇根 15 g。
用法:水煎服,加大量可煎大锅药。
主治:流行性感冒。

方七　刺黄连、桉树叶各 500 g。

用法：刺黄连煮半小时加桉叶再煮 5～10 分钟，去渣，供 20 人分服，每日 2 次。小儿酌减。

方八　马鞭草 1 500 g，虎掌草 1 000 g，藿香 1 500 g，紫苏 1 000 g，苍耳草 2 500 g，黄芩 2 000 g，生姜 1 500 g，甘草 1 000 g。

用法：水煎服，供 100 人次。

二、结核病

方一　鱼腥菜 15 g，鸡蛋 1 个，红糖 30 g。

用法：鱼腥菜煮汤去渣，再加糖煮鸡蛋，煮熟喝汤吃蛋，每日 1 剂，常服有效。

主治：初期肺病。

方二　狗茄子(根)15～30 g，猪脚 1 支。

用法：煮烂去药渣，喝汤吃肉。

主治：肺结核，肺门淋巴结结核。

备注：狗茄子又名野颠茄，见《云南中草药》。本品有毒，用量不宜过大。

方三　白及，野百合，鱼腥菜。

用法：① 煎剂：上药各 9 g，水煎服。② 散剂：上药各等量共研为末，每次用温开水吞服 9 g，每日早晚各服 1 次。③ 丸剂：上药各等量，共研为末，炼蜜为丸，每丸 6 g，每次用温开水吞服 1 丸，每日早晚各服 1 丸。

主治：肺痨，咳嗽，吐血。

备注：常服有效。

方四　① 吉祥草 15 g，小白及 9 g。② 黄花倒水莲 3～15 g，红糖引。

用法：以上二方，交替使用，水煎服。

主治：空洞型肺结核。

方五　沙参 250 g，江南蛤蚧 1 对(或本地蛤蚧 5 对)，沉香 1.5 g。

用法：共研细粉装瓶。每次服 6 g，每日 2 次。

主治：肺痨咳嗽。

方六　蚕豆花 15 g，红糖引。

用法：水煎服。

主治：咳血。

方七 核桃若干个,将外壳烧糊,用手掰碎,装入土罐,用冬蜂蜜浸泡(一星期后可用,浸泡时间愈长愈好)。

用法:每日服一二次,每次服 9~15 g,持续服用至病愈。

主治:肺痨。

备注:① 本方并治寒咳。② 加工制作时忌用金属器皿。

方八 肺心草(蕨叶一枝蒿)3~5 棵,胡椒 5~7 粒,猪心肺 1 付。

用法:上药研粉塞于气管扎紧,置炖锅内,文火炖熟,入盐料适量,连渣带汤分两天吃完。

主治:肺结核。

方九 仙鹤草(鲜品)30~90 g。

用法:取鲜草煎服,每日 3 次,每次 40~50 mL。

主治:肺结核。

方十 全蝎 1 支,铁核桃 1 个。

用法:铁核桃敲成两半,将全蝎放入用铁丝拴起将两半核桃烤黄研粉。开水冲上方一次服完。

主治:淋巴结核。

方十一 僵蚕 7 条,寸蛇半条。

用法:上药用新瓦焙干研粉一次服完,连服 3 次。

主治:淋巴结结核。

方十二 壁虎。

用法:将壁虎去内脏、新瓦焙干,研细末备用。日服 1 条量,温开水吞服,连服数十条。

主治:淋巴结核。

方十三 重楼 30 g,大鸡屎藤 250 g。

用法:① 用鱼、老母猪肉或鸡煮吃。② 可研粉加硫黄、雄黄、地瓜叶寄生少量外敷。

主治:淋巴结结核。

三、疟疾

方一 ① 虎掌草、毛叶乌椎(挖耳草)各 9 g。② 虎掌草捣烂加温水适量。

用法：疟疾发作前 1 小时，煎服方药①；同时用方药②，包内关穴，若皮肤起泡即取掉。

主治：疟疾。

方二 挖耳草 15 g,生熟土碱共 3 g。

用法：发前水煎服。

主治：疟疾。

方三 虎掌草根（去心）研粉。

用法：用米汤合为丸，如小黄豆大。每次服 20 粒,用好酒或温开水吞服。

主治：恶心、疟疾，专治一切瘴毒夷疟，可除根。

禁忌：娠妇忌服。

方四 蜘蛛 1 个。

用法：用茶杯盖好，滚水烫死，服清水，临发前服用。

主治：疟疾。

方五 何首乌 9 g,大枣 3 个。

用法：在发作前 4 小时煎服 3 次。

主治：治久疟不已其效显著。

四、流行性脑脊髓膜炎

方一 石膏 2 500 g,京竹叶 1 000 g(大锅药 100 人量)。

用法：水煎服。

主治：预防脑炎。

方二 金银花 9 g,野菊花 9 g,蒲公英 9 g,夏枯草 9 g。

用法：水煎服，加大量可煎大锅药。

主治：治疗和预防流行性脑脊髓膜炎。

方三 刺黄连 1500 g,生石膏 1500 g,桉树叶 2500 g,黄芩 5000 g,甘草 1000 g。

用法：水煎服，供 100 人次。

主治：预防脑炎。

方四 干重楼粉。

用法：每服 2.5 g,每日 2 次。

主治：预防脑炎。

五、痢疾

方一 小牛屎花棵1 500 g,鲜萝卜叶1 500 g(大锅药100人量)。
用法:水煎服。
主治:预防痢疾。
备注:小牛屎花棵又名九头狮子草、遍地金,均为本县地方名。

方二 曲莲150 g,青骨藤90 g,映山红寄生60 g。
用法:切片晒干研末。每次内服0.9~1.5 g,每日2次。
主治:痢疾。
备注:本方还可治急性肠胃炎、胃痛。

方三 映山红寄生9~15 g。
用法:水煎服。红痢加红糖,白痢加白糖。
主治:红、白痢疾。
备注:映山红又名马缨花、山茶花,见《云南中草药选》。

方四 野荞(根)9~15 g。
用法:噤口痢加蜂蜜,红痢加白糖,白痢加红糖。水煎服。
主治:噤口痢,红白痢。

方五 白地榆(又名翻白叶,用根,炒糊),21~30 g,小儿减半。
用法:红痢白糖引,白痢红糖引,水煎服。
主治:痢疾。

方六 大蒜子500 g,阿魏150 g,雄黄18 g。
用法:蒜子切片晒干为末,阿魏醋煮,滤渣,熬干,为末,二药合并筛过,水叠成丸如桐子大,雄黄粉为衣,名"大蒜丸"。每次用温开水吞服6~7丸,每日服3次。
主治:停饮肠鸣,肠炎,红白痢疾,肝脾肿大。
备注:孕妇忌服。

方七 通光散9 g,映山红寄生9 g,牛耳大黄6 g。
用法:水煎服。
主治:流鼻血,菌痢。

方八 鲜萝卜1个,糖醋适量。
用法:切细拌匀,日食1~2次。

主治：赤白痢疾。

方九 翻白叶9 g,大火草根9 g,厚朴9 g,甘草3 g。

用法：水煎服,日服1剂。

主治：赤白痢疾。

方十 赤地榆9 g,黄芩9 g,木香3 g。

主治：赤白痢疾。

用法：煎服,每日1剂,或研细吞服10～15 g,日服2～3次。

方十一 赤地榆9 g,金银花9 g。

用法：煎服,每日1剂,或研末服,日服3次,每服10 g。

主治：赤白痢疾。

方十二 草血竭4.5 g,白头翁4.5 g,地榆4.5 g,翻白叶4.5 g,黄连1.5 g。

用法：煎服,每日1剂。

主治：赤白痢疾。

方十三 鲜马鞭草30 g,茶叶6 g,红糖15 g。

用法：捣鲜马鞭草汁,烤茶水,加红糖适量服,每日1次,连服3日。

主治：赤白痢疾,尤对赤痢较好。

方十四 大黄泡根30 g,辣蓼根15 g,红白糖适量。

用法：水煎服,每日1剂。

主治：赤白痢疾。

方十五 鲜马鞭草9 g,挖耳草全草15 g,翻白叶根15 g,香薷草9 g,马蹄香9 g,茶叶3 g,红糖适量。

用法：水煎服,每日1剂,连服3日。

主治：赤痢,腹痛,兼有里急后重感。

方十六 挖耳草15 g,翻白叶根(炒焦)15 g,马蹄香根15 g,刺黄连9 g,炒干姜4.5 g,炙甘草9 g。

用法：水煎服,每日服1剂。连服3～5日。

主治：赤白痢疾,久治不愈。

方十七 地石榴根15 g,黄泡根15 g,刺黄连根15 g。

用法：水煎服,日服1剂。

主治：白痢,赤痢。

方十八 茶叶15 g,红糖15 g。

用法：水煎服，白酒为引，日服1剂。

主治：痢疾，腹泻。

方十九　挖耳草（又名烟锅头草）30 g。

用法：赤痢用蜜炒，白痢用糖炒，水煎服。

主治：痢疾。

方二十　仙鹤草（黄龙尾）15 g，翻白草15 g，荞米果根15 g，草血竭9 g，臭茅草根9 g。

用法：水煎服。

主治：痢疾。

方二十一　赤地榆、木香、黄芩各等量。

用法：研粉，每日3次，每次3 g。

主治：痢疾。

方二十二　辣蓼30 g，石榴根15 g，广子15 g，木香3 g。

用法：水煎服。

主治：痢疾。

方二十三　鲜辣蓼30 g，翻白草根6 g，刺黄连3 g。

用法：水煎服。

主治：痢疾。

方二十四　野荞根30 g。

用法：水煎服，红糖引。

主治：痢疾。

方二十五　蛇莓（全草）6 g，檀香3 g，老蜜15 g。

用法：水煎服。

主治：痢疾。

方二十六　马齿苋15 g，鲜荷叶半个，苦参12 g，陈艾9 g，山楂9 g，车前草9 g。

用法：水煎服。

主治：痢疾。

方二十七　草血竭6 g，白头翁9 g，地榆6 g，威灵仙3 g。

用法：水煎服。

主治：痢疾。

方二十八 槐花、乌梅、车前草各等量。

用法：共研末为丸，备用。

主治：痢疾。

方二十九 辣蓼 5 000 g，车前草 2 500 g，桉树叶 1 000 g，刺黄连 1 500 g，虎掌草 1 000 g，甘草 1 000 g。

用法：水煎服，供 100 人次。

主治：痢疾。

方三十 挖耳草、三棵针、白芍、炒地榆、马蹄香、甘草各等量。

用法：研粉备用，成人每次 6 g，每日 3 次。

主治：痢疾。

方三十一 辣蓼草 30 g。

用法：水煎服。

主治：痢疾。

方三十二 白头翁 9 g，大枣 15 g。

用法：2 剂煨服即止，有特效。

主治：痢疾。

方三十三 炒黄连 6 个，老称量（各地土产者均可用）成人量。

用法：每日用冷水煨，早晚各吃 3 g，以 3 日吃完。

主治：预防细菌赤痢。

备注：此方黄连经炒香后服用无吐泻、腹痛等副作用，在祥云水库工地一万余千工人作预防服用已试验成功，对细菌痢预防上起到 90％以上的作用。并已患赤痢者亦可作治疗用。

六、霍乱

方一 灶心土 60 g，陈石灰 9 g，陈木瓜 12 g。

用法：煎水澄清服。

主治：霍乱吐泻。

方二 绿芋头 3 个。

用法：鲜绿芋刮皮生吃。

主治：霍乱吐泻。

七、急慢性肝炎

方一 车前草9 g,地干豆9 g,金钟茵陈9 g,鱼眼草9 g。
用法:煎服,每日1剂,连服半个月。
主治:黄疸型或无黄疸型急性肝炎。
备注:大关邑大队近半年来用此方治愈20多例,效果显著,平均3～7日控制症状。

方二 羊巴巴树根9 g,铜壶一把,铜锁一把。
用法:上药和铜锁用铜壶煎水内服。
主治:急性黄疸型肝炎。
禁忌:体弱者忌服,体强者服3剂。

方三 青叶胆9 g,金种茵陈9 g,红糖引。
用法:日服1剂,剂数以病情而定。
主治:急慢性黄疸或无黄疸型肝炎。

方四 鲜螺蛳20～30只。
用法:洗净置入75％乙醇消毒后捣烂备用。酒冲服。
主治:急性黄疸。

方五 鲜凤尾草150 g,铜锁一把。
用法:煎水代茶饮,日服1剂,连服15日。
主治:急慢性黄疸型肝炎,肝肿大。

方六 鲜凤尾草30 g,杏叶防风15 g,龙胆草6 g,车前草15 g。
用法:水煎服,日服1剂,连服7日。
主治:急慢性传染性肝炎。

方七 白茵陈21 g,鲜苇根30 g,炒枳实9 g,刺黄连9 g,苍术15 g,木通15 g,鲜地竹叶15 g。
用法:水煎服,日服1剂,连服7日。
主治:急性传染性肝炎。

方八 黑附片30 g,生姜15 g,党参15 g,苍术15 g,桂枝12 g,枳实9 g,茯苓15 g,延胡索9 g,黄连6 g,甘草6 g,大枣12 g。

用法：先煨附片、生姜 1 小时再入他药煨 1 小时后服,日服 1 剂,连服 7 日。

主治：慢性无黄疸型肝炎,消化功能紊乱。

方九　鲜瓦松 60 g。

用法：水煎服红糖为引,日服 1 剂,剂数以病情而定。

主治：急慢性肝炎,肝硬化。

方十　鲜马鞭草(全草)30～90 g。

用法：成人量 20～40 mL,日服 4 次,7～10 日为 1 个疗程,一般 2 个疗程即愈。

主治：肝炎。

方十一　美人蕉(鲜品)60～90 g。

用法：用鲜根煎服,每日 3 次,每次 40～50 mL,10 日为 1 个疗程。

主治：肝炎。

备注：本方利尿、利胆效果好。

方十二　车前草 9 g,地豇豆 9 g,金钟茵陈 9 g,鱼眼草 9 g。

用法：水煎服,每日 1 剂,连服半个月。

主治：肝炎。

方十三　金钟茵陈 15 g,漫胆草 9 g。

用法：水煎服。

主治：肝炎。

方十四　漫胆草 30 g,金钟茵陈 15 g,小茵陈 15 g,郁金 9 g,龙胆草 12 g,没药 12 g,黄药子 6 g,栀子 12 g,甘草 9 g。

用法：水煎服,每日 1 剂。

主治：肝炎。

方十五　凤尾草(根)15 g。

用法：用澄清淘米水煎服,常服有效。

主治：肝炎(非传染性)。

备注：凤尾草见《云南中草药》。

八、麻风

方一　苍耳草(全草)适量。加皂角刺 9 g,刺蒺藜 6 g,熬膏更佳。

用法：洗净,煮稠,去渣,浓缩成膏。内服,每次 15 g,每日 3 次,常服有效。

主治：麻风。

方二 漆黄蟾酥丹：漆 500 g，蟾酥 60 g，螃蟹 120 g，寸蛇 30 g，雄黄 30 g，射香 1.5 g，辰砂 9 g(为衣)。

用法：用新鲜螃蟹合漆装瓶封口，埋入土半个月，取出用锅炒到水性将干时，拌入雄黄，以后将药液为豌豆大丸，用辰砂为衣。内服，成年人每服 4 丸，初服反映较强，不思饮食，服后反映周身退皮。

主治：眉毛脱洛，面红，真性麻风。

方三 制草乌 90 g，川乌 2.1 g，钻骨龙 15 g，鹅不食草 4.5 g，寸蛇 2 条，蜈蚣 4 条，秦艽 15 g，生地 12 g，生草 3 g。

用法：开水煨服。

主治：麻风。

方四 五毒酒：大乌梢蛇，白花蛇，蓝蛇，蜈蚣，白草乌，龟板，鳖甲，蟾蜍。

用法：共泡酒，根据其酒量连续服用，直至痊愈。

主治：麻风。

九、腮腺炎

方一 大车前草 15 g。

用法：水煎服。

主治：腮腺炎。

方二 地龙(白颈者佳)数条。

用法：捣烂加白糖拌匀外敷。

主治：腮腺炎。

方三 苍耳草全草 9~15 g。

用法：洗净，煮稠去渣，浓缩成膏。内服 6 g，外敷适量，3 次即愈。或水煎服。

主治：腮腺炎。

方四 黄豆。

用法：嚼碎黄豆敷患处，日敷 3~4 次。

主治：腮腺炎。

方五 苍术 9 g，防风 9 g，芸香草 9 g，刺黄连 6 g，五加皮 15 g，牛蒡子 6 g，甘草 3 g，小枣 6 g，生姜 3 片。

用法：水煎服。

主治：腮腺炎，头痛发热，腹痛恶心。

方六 苍耳草(全草)9 g，大车前 9 g，生姜 4.5 g。

用法：水煎服。

主治：预防和治疗流行性腮腺炎(加大量可服大锅药)。

方七 臭皮树 9 g，青骨藤 1.5 g，石椒草 15 g。

用法：水煎服。

主治：腮腺炎。

方八 臭灵丹 15 g。

用法：水煎服。

主治：腮腺炎。

方九 凤尾草 15 g。

用法：水煎服。

主治：腮腺炎。

方十 露蜂房、白芷各 9 g。

用法：共研细末，开水调敷患处。

主治：腮腺炎。

备注：本方亦可治大疮红肿。

方十一 ① 石椒草、大散黄草、雪里梅(小龙胆)各适量。② 石椒草、雪里梅各 15 g。

用法：方①外用，切细，捣烂，敷患处。方②内服，加白糖引，水煎服。

主治：腮腺炎。

方十二 石椒草、臭皮树各 15 g。

用法：水煎服。

主治：腮腺炎。

方十三 瓜蒌根(天花粉)12 g。

用法：水煎服；另用 18 g 研末，醋调敷患处。

主治：腮腺炎。

方十四 奶浆草(苦马菜)适量。

用法：将鲜奶浆草捣烂，用纱布贴敷于肿部，每日换药 2 次。每次 1～60 g，3～5 日见效。

主治：腮腺炎。

方十五 蚯蚓(地龙)30 g。

用法：取全蝎 30 g 洗净加白糖 30 g 捣拌成糊状，贴敷患部或用纱布包裹，每日换药 2 次。

主治：腮腺炎。

方十六 黄芩、喉败草、防己各等量。

用法：水煎服，同时用栀子粉兑醋外敷患处。

主治：腮腺炎。

方十七 大当药(别名大车前、青叶胆)15 g、苦荞面、杨梅酱适量。

用法：① 大当药水煎内服，红糖为引，日服 1 剂，连服 3 日。② 外用：苦荞面、杨梅酱温水调匀敷患处，早晚各 1 次。

主治：腮腺炎。

方十八 鱼腥草、烧盐、红糖各适量。

用法：冲细包于患处。

主治：腮腺炎。

方十九 生大黄粉 9 g。

用法：加醋适量，调敷患处。

主治：腮腺炎。

方二十 鲜菊花叶适量。

用法：捣烂，加醋少许，外敷患处。

主治：腮腺炎。

方二十一 重楼粉适量。

用法：加醋拌成糊状，加酒适量外敷。

主治：腮腺炎。

方二十二 鲜龙葵 30 g。

用法：水煎服，连服 3 剂。

主治：腮腺炎。

十、梅毒

方一 野芫荽，小枣，白酒。

用法：经晒干后研粉,每服3g,加上小枣7个及白酒汁一小杯和温开水吞服。

主治：专治梅毒淋病,可除根。

方二　辣子茎30g,小枣21枚。

用法：水煎服。

主治：红淋白浊,如花柳所得尤效。

方三　金头蜈蚣3条(去头足),明雄黄少许,生鸭蛋1个。

用法：以上药先将蜈蚣微烤脆研细加明雄黄末,再将生鸭蛋顶端开一小孔,去蛋白,内上末药,置于饭甑子上蒸熟后连蛋带药吃完,奇效(蒸前药与蛋黄调匀后才蒸)。

主治：梅毒性,下疳,阴茎溃烂,鼠蹊淋巴腺肿大,溃疡。

方四　斑蝥7个(去头),大黄9g。

用法：上药捣细放入鸡蛋内同煮,煮熟后蛋药一齐吃,尿黏稠物后病即解。

主治：梅毒,尿管溃烂,尿血不能出,头痛如烈。

方五　水轮本命丹：水银30g,大硝30g,白矾15g,枯矾15g。

用法：共在乳钵内乳至不见星,以升丹器具来升,先文火后武火,升三柱香时间(约4小时),结丹后取下丹药,用丹药3g,制成丸药120粒。轻病每次服四五厘(约五颗),重病相反,每次二三颗,日服2次。发现口臭流涎即停药,三五日内不服其他药。反映现象：第一日欲呕吐,二三日大便下黏液,四五日大便不解,口臭流涎,如口腔溃烂肿痛难忍者,服点润肠清泻药后口腔亦随愈。如能忍受,不必服药,使其毒由口涎排净即自愈。

主治：梅毒性关节炎,一切痈疽搭背,乳痈,乳腺癌及一切花柳疾病。

方六　活癞蛤蟆1个。

用法：剥下鲜皮贴于患处数次即散,又能贴其他大毒疮。

主治：梅毒性鼠蹊淋巴腺炎肿。

方七　五毒粉：癞蛤蟆晒干30g,蚯蚓洗净晒干15g,脆蛇干9g,白草乌9g,蜈蚣3条。

用法：共研细末服3～1.2g,白酒吞服,服后嘴微麻。梅毒性关节炎服二三次即愈,麻风必须久服。

主治：梅毒性关节炎,麻风。

第十章
外伤及中毒

一、外伤出血

方一 紫珠（干根）。
用法：研细末，撒布伤口。
主治：外伤出血。

方二 草本金线吊葫芦（块根），金毛狗脊（毛）。
用法：将金线吊葫芦研细撒布伤口，后贴上金毛狗脊毛，用纱布包扎。
主治：外伤出血。

方三 地茸（用菌体全部）。
用法：研细粉撒伤口。
主治：外伤出血。

方四 蒲黄，适量。
用法：撒布伤口。
主治：外伤出血。

方五 白薇（干根）适量。
用法：研粉外撒。
主治：外伤出血。

方六 椰榆（皮）。
用法：去粗皮，用内皮。鲜品加红糖捣如泥；或干品研细粉开水调。新伤出血，外敷伤部。如发炎化脓，敷时应留口。
主治：外伤出血。
备注：椰榆见《云南中草药选》。

方七 续断(根、叶)适量。

用法：捣烂，加童便调匀，外敷。

主治：外伤出血。

方八 米汤果(鲜全草)、红糖各适量。

用法：嚼烂和捣烂外敷伤口。

主治：外伤出血。

备注：米汤果又名"蛇莓"，见《云南中草药》。

方九 毛竹叶(叶)，红糖。

用法：嚼烂或捣烂敷伤处。

主治：外伤出血。

方十 新华一号白药：葫芦 500 g，草本金线吊葫芦 180 g，白芷 1 000 g，乳香 250 g，没药 250 g，金毛狗脊 500 g，灯心草 60 g，龙骨 500 g，乌贼骨 500 g。

用法：共研细末，瓶贮备用。① 跌打损伤，每用 6 g，白酒送服。② 外伤止血，用干粉撒布。③ 扭挫伤，用干粉加大接骨(切细)入白酒炖热，外擦伤处，擦后再包药渣。

主治：外伤出血。

方十一 桃花丹：陈石灰 500 g，大黄 60 g，白酒 250 mL。

用法：将陈石灰和大黄分别研细。陈石灰粉用锅炒至灰喷。大黄末用白酒浸泡半小时后渗入陈石灰粉中，再炒至灰喷为度，冷后筛去粗质，瓶装备用。外伤出血和黄水疮，用干粉撒布伤患处。铜钱癣和黄癣，用油脂或凡士林将药粉调成软膏涂搽患处。

主治：外伤出血，黄水疮、铜钱癣、黄癣。

方十二 大麻药(干根)。

用法：研细粉。刀伤出血，撒布伤处。如化脓，用猪油调搽。

主治：刀伤。

备注：大麻药见《云南中草药》。

方十三 泽兰(叶)适量。

用法：加童便捣烂外包。

主治：接筋、止血、破伤风。

方十四 活土蚕 3 条。

用法：用白酒 1 杯，将土蚕剪去后节，使体液滴入酒内，饮酒即愈。

主治：破伤风。

备注：上方并适用于牲畜破伤风。

方十五　雪里梅(全草)，红糖。

用法：① 上药适量,嚼敷伤处。② 雪星梅 9 g、红糖 6 g,水煎服(小儿酌减)。

主治：破伤风。

备注：雪里梅又名星秀花、小龙胆草、铁脚牡丹,见《云南中草药》。

方十六　马鞭草(全草)、茜草根、仙鹤草(全草)、草血竭、重楼各等量。

用法：洗净晒干切碎碾末备用。一切内出血,成人每次温开水吞服 6~9 g,外伤出血撒布创口后包扎,量不限。

主治：内外伤出血。

方十七　瓜蒌根。

用法：洗净晒干切片碾末备用。撒布创口。

主治：外伤出血。

方十八　青阳参。

用法：洗净晒干切片碾末备用。撒布创口。

主治：外伤出血。

方十九　黑锁莓尖,地膏药叶。

主治：取鲜品各等量共捣烂,加红糖适量。外伤出血。

用法：敷创口后包扎。

方二十　马鞭草鲜叶。

主治：取鲜叶揉细。外出血。

用法：敷压创口后包扎。

方二十一　重楼 18 g,三七 6 g,翻白叶根 6 g,雪上一枝蒿 9 g,海螵蛸 21 g。

用法：共碾细末备用,内服成人量每次 1.5 g,每日 3 次。外用洗净创口,撒敷不拘量。

主治：内外伤出血。

方二十二　雪上一枝蒿 6 g,制草乌 9 g,藜芦须根 15 g,麝香 3 g,三七 6 g,重楼 18 g。

用法：先将草乌洗净煮熟去皮切片晒干,与其他五味共研细末。内服成人量每次 0.6~0.9 g,外用撒创口不拘量。

主治：跌打损伤,止血,止痛。

方二十三 红玉米须 15 g,侧柏叶 15 g,藕节 15 g。

用法：水煎服。

主治：鼻衄,大肠下血。

方二十四 赤石脂 30 g,仙鹤草 30 g,重楼 30 g,飞天蜈蚣(全草)30 g。

用法：洗净晒干切碎加石脂共碾细末。内服成人量每次 6～9 g,外用适量。

主治：内外伤出血。

方二十五 水蚂蟥 15 条,生石膏 30 g,未长毛小老鼠 3 个。

用法：先将水蚂蟥新瓦焙干,加另 2 味共捣细,纱布包挂阴凉处风干备用。研细撒创口。

主治：外伤出血。

方二十六 刺梧桐叶,一面绿叶,刺五加叶,地膏药叶,重楼,水马桑根皮。

用法：取上药各等量,洗净切碎晒干碾末。止血撒创口,接骨、生肌开水调敷。

主治：止血,生肌,接骨。

方二十七 苦一枝蒿鲜叶,红糖。

用法：上药各适量共捣碎,敷包创口。

主治：外伤出血。

方二十八 荆芥 24 g,蝉蜕 12 g。

用法：煎浓汤多量服。

主治：破伤风。

方二十九 大黄、独定子、重楼等量。

用法：研末,撒布伤口,包扎。

主治：止血。

方三十 重楼、瓦松适量。

用法：捣如泥,外敷创部。

主治：止血。

备注：曾做动物试验,用手枪射击羊后腿流血,用本方外敷,1 分钟止血。

方三十一 独定子 15 g,飞天蜈蚣 6 g,生三七 15 g,重楼 9 g,乌贼骨 15 g,白母 0.9 g。

用法：将上药混合碾成粉末,经高压(十五磅)消毒。

主治：止血。

备注：曾做动物试验,暴露荷兰猪后肢股动脉,直径 1～2 mm,完全切断,血液喷出后,喷上药粉,加压 30 秒止血。暴露山羊右后肢股动脉,直径 2～3 mm米,完全切断,血液喷出,喷上药粉,加压 30 秒,远心端股动脉 30 秒止血,近心端股动脉,加压 1 分钟后止血。

方三十二 重楼。

用法：用小便浸重楼根 30 g,研粉撒布伤口。

主治：止血。

方三十三 大将军(小搜山虎)。

用法：研粉撒布伤口。

主治：止血。

备注：曾做动物试验,羊股动脉切开,撒布药粉,加压 40 秒止血。颈动脉切开出血,同法,1 分 40 秒止血。

方三十四 金锁梅、银锁梅、野锁梅、地石榴、苦蒿各等量。

用法：鲜叶捣烂外敷,或晒干研粉撒布。

主治：止血。

方三十五 洗碗叶(假烟叶)适量。

用法：研粉撒布伤口,加压止血。

主治：止血。

备注：曾做动物试验,羊股动脉 3 次切开,3～4 分钟止血。

方三十六 鹿心草适量。

用法：研粉撒布伤口,加压。

主治：止血。

备注：曾做动物试验,羊股动脉切开,2 分钟止血。

方三十七 马鞭草(全草)、茜草根、仙鹤草(全草)、草血竭、重楼各等量。

用法：洗净晒干,研粉备用。内服成人每次 6～9 g,温开水服;外用适量。

主治：止血。

方三十八 紫珠素。

用法：取紫珠叶粗粉,用乙醇及醋酸铅除去杂质、提纯。配制针剂 2%或 4%即得。每次 2 mL,每日 2 次。肌注。

主治：止血。

方三十九 紫金龙(总碱)。

用法：取紫金龙粗粉,用苯浸取,精制成盐酸盐,制成 15 mg/mL 针剂。肌注 2 mL,内服 40 mg。

主治：各种疼痛,内外伤出血,镇静,降压。

方四十 接筋草适量。

用法：鲜草捣烂敷患处。

主治：刀伤。

方四十一 鹿衔草 9 g,观音倒坐 9 g,黑附片 21 g,杜仲 15 g,续断 12 g,生草 3 g。

用法：开水煨服。

主治：跌打伤于肾脏腰腹刺痛,小便下血。

方四十二 苍山新产观音倒坐。

用法：炒黑研粉。每次服 4.5 g 用淡盐温开水或童便吞下。可以外用。

主治：生肌止血散,专治妇女血崩、大小便下血、刀枪伤破口流血。

方四十三 四糊汤(王国富)：糊干姜 6 g,糊柿饼 9 g,糊茶叶 9 g,糊甘蔗皮 12 g。

用法：浓煎服,加老醋 2 匙,炖热吃,若便血者可加灶心土 1 小杯。

主治：一般出血不重者。

方四十四 白龙须酒(字正中)：白龙须根 2.1 g,开白菊花,叶下根 1.5 g,童便一盏。

用法：将药炖透兑入童便或用烧酒炖服。

主治：跌打吐血。

禁忌：无伤者不可服。

二、跌打损伤、骨折脱臼

方一 外用舒筋药酒：生草乌、生半夏、生南星、川乌、真金草、紫荆皮、赤芍、白芷、大黄、三分三各 60 g。

用法：泡酒 10 L,泡 1 周后可用。取适量外擦。

主治：跌打损伤,风湿疼痛,神经痛,无名肿毒。

备注：① 本方有大毒,只供外用,不能内服。② 有破口不能用。

方二 叶上花(须根),体壮者用 45 g,体弱者酌减。

用法:泡酒内服。每日早晚各服 1 次,每次服一小酒杯(约 5 mL),不可过量。

主治:跌打劳伤。

禁忌:豆类、酸冷。

备注:叶上花见《云南中草药》。

方三 通光散 30 g,胡椒 3 g。

用法:泡白酒 500 mL,早晚各服 20 mL。

主治:跌打劳伤。

方四 雪上一枝蒿,草本金线吊葫芦,各米粒大的 1 粒。

用法:早服雪上一枝蒿,晚服金线吊葫芦,用白酒或童便送服。

主治:跌打劳伤。

禁忌:酸冷、豆类。

备注:本品有毒,不能过量。

方五 吉祥草(根)15 g。

用法:水酒各半煎服。

主治:跌打劳伤。

备注:吉祥草又名白马分宗、玉带草、九节兰。

方六 遍地撒金钱草 6 g,草威灵仙 6 g,胡椒 1.5 g。

用法:共研细粉,每次用酒吞服 1.5~3 g。

主治:跌打瘀血。

禁忌:酸冷。

备注:遍地撒金钱又名地沉香、一文钱。草威灵仙又名草疙瘩。

方七 泽兰 9 g,白薇 6 g,甲珠 3 g。

用法:泡酒 250 mL,早晚各服 20 mL。

主治:腰部扭挫伤。

备注:甲珠即用火炮过的穿山甲壳。

方八 叶上花(根)15 g,虎掌草(根)9 g,草威灵仙(根)9 g,高粱子 6 g。

用法:泡白酒 500 mL,早晚各服 5~10 mL。

主治:跌打损伤,闪挫肿痛。

禁忌:酸冷、豆类。

方九 泽兰(茎、叶)、鱼子兰(叶)各适量。

用法:共捣烂,加白酒炖熟外敷。

主治:跌打损伤,闪挫肿痛。

方十 草乌、雪上一枝蒿、川乌各9g。

用法:乙醇泡(乙醇浸过药面为度)。跌打,外擦伤处。牙痛,搽痛牙。

主治:跌打,牙痛。

备注:本方有剧毒,不可内服。

方十一

(1) 外用方

1) 崖参(根)4~15g,崖角(茎)4~15g,生草乌(根)2~9g,姜黄(炙)2~9g,通光散茎4~15g,虎杖(根)3~12g,小血藤(根)3~12g。

用法:姜黄用子母火炮透去皮晒干,通光散去粗皮,其他各药均用干品。用毛巾一块和上药装入土锅,内加开水煮透,取出毛巾,俟温。跌打损伤,用此药毛巾外包,如系脱臼、骨折,复位后外包。包后应经常保持药效及毛巾温度,待毛巾半干,即用上煎温热药液洒上。每隔3~5日换药及药毛巾一次。

2) 草乌、通光散,共研细末。

用法:撒于伤口。

(2) 内服方

1) 上述外用方药,去生草乌,用酒泡服或炖服。日服2次,每服10~20 mL。连续服用至病愈。

2) 八角枫(须根)15~30 g,泡酒500 mL,日服2次,每服10~20 mL。

用法:① 头3日服第一方,第四日继用第二方,第五日仍服第一方。以后视病情,酌量间服第二方。② 第二方于伤势严重时服,一般慎用。

主治:跌打损伤,接筋接骨。

备注:① 崖参,生于崖石上,苗象虎头兰,根似兰花根,须根生长如遇崖缝即转折伸展。② 八角枫又名白龙须、白金条。功能舒筋活血,散瘀止痛,除风湿,但有大毒。据《云南中草药选》介绍,煎服用须根3 g,或干根粉0.6~0.9 g,不可过量;如过量则有头昏目眩、视物放大、烦躁不安等中毒症状,可用开水冲老墙土30 g,取澄清液内服即解。又据《云南中草药》介绍,每用根3~6 g。本方介绍用须根15~30 g,系一重伤病例。如采用本方,应视具体情况,斟酌用量。③ 本方如治脱臼、骨折,应用时须考虑复位固定问题。

方十二 羊脆骨(叶)、玉竹参(全草)、叶上花(叶)、如意草(全草)各适量。

用法:上药晒干、研细。① 外敷:复位后先用纱布包好,上鹦哥树皮的夹板,再敷上药,用布包好。三五日后药会起霉烟,用童便浇上,隔1周换药,一般敷药两次即愈。② 内服:仍用上述方药各15g,在土壶里,用酒泡3日后内服,每日服2次,每次服一小酒杯,不能多服。

主治:筋断骨折。

备注:羊脆骨又名称杆树。如意草又名紫花地丁。鹦哥树皮又名海桐皮。玉竹参又名玉带草,见《云南中草药》。叶上花同见上书。

方十三 通光散30g,酒药3g,花脊背(花叶滑藤)根皮15g,胡椒10颗,糯米面45g。

用法:共研细末,用开水调敷伤处。

主治:扭挫伤和单纯骨折。

方十四 土玄参(鲜根),胡椒七颗,白酒适量。

用法:取土玄参鲜根,洗净,去心,捣烂,用白酒炒热,洒上胡椒水调匀,摊布上,于复位后趁温外包患部,用布带缠紧,隔两日换药1次,一般用药3次即愈。

主治:脱臼。

备注:① 土玄参又名野参,叶似狗屎兰花,叶而较硬,较宽大,有白毛,根粗黑。② 药俟温方能外包,热包会起泡。

方十五 吉祥草(鲜根)、红糖各适量。

用法:吉祥草鲜根洗净,加红糖,用咀嚼细,摊纱布上,复位后外敷,夹板固定,3日换药1次。

主治:开放性骨折及断指再植。

方十六 卷柏、滑藤、制草乌各适量。

用法:共研细末,加酒少许,用开水调好,复位后外敷。

主治:闭合性骨折。

方十七 紫荆皮(根皮)、通光散、臭皮树(皮)、洗碗叶、血满草(根)各适量,酒曲引。

用法:共捣烂,炒热外包伤处。

主治:骨折、跌打。

方十八 白龙须30g,通光散15g,藤胶(根)15g,八爪金龙9g,黑骨头

15 g,香石藤 15 g,川芎 15 g,当归 15 g,雪上一枝蒿 1.5 g。

用法:泡酒 1 000 mL,每服 10 mL,日服 2 次。

主治:骨折、跌打。

方十九　两面绿 30 g,刺梧桐(二层皮)30 g,小五爪龙根 30 g,大将军(全草)15 g,胡椒(粉)3 g,米酒 30 g。

用法:先将前 4 味共捣细,加胡椒粉米酒炒热。包敷,先将断骨对线复位,固定上药,3 日换药 1 次,轻者 2 次,重者 4 次痊愈。

主治:跌打骨折,接筋接骨。

备注:曾做动物实验,将羊脚敲成粉碎性骨折,对线复位固定,包药 2 剂,12 日后,一羊脚落地走路,X 线透视,骨痂生长良好。

方二十　山龙 1 条,地团鱼 3 个,卷虫 2 条,小五爪龙根 15 g。

用法:先将前三虫放入玻璃瓶内,小五爪龙根研末后拌匀,捣合。包敷患处。

主治:跌打骨折。

方二十一　穿山甲油,蛇油。

用法:二油等量搽抹伤处。

主治:跌打骨折。

方二十二　大黄花(似金丝桃但花比金丝桃大 2~3 倍)全草适量。

用法:鲜品捣烂外敷。

主治:骨折,止痛,散瘀,消肿。

方二十三　大接骨,草乌,接骨丹,白五爪龙,小黑丑,都拉。

用法:上药各适量共捣细,炒热外敷。

主治:跌打损伤,骨折。

方二十四　青竹标全草 3~15 g,铁线草 3~15 g,倒回刺根 15 g,小五爪龙叶 3~15 g。

用法:共捣细,酒炒,趁热外敷。

主治:跌打扭伤,骨折。

方二十五　① 大接骨丹,过江龙,接骨草,对叶黄花(神仙对坐草),竹根七。② 大接骨丹,过江龙,接骨草,对叶黄花,竹根七,倒回刺,刺五加,骨碎补,石苇。

用法:上药各适量,共捣细,酒炒趁热外敷。先用①方 2 剂后,再用②方包

3次,亦可交替使用。

主治:跌打扭伤,骨折、闭合性骨折。

方二十六 大癞皮树,两面绿叶,木瓜寄生,草乌。

用法:各适量,共捣细,酒炒包敷。

主治:骨折。

方二十七 (1)大接骨药,刺五加,羊角藤,芦子藤。

用法:上药共捣细,酒炒包敷。

主治:跌打损伤,骨折。

(2)芦子藤,五爪龙,鸡血藤,小须红参,无刺五加皮。

用法:上药共捣细,加童便白酒拌炒包敷。

主治:骨折,跌打损伤。

(3)大接骨丹,红藤。

用法:上药共捣细,用香油30 g拌匀,包敷。

主治:骨折。

备注:以上三方,24小时换药1次,交叉包换。

方二十八 打不死适量,母泽兰(凌酸草)适量,泽兰叶适量,铁螃蟹(杏叶岩托)适量,大接骨叶适量,骨碎补适量,煅自然铜9 g,榄树皮占总药量的70%,如有水肿加重楼适量,如有瘀血加马鞭草适量。

用法:上药晒干碾粉备用或鲜品捣烂用。鲜用上药共捣烂拌米酒炒热外敷,干品加适量温水再加米酒拌匀炒热外敷,如骨折先复位后包药。

主治:骨折,跌打损伤。

方二十九 紫色磨盘花(鲜)6~9 g。

用法:① 鲜根白酒吞服。② 干根30 g,白酒500 mL,浸泡3日服可治急性胃痛。

主治:跌打。

方三十 黄龙尾根9 g。

用法:鲜根9 g嚼碎,用酒吞服。

主治:跌打。

方三十一 公鱼藤叶适量,酒适量。

用法:上方捣绒,酒浸外搽。

主治:跌打扭伤疼痛。

方三十二 落地生根。

用法：用白酒 500 mL 浸泡干根 30 g,1 周后服,每次服 10 mL,日服 2 次。

主治：跌打风湿。

方三十三 地珍珠球根 30 g。

用法：白酒 500 mL,浸泡 1 周,每晚服 1 次,每次 20 mL。

主治：跌打损伤、血尿、吐血。

方三十四 叶下花□两,黑胡椒 45 g,红糖□两,白酒□市斤。

用法：切碎,胡椒碾粉,浸泡 1 周。日服 2 次,每次 15~20 mL。

主治：跌打扭伤,散瘀止痛,四肢麻木。

禁忌：酸、冷、豆类。

方三十五 叶下花□两,泽兰□两,金丝黄丹 30 g,三七叶 30 g,白酒 500 mL。

用法：将上药切细白酒浸泡 1 周。日服 3 次,每次 10~15 mL。

主治：跌打损伤,舒筋活血,散瘀止痛。

方三十六 鱼子兰叶 3~7 片。

用法：用新瓦焙干研粉。酒吞服,上药一次服完。

主治：跌打骨折(肋骨骨折效更佳)。

方三十七 蜈蚣藤适量,白酒适量。

用法：将上药研末备用,或用鲜藤捣烂。上药拌酒外包。

主治：止痛,散瘀,消肿。

方三十八 三七□□,黑骨头□钱,霸王鞭 15 g,铜锤草□钱,伸筋草□两,六王藤□钱。

用法：上药切细,白酒 1 kg 浸泡 1 周。每晚睡前服 20 mL。

主治：跌打损伤。

禁忌：酸、冷、豆类。

方三十九 黑骨头□钱,铜锤草 1.5 g,兰星七□钱,野枝 1.5 g,叶下花根 1.5 g,白叶舒筋□钱,八王鞭 1.5 g,落地松□钱,无根藤□钱,叶上花 6 g,一面绿□钱,淫羊藿 6 g,九股牛□□,木瓜寄生□钱。

主治：风湿跌打,舒筋活血。

用法：上药泡白酒,浸泡 1 周后每次服 15 mL,日服 2 次。

禁忌：酸、冷、豆类。

方四十 臭皮(大接骨)15 g,五味子(苏合)15 g,小麻药 6 g,榆树皮(蓝皮)12 g,白酒 10 mL。

用法:复位后加酒调敷患处,外加夹板固定。4~5 日换药 1 次。

主治:骨折。

方四十一 滚山虫一百份,大理藜芦五份。上药共研末混匀,装入胶囊,每囊 0.25 g 即得。

用法:患部复位固定后,服用此药,首次 3 粒,每隔 2 日,再服 2 粒,共服 4 次。

主治:骨折。

方四十二 黑骨头(青风藤)、铁骨散各等量。

用法:研粉,开水调敷。

主治:骨折。

方四十三 黄花柘皮岩陀 3~4.5 g(干品),白酒 15~30 mL。

用法:药、酒共炖热,以黄为度,睡前服。

主治:跌打损伤。

禁忌:豆类及妊娠、体弱者。

反应:服后咽喉有辣感,量大则嚼心,可服红糖,一般服后有腹泻。1~2 日消失。

方四十四 满天星、酸浆草各适量。

用法:捣绒,酒调外包。

主治:跌打损伤。

方四十五 治跌打损伤百发百中特效粉:观音倒坐 15 g,鸡心滑皮草乌 0.15 g,鹿衔草 18 g。

用法:研为粉,成人每服 3 g,用好酒或温开水吞服。

主治:跌打损伤。

禁忌:忌酸冷豆。

方四十六 大五瓜根,小连藤。

用法:大五瓜根加小连藤捣碎加甜米酒,酒药胡椒炒敷包扎。

主治:骨折接骨。

方四十七 跳骨丹:干螃蟹 9 g,吴茱萸 6 g。

用法:上两味为细末酒吞服。

主治：骨折。

方四十八 蜈蚣草（又名竹节七）、龙须草，二味等分碾细。

用法：跌打损伤用酒吞服 3 g,接筋接骨用以上药加三分或三四分之一,开水调敷包扎,内服上两味药末 3 g 白酒下。

主治：接筋接骨,跌打损伤。

方四十九 干青蛙 3 g,写字虫 3 g(雨季在水古游,形如半个小松子壳）、蚯蚓 6 g,干木瓜 3 g,红花 3 g,麝香 0.9 g,九节狸香 0.9 g。

用法：上 7 味共研细末,瓷瓶密封收储备用,遇跌伤、打伤不省人事者,用童便和酒调 0.9～1.5 g,撬开牙齿灌下,数时内即醒,服之能起死回生。

主治：跌打损伤甚重。

方五十 叶下花根、鱼子兰叶、土牛膝根,以上各等分研细末。

用法：用时开水调,加甜白酒炒,摊棉纸上加胡椒末,将碎骨整复位后,敷药包扎上夹板。

主治：骨折。

方五十一 生三七 15 g,海马 9 g,杜仲 30 g,怀牛膝 30 g,共研细末。

用法：每服 1.5 g,白酒吞下。

主治：治一切跌打损伤,骨折,兼治风湿麻木。

禁忌：忌酸冷豆类及花椒。

方五十二 沙松树根,去细皮,捣细。

用法：加白酒炒熟,加胡椒敷扎。

主治：骨折。

方五十三 甜牛膝、草威灵各等量,晒干共研末。

用法：每次用温开水吞服 6 g,连服四五次。

主治：四肢转筋。

方五十四 公猪生殖器。

用法：用干燥的猪生殖器,用火烤干至用手揉细后用温开水吞服。

主治：霍乱失水而引起转筋。

方五十五 木瓜酒。

用法：用新鲜木瓜 1 个,切片放在蒸笼里蒸熟后点上适量的酒"干木瓜煎汤"。

主治：体弱者而引起的脚抽搐。

方五十六 续断 15 g,木瓜 10 g,狗脊 10 g。

用法：水煎服。

主治：小腿抽搐。

方五十七 木瓜 15 g,伸筋草 15 g,全归 15 g。

用法：水煎服。

主治：小腿抽搐。

方五十八 薏苡仁 30 g,木瓜 15 g,甘草 10 g。

用法：水煎服。

主治：小腿抽搐。

方五十九 白芍 20 g。

用法：水煎服。

主治：小腿抽搐。

三、烧伤、烫伤

方一 斑鸠毛。

用法：烧存性,研细末。撒伤处。

主治：烧伤,烫伤。

方二 肥腊肉、肥松明子各适量。

用法：将上药用火钳夹住,置于火上烘烤,用碗接住滴下的油脂,俟冷应用,搽伤处。

主治：烧伤,烫伤。

方三 向日葵花瓣,香油。

用法：取向日葵花瓣,用香油浸泡 3～6 日。用干净鸡毛蘸搽患处,日搽 1 次,连搽二三次即愈。

主治：烧伤,烫伤。

备注：上药浸泡时间愈久,药效愈佳。

方四 桃树（内皮）、龙胆草（根）、香油各适量。

用法：前二药晒干研细。香油调涂患处,日涂一次;连涂二三次即愈。

主治：烧伤,烫伤。

方五 蟹黄（螃蟹壳内黄色物）适量。

用法：涂伤处。

主治：烧伤，烫伤。

方六 大黄、蜂蜜各适量。

用法：大黄研末，用蜂蜜调搽伤处，二三次即愈。

主治：烧伤，烫伤。

方七 地龙20条，白糖适量。

用法：地龙洗净捣烂与白糖拌匀，外涂患处。

主治：烧伤、烫伤、腮腺炎。

方八 大蓟根，小蓟根。

用法：捣烂取汁纱布过滤，备用，搽患处。

主治：汤火烫伤。

方九 大蓟花

用法：烧灰存性研粉备用，或制成软膏。粉撒患处，如无渗出物用软膏敷。

主治：汤火烫伤。

方十 虎掌草根、续断、夏枯草（青花参）各20%，土大黄根30%，车前草10%。

用法：熬膏外敷，隔日1次。

主治：汤火烫伤。

方十一 蚯蚓数条。

用法：洗净外泥放在盘内，加白糖调即溶解，用敷伤处，一日数次，止痛消炎，数日即愈。

主治：火烫伤。

方十二 生地榆30 g，生黄连3 g，生黄柏3 g。

用法：共研细末用甘油调敷患处，虽重伤亦效显。

主治：火烫伤。

方十三 酱油。

用法：随时涂搽，干后即搽止痛消炎，效果显著。如无酱油可用面酱敷，每日二三次，效果很快。

主治：火烫伤。

四、药物中毒

方一 水冬瓜树皮15～30 g。

用法：水煎服。

主治：草乌中毒。

方二　芫荽(干籽)9～15 g。

用法：水煎服或口嚼吃。

主治：草乌中毒。

方三　芫荽叶茎半把。

用法：煎汤加猪油或麻油少许，服后即效。

主治：草乌、附片中毒。

方四　白苏籽(干品)9～15 g。

用法：水煎服或口嚼吃。

主治：草乌中毒。

方五　黄豆半盅。

用法：炒熟嚼吃。

主治：附片中毒。

备注：此方须中毒者还有吞咽能力的才有效。

方六　莱菔籽 30～60 g。

用法：水煎 1 次服。

主治：白龙须中毒。

方七　蔓陀罗药水 5 毫升。

用法：每 1～2 小时服 1 次，直至症状缓解为止。

主治：白龙须中毒。

方八　生姜 30 g，水煎服。

主治：雪上一枝蒿中毒。

方九　水东瓜树皮 30 g，水煎服。

主治：雪上一枝蒿中毒。

方十　地石榴(全草)30 g，水煎服。

主治：雪上一枝蒿中毒。

方十一　防风 30 g。

用法：水煎服，连服 3 剂。

主治：砒霜中毒。

方十二　杏仁 12 g，黄芩 9 g，金银花 6 g。

用法：杏仁去皮捣如泥，与他药水煎服日服 1 剂，连服 3 日。
主治：铅中毒。

方十三 红糖 15～30 g,化油 15～30 g,生茶叶 15～30 g。
用法：取上药 3 味混合浓煎服（此方适用于早期症状服用）。
主治：草乌中毒解毒。

方十四 取带毛羊皮 1 块（适量）。
用法：取毛羊皮 1 块（适量）烧灰存性吞服。
主治：解毒菌中毒。

方十五 鲜桃树叶 20 片。
用法：取鲜品嚼服。
主治：解蜂蜜中毒。

五、虫兽咬伤

方一 石椒草（全草）15 g,土碱 0.6 g,旱烟锅巴头 1～2 个。
用法：水煎半小时，一次内服，服后即吐，吐后再煎再服，至不吐为止。
主治：疯狗咬伤。
备注：石椒草又名羊不食草，见《云南中草药》。

方二 青蚕豆叶、红糖各适量。
用法：捣烂外敷。
主治：狗咬伤化脓。

方三 飞天蜈蚣 30 g。
主治：毒蛇咬伤,毒虫咬伤,无名肿毒疼痛。
用法：水煎服,日服 1 剂,重者连服 3 日,另用鲜叶捣烂外包敷创口。

方四 蕨叶一枝蒿 3 g,苦一枝蒿 6 g。
主治：毒蛇咬伤,犬咬伤。
用法：蕨叶一枝蒿捣烂外敷。苦一枝蒿冲开水内服。

方五 虎掌草鲜叶。
主治：蛇咬伤。
用法：绞汁温开水冲服。

方六 慈菇叶,大五爪龙叶。

主治：蛇咬伤。

用法：捣烂外敷。

方七 雄黄,细辛,吴白芷。

主治：蛇咬伤。

用法：水煎服。

方八 白芷,好醋适量。

主治：蛇咬伤。

用法：捣烂白芷醋调外敷。

方九 地珍珠全草,雪里莲。

主治：蛇咬伤。

用法：水煎服。

方十 雪里梅、平头薅、飞天蜈蚣各等量。

用法：捣烂敷伤口。

主治：毒蛇咬伤。

方十一 蕨叶一枝蒿（别名：全无敌,大百解,肺心草）。

用法：① 全草捣烂外敷。② 根 9 g 水煎服。

主治：毒蛇咬伤。

方十二 黄花蛇药 60 g,重楼 12 g。

用法：水煎服,或捣烂外敷。

主治：毒蛇咬伤。

方十三 虎掌草 15～30 g。

用法：全草捣烂,加白酒适量,水煎服,另取鲜品适量,捣烂外敷患处。

主治：毒蛇咬伤。

方十四 飞天蜈蚣。

用法：① 干品 30 g,水煎服,日服 1 剂,连服 3 日。轻者 1 剂即愈。
② 鲜品捣烂敷伤口。

主治：毒蛇咬伤。

方十五 翻白叶 60 g。

用法：水煎服并可捣烂外敷。

主治：毒蛇咬伤。

方十六 鲜鱼腥草适量。

用法：捣烂加红糖外敷。

主治：毒蛇咬伤。

方十七 藜芦(鳞茎)适量,研细粉。

用法：患者坐于阳光下晒热,不饮水,俟蚂蟥爬至鼻孔,将上药吹到蚂蟥身上,蚂蟥即出。

主治：蚂蟥入鼻。

备注：本方亦可治牲畜。

方十八 皮哨子果壳碾粉备用。

用法：用麦杆蘸粉吹入鼻内五分钟内蚂蝗自出(人畜兼用)。

主治：蚂蝗钻入鼻内。

方十九 苍山积雪草一束。

用法：研细末,用竹管一枚,将药吹入鼻孔,未多时蚂蝗爬出,再向蚂蝗吹药,蚂蝗即可落下。

主治：蚂蝗钻入鼻内。

方二十 万年青。

用法：用其鲜叶三四片捣烂如泥。加砂糖少许调敷患处,再以鲜叶二三片捣碎加酒汁内服,外敷每日换药1次,二三日即肿消痊愈。

主治：毒蛇咬伤、疯狗咬伤。

方二十一 虎掌草,又名独脚一支箭。

用法：被蛇咬伤后取其鲜叶三四片揉碎,以白酒冲取汁内服,服后伤口自出紫血,白沫即消种,如未全消再用水芹菜、慈菇叶、红糖捣烂外敷干后再换,二三日即可全消。

主治：毒蛇咬伤。

方二十二 凤仙花,又名指甲花。

用法：蛇咬伤后采其叶茎捣烂敷患处。

主治：毒蛇咬伤。

方二十三 红杆草。

用法：蛇咬伤后采其鲜尖7个,揉后加本人口唾沫揉搽肿处,随揉即随消,立即收效。

主治：毒蛇咬伤。

方二十四 大蒜。

用法:大蒜切片后置于伤口上,用艾火灸三五十壮,即逐渐愈合。

主治:毒蛇咬伤。

方二十五 青羊参,又名地藕。

用法:每服 15～30 g,用白酒(甜米酒)炖服三五次。又蛇咬伤用绵羊胆调敷患处。又治壮阳补血,止妇女白带,炖肉吃,每服 30～60 g。

主治:① 疯狗咬伤。② 治精神病,癔病,装在猪心内炖吃,一二次即愈。

第十一章
民族常用药

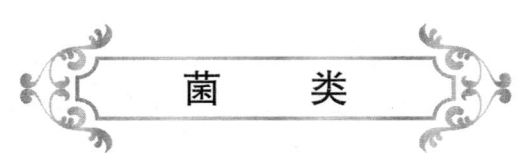

菌 类

1. 云茯苓

别　　名　茯兔、云苓、松苓。

来　　源　多孔菌科真菌茯苓 *Poria cocos* (Schw.) Wolf 的干燥菌核。

采收加工　茯苓片：趁鲜削去外皮，切厚片晒干。干者浸泡洗净外皮，润闷透，削去外皮，切片晒干。茯苓皮、茯神，除去杂质，切块或厚片晒干。

药　　性　甘、淡，平。归心、肺、脾、肾经。

功　　能　茯苓：利水渗湿，健脾宁心；茯神：宁心安神、利水；茯苓皮：利水消肿。

主　　治　茯苓：用于水肿尿少，痰饮眩悸，脾虚少食，便溏泄泻，心神不安，惊悸失眠。茯神：用于心悸，多恚怒，失眠，惊痫，小便不利；茯苓皮：用于水肿肤胀。

应　　用　茯苓常用量 5～15 g；茯神常用量 10～25 g；治脾虚水泛，水肿，喘满，心悸：云茯苓 100 g 碾细末，糯米 250 g，煮稀饭服时加饴糖适量。

2. 竹红菌

别　　名　竹砂仁、竹小肉座菌、竹果、竹花。

来　　源　肉座菌科真菌竹小肉座菌 *Hypocrella bambusae* (B. et Br.) Sacc. 的子实体。

药	性	苦,凉。
功	能	舒筋活络,清热解毒、散痈肿。
主	治	跌打劳伤、疮痈初起红肿热痛、肾炎、膀胱炎、尿道炎。
应	用	水煎服 10～25 g。治跌打劳伤,酒浸泡 10～20 g(100 mL),每次服 5 mL。
使用注意		已化脓者忌服。

3. 地蜘蛛

别	名	米屎菰、量湿地星、土星菌、大孤、山蟹、石蟹。
来	源	地星科真菌硬皮地星 Astraeus hygrometricus (Pers.) Morg.的子实体及孢子。
采收加工		夏、秋采收,晒干备用。
药	性	辛,平。
功	能	清热解毒,利咽喉,收敛止血。
主	治	肺炎,湿疹,咽喉炎,鼻衄,口疮,外伤出血,火烫伤,皮肤溃疡,湿疹。
应	用	内服 3 g;外用孢子粉适量撒敷伤口。

4. 树头发

别	名	黑龙须、银头发。
来	源	珊瑚菌科菌类树头发 Pterula umbrinella Bres.的菌丝体。
采收加工		全年可采,晒干备用或鲜用。
药	性	苦、涩,微凉。
功	能	消肿止痛,接骨。
主	治	骨折,肺结核。
应	用	配伍舂细包患处,或配伍研末,每日 3 次,每次 3 g,温开水送服。
使用注意		孕妇忌服。

5. 树胡子

| 别 | 名 | 树花、海风藤、顺风飘。 |

| 来　　源 | 松萝科菌类节松萝 Usnea diffracta Vain. 或长松萝（蜈蚣松萝、天蓬草）U. longissima Ach. 的地衣体（叶状体）。
| 采收加工 | 全年可采，去杂质，晒干备用。
| 药　　性 | 甘，平。归心、肺、肾经。
| 功　　能 | 清肝，化痰，止血，解毒。
| 主　　治 | 头痛目赤，咳嗽痰多，疟疾，痢疾，白带，外伤出血，痈肿，毒蛇咬伤。
| 应　　用 | 内服 3～9 g；外用适量，研末外敷或煎水洗患处。

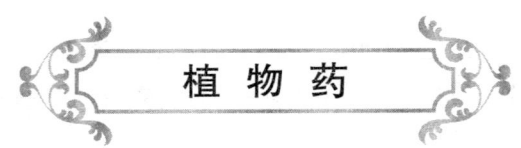

6. 十大功劳

| 别　　名 | 刺黄柏。
| 来　　源 | 小檗科十大功劳属植物十大功劳 Mahonia fortunei（Lindl.）Fedde 的根、茎、叶、果。
| 采收加工 | 药用根、茎四季可采，秋季采叶、果。根、茎、叶切碎晒干备用；果阴干备用。
| 药　　性 | 苦，寒。
| 功　　能 | 清热解毒，消炎止痢，退虚热。
| 主　　治 | 肠炎，痢疾，火牙痛，急性咽喉炎，目赤肿痛，肺痨咳嗽，咯血，潮热。
| 应　　用 | 每用根、茎 9～15 g，或叶、果 15～21 g，煎服。

7. 九子参

| 别　　名 | 红茎女娄菜。
| 来　　源 | 石竹科女娄菜属植物纺锤根蝇子草 Silene napuligera Franch.，以根入药。
| 采收加工 | 秋季采挖，晾干备用。
| 药　　性 | 甘、辛，凉。
| 功　　能 | 祛痰止咳，利尿，通经。

主　　治	咳嗽痰多,水肿,闭经,疝气。
应　　用	5～10 g,煎服。
使用注意	孕妇慎用。

8. 九死还魂草

来　　源	卷柏科卷柏属植物垫状卷柏 *Selaginella pulvinata*（Hook et Grev）的全草。
采收加工	全年可采。
药　　性	辛,平。归肝、心经。
功　　能	生用破血,炒用止血。
主　　治	胃肠出血,咯血,痔疮出血,尿血,子宫出血,脱肛,产后恶露不净,经闭,跌打损伤,外伤出血。
应　　用	每用9～15 g,煎服。外伤出血,用干粉撒伤口。催产,用米泔(开水浸泡生米后的清液)1 000 mL,加本品 30～60 g,浸泡1日后内服,每次服 100～150 mL。

9. 八角枫

别　　名	白龙须、大力丸、山蛤风。
来　　源	山茱萸科八角枫属植物八角枫 *Alangium chinense*（Lour.）Harms 的根、叶。
采收加工	夏秋采集,洗净切片晒干备用或鲜用。
药　　性	微苦、咸,温;小毒。
功　　能	祛风除湿,活血祛瘀。
主　　治	风湿麻木疼痛,骨折,跌打损伤,疟疾,过敏性皮炎,乳腺炎。
应　　用	风湿麻木疼痛,骨折,跌打损伤,疟疾,每用根 3～6 g,水煎服或泡酒服。过敏性皮炎,用根煎水外洗(亦可服用)。乳腺炎,用叶捣烂包患部对侧中指。服后避风。
使用注意	忌食荞面、豆类、腥味及酸冷食物。多服则喉部不适,严重者用稀饭、盐水、铁锈水加红糖可解。服后避风。

10. 三七

别　　名	金不换、田七、参三七、滇三七。
来　　源	五加科人参属植物三七 *Panax notoginseng*（Burkill）F. H. Chen ex C. Y. Wu & K. M. Feng 的根、花。
采收加工	一般于花前采根，净晒干备用。
药　　性	根：甘、微苦，温。花：甘、微苦，凉。
功　　能	根生用止血止痛，活血祛瘀。熟用补血，生津止渴。
主　　治	各种出血，跌打损伤疼痛；贫血，虚弱，月经不调，产后恶血不尽；渴饮，喉痛音哑。
应　　用	各种出血，跌打损伤疼痛，每服生药 3～9 g 或配伍应用；外用，研末撒患处。贫血，虚弱，月经不调，产后恶血不尽，每用 6～9 g 炖鸡或炖肉服。亦可用油炸黄研末，肉汤送服。用花适量泡水频饮。

11. 三分三

别　　名	莨菪、山茄子、大搜山虎、山野烟。
来　　源	茄科山莨菪属植物三分三 *Anisodus acutangulus* C. Y. Wu et C. Chen 的根、茎、叶、种子。
采收加工	药用根、叶。秋季采集，阴干或晒干备用。
药　　性	苦、涩、麻，温；剧毒。
功　　能	麻醉止痛，除湿祛瘀。
主　　治	胃痛，风湿痛，跌打损伤；整复麻醉止痛。
应　　用	胃痛，风湿痛，跌打损伤，每用根、叶 0.9 g，水煎服，或研末温开水送服，也可撒于膏药上贴患处或配伍应用。整复麻醉止痛，用根、叶研末，酒调外敷患处，3～5 分钟后，即可行骨折整复。
使用注意	忌酸冷。用量不宜超过 0.9 g。

12. 三颗针

| 别　　名 | 黄花刺、黄檗。 |

来　　源	小檗科小檗属植物三颗针 Berberis diaphana Maxim. 的根。
采收加工	全年可采,洗净切片阴干备用或鲜用。
药　　性	苦,寒。
功　　能	清热解毒,消炎消肿。本品含小檗碱,可代黄连、黄柏。
主　　治	防治痢疾,肠炎;烫伤,疮痈。
应　　用	防治痢疾,肠炎,每用9～24 g,水煎服。烫伤,疮痈,用适量煎水洗或研末撒布伤处。

13. 土大黄

来　　源	蓼科酸模属植物尼泊尔酸模 Rumex nepalensis Spreng. 的全草。
采收加工	四季可采挖根,洗净,晒干备用,或鲜用。
药　　性	苦,寒;有小毒。
功　　能	清热解毒,通利二便,止血,祛痰,杀虫,解人畜中毒。
主　　治	湿热燥结大便不通,肠风下血,暴发火眼,肝胆湿热,黄疸,淋浊,乳头溃疡,小儿湿疹,疥癣,痈肿,实热内盛,疮痈肿毒。
应　　用	水煎服。
使用注意	脾胃虚寒,体弱者慎用。

14. 土牛膝

别　　名	倒梗草、倒钩草、倒扣草。
来　　源	苋科植物土牛膝 Achyranthes aspera L. 的全草。
采收加工	秋、冬采挖根,洗净,晒干备用,叶鲜用。
药　　性	根微苦,凉。
功　　能	根活血祛瘀、清热除湿,软筋骨;叶祛风止痒。
主　　治	根治风湿性关节炎、跌打损伤、筋骨不舒、淋证、无名肿毒、血瘀腹痛。叶治过敏性等麻疹。
应　　用	10～50 g,煎服。外用鲜品捣烂外敷。
使用注意	全草孕妇慎用。

15. 土茯苓

来　　源　蓼科荞麦属植物硬枝野荞麦 Fagopyrum urophyllum（Bur. et Franch.）H. Gross 的块根。

采收加工　5—7月采收茎叶,秋冬采挖块根。除去杂质,洗净,润透,切厚片,晒干。

药　　性　苦、微涩,平。归肺、肝经。

功　　能　消炎止痢,止泻。

主　　治　五淋,赤白浊,兼治杨梅疮毒、肺痈;痈肿瘤、肺热咳喘、咽喉肿痛、痢疾、风湿痹证、跌打损伤、蛇虫咬伤。

应　　用　内服:煎汤,15～30 g;或研末。外用适量,捣汁或磨汁涂敷。

16. 大红袍

别　　名　铁锈根、山皮条、牛吐血、大和红。

来　　源　豆科筧子梢属植物毛筧子梢 Campylotropis hirtella（Fr.）Schindl. 的根。

采收加工　秋末冬初采挖,洗净,晒干备用。

药　　性　涩,凉。

功　　能　活血调经,止血,消炎,止痛。

主　　治　痛经,妇女血崩,月经不调,闭经,溃疡病,慢性胃炎。

应　　用　痛经,妇女血崩,每用25 g,煎汤加红糖适量内服。月经不调,闭经,每用150 g,加酒 500 mL,浸泡 5 日后即可服,每服 5～10 mL,每日 2～3 次。溃疡病、慢性胃炎,每用30 g,加带皮鸡蛋1～2 个(鸡蛋用缝衣针锥5～6 个孔),煮 4 小时后吃鸡蛋。

17. 大狼毒

别　　名　搜山虎、格枝糯、乌吐、五朵下西山。

来　　源　大戟科大戟属植物大狼毒 Euphorbia jolkinii Boiss. 的根。

采收加工　夏秋采集,洗净晒干备用。

药　　性	苦,温;剧毒。
功　　能	止血,消炎,消肿。
主　　治	外伤出血。
应　　用	研末撒布患处或配伍应用。
使用注意	本品有剧毒,只作外用。采挖时应避免汁液沾染皮肤,否则易产生过敏反应,症现面部水肿。

18. 万丈深

别　　名	竹叶青、岔子菜、小粘连、马尾参。
来　　源	菊科还阳参属植物绿茎还阳参 *Crepis lignea* (Vaniot) Babcock;芫菁还阳参 *Crepis napifera* (Franch.) Babcock;万丈深 *Crepis phoenix* Dunn 的根。
采收加工	秋冬采集,洗净切片晒干备用。
药　　性	甘、苦,温。
功　　能	润肺止咳,清热解毒,消食理气,补肝肾,益脾增乳,消炎生肌。
主　　治	肺热咳嗽,支气管炎,肺炎,百日咳,小儿疳积,贫血,白带,水肿,肝炎,夜盲,缺乳,跌打损伤,筋骨疼痛,肠风下血,疮疖痈肿。
应　　用	小儿疳积,贫血,白带,水肿,肝炎,缺乳,每用 15～30 g,水煎服或炖肉或煮鸡蛋吃。跌打损伤,每用根 30 g 泡酒服。肠风下血,每用 12 g 煮糯米 30 g 服。

19. 山乌龟

别　　名	金不换。
来　　源	防己科千金藤属植物地不容 *Stephania epigaea* Lo 的块根。
采收加工	秋季采挖,洗净,去皮,切片晒干备用。或先煮 1～2 小时后,去皮,切片晒干,研粉。
药　　性	苦、辛,寒;有毒。
功　　能	舒筋止痛,接骨,消炎解毒,散瘀结。
主　　治	跌打损伤,筋骨疼痛,骨折,关节脱臼,胃痛,痈疽肿痛,乳腺炎。

| 应 | 用 | 胃痛,气胀腹痛,根研末每用 1.5 g,姜汤送服。催吐,生用 3～9 g,水煎服。疮疖,无名肿毒未破溃者,用末适量加鸡蛋清调敷周围(溃后不用)。 |

| 使用注意 | 气血虚弱者,孕妇慎用。 |

20. 山珠半夏

别	名	蛇饭果、狗闹子、山包米、刀口药、半夏、小南星、长虫磨芋。
来	源	天南星科天南星属植物山珠半夏 Arisaema yunnanense Buchet 的块茎。
采收加工	用块茎,夏末、秋、冬采挖,洗净,刮皮,按炮制规范加工成半夏片。或鲜用。
药	性	辛,温。
功	能	鲜半夏祛风除湿、麻醉止痛、散痈托疮。制半夏片燥湿化痰,降逆止呕,健运脾胃,解毒消炎。
主	治	鲜半夏治风湿痹痛、跌打损伤、关节炎、骨折、疮痈。制半夏治痰饮、呕吐、胸膈胀满、中风痰厥。
应	用	煎汤,3～9 g。

21. 小红参

别	名	云南茜草、小活血、西南拉拉藤、小茜草。
来	源	茜草科拉拉藤属植物小红参 Galium elegans Wall. ex Roxb. 的根。
采收加工	秋冬采挖,洗净,晒干备用。
药	性	甘,平。
功	能	补血安神活血,祛瘀生新,软坚破结,消痈散瘀,托痈生肌。
主	治	神经衰弱,贫血,血小板减少,风湿骨痛,跌打损伤,月经不调,崩漏,尿血,血瘀,肺结核咯血,淋巴结核,小儿疳积,胎动不安,疮痈红肿,久不溃破。
应	用	月经不调,跌打损伤,每用 15～30 g,水煎服或泡酒服。贫血,每用鲜品 30 g,炖鸡服。

22. 小黑药

别　　名	铜脚威灵仙、叶三七、草本三角枫、三角草。
来　　源	伞形科变豆菜属植物川滇变豆菜 Sanicula astrantiifolia Wolff ex Kretsch.的根。
采收加工	夏秋采集,晒干备用。
药　　性	甘、微苦,温。
功　　能	补肺益肾。
主　　治	肺结核,肾虚腰痛,头昏。
应　　用	每用9～30 g,水煎服或配伍用。
使用注意	实热证及感冒忌用。

23. 千里光

别　　名	九里光、千里明、风藤草。
来　　源	菊科千里光属植物千里光 Senecio scandens Buch.-Ham. ex D. Don 的根及全草。
采收加工	全年可采,洗净,切碎,晒干备用。
药　　性	苦,寒。
功　　能	祛风除湿,清热明目,解毒止痒。
主　　治	风湿骨痛,跌打损伤,疮疖,急性结膜炎,皮炎,湿疹,脓疱疮。
应　　用	每用9～15 g,煎服。外用鲜品适量,煎水洗患部。

24. 川续断

别　　名	鼓锤草、和尚头、苦小草、帽子疙瘩菜。
来　　源	忍冬科川续断属植物川续断 Dipsacus asper wall.的根及鲜叶。
采收加工	叶鲜用。秋采挖根,洗净、晒干备用。
药　　性	苦、辛,微温。
功　　能	根补肝肾、强筋骨、调血脉、安胎。叶泻肝热、解毒、治肝热目赤、草乌中

毒。用根止咳,配红糖水煎服。用嫩叶煮吃食疗,有清热消炎作用。

主　　治　　根治肝肾虚、风湿骨痛、风湿性关节炎、胎动不安。

应　　用　　每用9～15 g,水煎服或配伍应用。民间用根30～60 g水煎服,解草乌中毒。

25. 马蹄香

别　　名　　鬼见愁、臭狗药、磨脚花。

来　　源　　败酱科植物蜘蛛香 *Valeriana jatamans* Jones 的全草。

采收加工　　药用根茎。夏、秋采挖,洗净,晒干备用。

药　　性　　辛,温。

功　　能　　行气化浊,散寒湿,活血,调经。

主　　治　　腹胀吐泻、风寒感冒、月经不调、泻痢、胃痛、疳积、瘙痒症、劳伤咳嗽、疮痛、溃疡、湿热流注。水煎服或煎液外浴洗,治小儿湿热口疮、身痒夜啼。

应　　用　　每用6～9 g,水煎服。

26. 天胡荽

别　　名　　星秀草、小青鱼胆、小龙胆草、血龙胆、益胆草、小酒药花根、寒风草。

来　　源　　五加科天胡荽属植物天胡荽 *Hydrocotyle sibthorpioides* Lam. 的全草。

采收加工　　药用全草。秋冬采集,洗净阴干备用或鲜用。

药　　性　　苦,寒。

功　　能　　消炎止咳。

主　　治　　肺结核、淋巴结核、支气管哮喘、实热喘咳、小便不利、小儿食积、火眼、黄疸型肝炎。

应　　用　　每用9～15 g,水煎服。每用鲜品 12～15 g,水煎加白糖服。

27. 云黄连

别　　名　　黄连、鸡爪黄连、云连。

来 源	毛茛科黄连属植物云南黄连 Coptis teeta Wall.的根茎。
采收加工	9—10月地上部枯黄时采收。挖出根茎,除去茎叶和泥土,不用水洗,晒干或烘干,撞去须根。
药 性	苦,寒;无毒。
功 能	除水,利骨,调胃,厚肠,益胆,疗口疮,益气,除烦躁,润心肺,长肉止血。
主 治	热气,目痛,眦伤泣出,明目,肠澼,腹痛下痢,妇女阴中肿痛,五脏冷热,久下泄澼,脓血,消渴,止心腹疼痛,五劳七伤,郁热在中,烦躁在心,兀兀欲吐,心下痞满,心痛逆而盛,心积伏梁。
应 用	民间常用于婴儿出生后2～3日,以云连、灯心草、甘草各2～3 g,放入瓷碗中蒸约半小时,取出去渣,将药汁滴喂初生婴儿,以清热毒。

28. 云南兔儿风

别 名	云南兔耳风、追风箭、毛叶马蹄香、双股箭、羊耳草、燕麦灵、威灵仙、铜脚威灵、扁胡子。
来 源	菊科兔儿风属植物云南兔儿风 Ainsliaea yunnanensis Franch.的根。
采收加工	夏秋采收,洗净切片晒干备用。
药 性	辛,温。
功 能	祛风除湿,通经络,理气止痛。
主 治	风湿性关节炎,胃痛,腹胀食积,痈疮肿痛。
应 用	15～25 g,煎服或酒泡服。

29. 五爪金龙

别 名	灯笼草、小红藤、五虎下西山、雪里高、小五爪金龙、五爪龙。
来 源	旋花科崖番薯属植物五爪金龙 Ipomoea cairica（L.）Sweet 的全株及根入药。
采收加工	全年可采,洗净切片晒干备用或鲜用。
药 性	苦、涩,平。
功 能	接骨生肌,祛风除湿,活血通络。
主 治	骨折,跌打损伤,风湿肿痛,闭经。

应　　用　用鲜根或全草捣烂敷患处。每用根 9～30 g,泡酒服或配伍用。
使用注意　孕妇忌服。忌酸冷、豆类。

30. 瓦草

别　　名　滇白前、大牛、九大牛、白前、金柴胡、青骨藤。
来　　源　石竹科蝇子草属植物黏萼蝇子草 *Silene viscidula* Franch. 的根入药。
采收加工　药用根。全年可采,洗净晒干备用。
药　　性　苦、辛,寒。
功　　能　止咳化痰,清热通淋,止痛。
主　　治　外伤疼痛,肺热咳嗽,热淋。
应　　用　外伤疼痛,每用 3～6 g,研末冷开水吞服,或用根捣烂敷患处。肺热咳嗽、热淋,每用 9～15 g,水煎服。

31. 火把果

别　　名　救军粮、赤阳子、豆金娘。
来　　源　蔷薇科火棘属植物火棘 *Pyracantha fortuneana* (Maxim.) Li 的果实。
采收加工　夏秋采集,晒干备用或鲜用。
药　　性　甘、酸,平。
功　　能　健脾和胃,活血止血。
主　　治　消化不良,腹泻,痢疾,崩漏,产后血瘀。
应　　用　每用 30 g,水煎服。

32. 火草

别　　名　钩苞大丁草。
来　　源　菊科大丁草属植物钩苞扶郎花 *Oreoseris delavayi* (Franch.) X. D. Xu & W. Zheng 的全草。
采收加工　夏、秋采挖,洗净,晒干备用。

药　　　性　辛、苦。
功　　　能　舒筋活络、止痛、消积。叶、根、叶止血。
主　　　治　风湿痛、跌打血瘀、食积腹痛、牙痛、小儿蛔扰、外伤出血。
应　　　用　外用干叶揉烂外撒敷。
使用注意　体虚弱者慎用。孕妇忌服。

33. 双肾参

别　　　名　老母鸡抱蛋、金鹅抱蛋、仙抱蛋、双黄参、肾经草、二仙对座草、羊肾参、金刚如意草、对肾参、对对参、白花草。
来　　　源　兰科玉凤花属鹅毛玉凤花 *Habenaria dentata*（Sw.）Schltr.的块根、茎、叶。
采收加工　秋冬采集，洗净晒干备用。
药　　　性　甘、微苦，平。
功　　　能　补肺肾，利小便，消炎消肿。
主　　　治　肾虚腰痛，病后体虚，肾虚阳痿，疝气痛，胃痛，肺痨咳嗽，睾丸炎，尿路感染。
应　　　用　肾虚腰痛、病后体虚，每用 30 g，炖猪肾或肉吃。肾虚阳痿、疝气痛、胃痛，每用 30 g，泡酒分服。肺痨咳嗽、睾丸炎、每用 15～30 g，煎服。尿路感染，用茎、叶 9 g，煎服。

34. 玉带草

别　　　名　滇吉祥草。
来　　　源　天门冬科吉祥草属植物吉祥草 *Reineckia carnea*（Andr.）Kunth 的全草。
采收加工　全年可采挖，洗净，晒干备用，或鲜用。
药　　　性　甘，凉。
功　　　能　润肺止咳，祛风，舒筋接骨。
主　　　治　跌打损伤，骨折，风湿骨痛，肺热咳嗽，肾虚腰痛，月经不调，瘫痪，肺结核，胃肠炎，水火烫伤。

应　　用　每用 9～15 g,泡酒或水煎服。外用鲜根茎捣烂敷患处。

35. 石胆草

别　　名　鸡肝散、生扯拢、石花、岩指甲、镇心草。

来　　源　苦苣苔科珊苣苔属植物珊瑚苣苔 *Corallodiscus flabellata*（Fr.）B. L. Burtt 的全草。

采收加工　全年可采,洗净晒干备用或鲜用。

药　　性　甘、辛,平。

功　　能　活血,解毒,消肿,止痛。

主　　治　月经不调,赤白带下,心悸,跌打损伤,刀伤,疮痛,顽癣,外伤。

应　　用　每用 9～15 g,水煎服,亦可泡酒服。外用全草捣烂外敷。

36. 石椒草

别　　名　千里马、羊不吃、石胡椒、九牛二虎草、羊膻草、罗灶、壁虱草、白虎草、铜脚一只蒿、小豆藤根、铁扫把。

来　　源　芸香科石椒草属植物石椒草 *Boenninghausenia albiflora*（Hook.）Reichb. ex Meisn 的全草。

采收加工　夏秋采集,切碎晒干用。

药　　性　苦、辛,温。

功　　能　祛风燥湿,理气镇痛,消炎。

主　　治　风寒感冒,肺炎,支气管炎,扁桃体炎,腮腺炎,痢疾,血栓性脉管炎。

应　　用　每用 9～30 g,水煎服或配伍应用。

37. 四块瓦

别　　名　黑细辛,土细辛。

来　　源　金兰科金兰属植物全缘金粟兰 *Chloranthus holostegius*（H.-M.）Pei et Shan 的根、叶。

采收加工　全年可采,鲜用或晒干备用。

药 性	辛,温。
功 能	祛瘀消肿,接骨,止血,截疟。
主 治	风寒感冒,跌打损伤,骨折,风湿疼痛,肺结核咯血,淋巴腺炎,神经衰弱,疟疾。
应 用	每用根 2~15 g,水煎或泡酒内服(鲜品用 1~60 g)。或用鲜叶捣烂加胡椒粉外敷。
使用注意	忌酸冷、辣、豆类。

38. 白云花根

别 名	香白芷、土全归、岩川、白云花。
来 源	伞形科独活属植物鹤庆独活 *Heracleum rapula* Franch.的根。
采收加工	秋季采挖,洗净,晒干备用。
药 性	苦、辛,温。
功 能	祛风除湿,散寒止咳,止痛。
主 治	风湿疼痛,风寒咳嗽,气喘,带下,跌打损伤,妇人带下,腰痛,风湿骨痛。
应 用	每用 1.5~3 g 研末,开水送服。亦可配伍应用。
使用注意	肺热咳喘忌服。

39. 白草乌

别 名	光果小白撑、无距小白撑、宾川乌头。
来 源	毛茛科乌头属植物小白撑 *Aconitum nagarum* var. *acaule* (Finet & Gagnepain) Q. E. Yang 的块根。
采收加工	秋季采挖,洗净,晒干备用。
药 性	辛,热;有大毒。
功 能	祛风除湿,舒筋接骨,止痛。根磨汁外搽止痛。
主 治	风湿骨痛,骨折,类风湿关节炎,跌打损伤,痈肿疼痛。
应 用	本品剧毒,内服应极慎重,用量不超过米粒大。一般多用 75%的乙醇浸泡后外擦患处,开放性伤口忌用。

使用注意　民间多以外用，忌内服。外伤出血及孕妇忌用。反半夏、白及、瓜蒌、白蔹、贝母。

40. 老鹳草

别　　名　五瓣草、五叶草。
来　　源　牻牛苗科老鹳草属植物老鹳草 Geranium wilfordii Maxim. 的全草。
采收加工　夏秋采集，洗净晒干备用或鲜用。
药　　性　辛、苦，温。
功　　能　消炎止血，行气止痛，散风寒，接骨。
主　　治　咯血，胃痛，感冒，血崩，牙痛，骨折，疮痛。
应　　用　咯血、胃痛、感冒、血崩，每用 15～30 g，水煎服。牙痛，取叶研细加石膏少许混匀，撒于患处。骨折、疮痛，取鲜草捣烂加酒适量敷患处。

41. 地石榴

别　　名　地爬根、地瓜榕、地瓜、地枇杷。
来　　源　桑科榕属植物地果 Ficus tikoua Bur. 的全株。
采收加工　四季可采挖，夏、秋采果实晒干或鲜用。
药　　性　苦、涩，凉。果实甘，凉。
功　　能　清热利湿，活血，收敛，壮筋骨，解毒。
主　　治　妇人湿热带下，月经量少，淋证，水肿，湿热黄疸，肾炎，子宫下垂，滑精，膀伤溺血，小儿夜尿，消化不良。果实可治肝肾虚带下、滑精。用根治痢疾。
应　　用　痢疾、腹痛、瘰疬、疮疡、风湿痛、毒蛇咬伤，每用全株 9～15 g，水煎服。遗精、滑精，每用花 9～15 g，水煎服。骨折，用鲜全株捣烂外敷患处。

42. 回心草

别　　名　茴心草、茴薪草、铁脚一把伞、岩谷伞。
来　　源　真藓科大叶藓属植物暖地大叶藓 Rhodobryum giganteum（Schwaegr.）

Par.的全草。

采收加工	全年可采,鲜用或阴干。
药　　性	辛、苦,平。归心经。
功　　能	安神镇静。养心安神,清肝明目。
主　　治	心脏病,心慌、心悸,神经衰弱。外用治目赤肿痛。
应　　用	煎汤,6～9 g。外用适量,煎水熏洗。

43. 竹叶柴胡

别　　名	竹叶防风、紫柴胡、滇柴胡。
来　　源	伞形科柴胡属植物竹叶柴胡 *Bupleurum marginatum* Wall. ex DC.的干燥全草。
采收加工	待秋季茎叶还较繁茂,并且已有部分种子成熟之时,可采挖全株,抖去泥土,晒至九成干时,于清早柴胡茎叶回软时捆扎成把,再晒至全干。
药　　性	甘,微寒。
功　　能	和解表里,疏肝,升阳。
主　　治	寒热往来,胸满胁痛,口苦耳聋,头痛目眩,疟疾,下痢脱肛,月经不调,子宫下垂,中气下陷等症。
应　　用	风热感冒,肝郁胁痛,每用 6～9 g,水煎服或配伍应用。疮疹,用本品煎水洗。

44. 竹叶防风

别　　名	鸡脚暗消、鸡脚防风、云防风。
来　　源	伞形科西风芹属植物竹叶西风芹 *Seseli mairei* Wolff 的根。
采收加工	夏秋采集,洗净晒干备用。
药　　性	辛,温。
功　　能	祛风解表,行气止痛,除湿解毒。
主　　治	流行性感冒,感冒风寒,风湿,水肿,胃痛,腹胀,痧疹,植物药中毒。
应　　用	每用 9～12 g,水煎服或研末每服 3 g。

45. 灯心草

别　　　名　水灯草、野灯心草、秧草根。

来　　　源　灯心草科灯心草属植物野灯心草 Juncus effusus L. 的根。

采收加工　药用根。全年可采,洗净晒干备用。

药　　　性　甘、涩,寒。

功　　　能　解表利水,凉血止血。

主　　　治　小便赤热淋沥,肾炎水肿,胃热齿痛,寒热不解,风热感冒,五淋白浊,崩漏。

应　　　用　每用 9～15 g,水煎服或配伍应用。

46. 灯盏细辛

别　　　名　灯盏花、地顶草、狗吞草、土细辛。

来　　　源　菊科植物飞蓬属短葶飞蓬 Erigeron breviscapus (Vaniot) Hand.-Mazz. 的全草或根。

采收加工　秋季花茎叶茂时或花萎时采挖,洗净,鲜用或晒干备用。

药　　　性　辛、微苦,温。

功　　　能　祛风除湿,通络止痛,散肿毒,止泻。根:消炎止痛。

主　　　治　风湿骨痛,偏瘫,腹泻,疮痛,小儿麻痹后遗症。根:治龋齿牙痛、脑神经衰弱。

应　　　用　小儿疳积、蛔虫病、感冒、肋痛,每用 9～15 g,水煎服。瘫痪,每用全草 9 g 研末蒸鸡蛋服。牙痛,用鲜全草捣烂加红糖敷痛处。疔疮,用鲜草捣烂敷患处。

47. 苍山乌头

别　　　名　七星乌头。

来　　　源　毛茛科乌头属植物苍山乌头 Aconitum contortum Finet et Gagnep. 的块根。

采收加工　夏秋采挖,除去茎叶,洗净,晒干。

药	性	辛、苦,热;有大毒。
功	能	祛风除湿,止痛。
主	治	风湿痹痛。
应	用	用酒浸泡外用。

48. 苍山贝母

别	名	贝母、灯笼贝、卷叶贝母。
来	源	百合科贝母属植物川贝母 Fritillaria cirrhosa D. Don 的鳞茎。
采收加工		一般在8月中旬,地上茎枯萎时,晴天采挖,除去茎叶和泥土晒干,表面已成粉白色筛去泥土,撞去老皮及须根,再晒至全干。
药	性	苦,寒。
功	能	润肺,消痰,散瘿,外用止血、止痛、消炎、拔脓生肌。
主	治	恶疮,虚劳咳嗽,吐痰咯血,心胸郁结,肺结核,乳痈等症。
应	用	2～3 g 冲成粉放入瓷碗中,加适量冬蜜蒸化服用。

49. 苍耳草

别	名	棉花根。
来	源	菊科苍耳属植物苍耳 Xanthium strumarium L.的全草。
采收加工		夏、秋采果实,晒干备用。夏季采挖全草,洗净,晒干备用。
药	性	果实辛、苦,温。
功	能	果实散风止痛、祛湿。全草祛风除湿、清热消痈。根收涩止痢。
主	治	果实治风热头痛、鼻炎、牙痛、胃痛、风湿痛、疮痈。全草治麻风、腮腺炎、荨麻疹、湿疹、痢疾、肠炎。
应	用	肾炎水肿,每用根 30 g,水煎服或配伍应用。风湿,感冒,鼻窦炎,麻风,每用果 9 g,水煎服或配伍应用。痔疮,每用果适量煎水熏洗。

50. 杏叶防风

| 别 | 名 | 羊膻臭、马蹄叶、地胡椒、马蹄防风、鸭脚板。 |

来　　源　伞形科茴芹属植物杏叶茴芹 Pimpinella candolleana Wight et Arn.的全草。

采收加工　夏秋采集,洗净,晒干备用或鲜用。

药　　性　辛,温。

功　　能　行气健胃,祛风除湿,解毒截疟。

主　　治　风湿痛,胃痛,消化不良,疝气,小儿惊风,预防流行性感冒,疟疾,骨折,疮痈溃烂。

应　　用　风湿痛,胃痛,消化不良,疝气,小儿惊风,预防流行性感冒,每用鲜根(干品减半)15～30 g,水煎服。用鲜草 250 g 捣取汁液,发作前服,药渣包间使穴。骨折,疮痈溃烂,用鲜叶捣烂外敷。

51. 伸筋草

别　　名　抓地龙、过山龙、野人婆。

来　　源　石松科石松属植物伸筋草 Lycopodium clavatum L.的全草。

采收加工　全年可采,净切碎,晒干备用或鲜用。

药　　性　甘,温。

功　　能　舒筋活血,祛风活络,接骨。

主　　治　风湿麻木疼痛,跌打损伤,腰痛;皮肤不仁,骨折。

应　　用　风湿麻木疼痛,跌打损伤,腰痛,每用 9～15 g,泡酒或水煎服。皮肤不仁,用适量煎水外洗患处。骨折,用鲜品捣烂敷患处。

52. 青叶胆

别　　名　肝炎草、小青鱼胆、土疸药。

来　　源　龙胆科獐牙菜属植物紫红獐牙菜 Swertia punicea Hemsl.;美丽獐牙菜 Swertia angustifolia var. pulchella (D.Don) Burk.;显脉獐牙菜 Swertia nervosa (G. Don) Wall. ex C. B. Clarke 的全草。

采收加工　药用全草。春夏采集,晒干备用或鲜用。

药　　性　苦,寒。

功　　能　清肝胆湿热,除胃中伏火。

主　　治　肝炎,泌尿道感染。

应　　用　每用 15 g,水煎服。

53. 青阳参

别　　名　青洋参、小绿羊角藤、小白薇、白芩、白芪、断节参、对节参、地藕。
来　　源　萝藦科鹅绒藤属植物青羊参 *Cynanchum otophyllum* Schneid. 的根。
采收加工　夏、秋采挖,洗净。刮去粗皮、晒干备用。
药　　性　辛、苦,温;有小毒。
功　　能　温阳祛湿,补体虚,健脾胃。
主　　治　风湿冷痛,风寒痹痛,腰肌筋损,体虚神衰,脾胃虚寒,疳积,慢惊风,犬咬伤。
应　　用　每次 15～20 g,水煎服。
使用注意　忌酸、冷。本品对动物有毒性作用。

54. 苦荬菜

别　　名　苣荬菜、苣菜花、尖刀苦荬菜、蒲公英。
来　　源　菊科苦荬属植物苦荬菜 *Ixeris polycephala* Cass. 的全草。
采收加工　用全草鲜用。或夏季采收,晒干备用。
药　　性　苦,凉。
功　　能　清热解毒,消炎止血。
主　　治　肺热咳嗽,鼻衄,咽喉炎,乳腺炎,痔疮,小便混浊,肠痈,烧烫伤。
应　　用　痢疾、乳痈、肠痈,每用 15 g,水煎服或配伍应用。疔毒红肿,疮疖,每用鲜草 15 g 取汁酒引服,外用鲜草捣烂敷患处。
使用注意　脾胃虚寒者慎用。

55. 虎掌草

别　　名　五倍叶、见风青、汉虎掌、白花舌头草。
来　　源　毛茛科银莲花属植物草玉梅 *Anemone rivularis* Buch-Ham. 的全草。

采收加工	秋季挖根,洗净,去腐朽根,晒干备用。茎、叶一般鲜用。
药　　性	苦、辛;有毒。
功　　能	清热解毒,利湿热,消痰结,舒筋络,消肿,截疟止痛。
主　　治	风湿痛,跌打损伤,痰湿郁结,喘咳,中焦湿热,牙痛,胃痛,湿热带下,产后腹痛,肾炎水肿,食积不化,皮癣,疮痈,虫毒,蛇伤,寒热不调,四季感冒,胃中湿热留滞,疟疾。曾试用治疗癌症。
应　　用	喉炎、扁桃体炎、牙痛,每用1.5~3 g,加酒口含或水煎服。肝炎、胆囊炎、胃痛、痢疾、疟疾、偏头痛、闭经、血尿、淋证、蛇咬伤、草乌中毒,每用根9 g,水煎服或配伍应用。风湿痛、跌打损伤,每用根6 g泡酒服。

56. 金不换

别　　名	野秦艽。
来　　源	龙胆科黄秦艽属植物黄秦艽 *Scutellaria amoena* C. H. Wright 的根。
采收加工	秋季采挖,洗净,晒干或研细粉备用。
药　　性	苦,寒。
功　　能	清热解毒、调和肝胃、止痛、解人畜中毒。
主　　治	急、慢性胃炎,肠炎,胃脘胁痛,肺热咳嗽,烧伤。
应　　用	每用3~6 g,煎服。跌打损伤,用适量,泡酒分服。

57. 金毛狗脊

别　　名	怕弯状。
来　　源	蚌壳科金毛狗属植物金毛狗脊 *Cibotium barometz* (L.) J.S.m 的根茎。
采收加工	全年可采,洗净去毛切片晒干备用,茸毛干燥后备用。
药　　性	甘、微苦,温。
功　　能	补肾强筋壮骨,除风湿。
主　　治	风湿骨痛,肾虚腰痛,骨折,外伤出血。

| 应 | 用 | 每用 15 g,水煎服或泡酒服。外用鲜根茎捣烂敷患处或用茸毛撒布伤口。|

58. 金钱草

别	名	多毛过路黄、对座草、神仙对座草。
来	源	报春花科珍珠菜属植物过路黄 *Lysimachia christinae* Hance var. *pubescens* Franch.的全草。
采收加工		春秋采集,鲜用或晒干备用。
药	性	微酸、涩,凉。
功	能	清热解毒,利水通淋,止血止痛。
主	治	尿路结石,胆结石,肝炎,痢疾,内外痔疮出血,风湿性关节炎,恶疮肿毒。
应	用	尿路结石,胆结石,肝炎,痢疾,每用 15～30 g,水煎服。内外痔疮出血,每用鲜品(效佳)120 g,水服,每日 1 剂,发作时服。风湿性关节炎,恶疮肿毒,取鲜草捣烂外敷患处。

59. 肺心草

别	名	阴地蕨、一朵云、蕨叶一枝蒿。
来	源	瓶尔小草科绒毛阴地蕨属植物绒毛阴地蕨(独蕨其)*Japanobotrychum lanuginosum* (Wallich ex Hooker & Greville) M. Nishida ex Tagawa 或阴地蕨属阴地蕨 *Sceptridium ternatum* (Thunb.) Y. X. Lin 的全草。
采收加工		夏、秋采挖,洗净,晒半干搓直扎捆,再晒干;或鲜用。
药	性	甘、苦,凉。
功	能	润肺止咳、平喘、补肝肾、清热解毒,消肿散结。
主	治	感冒,小儿高热,百日咳,支气管炎,哮喘,角膜云翳,跌打损伤,毒蛇咬伤。体虚咳嗽、头晕、肝肾虚哮喘、肺结核、肺脓肿、肺心病、肾炎水肿,植物药中毒及酒中毒。
应	用	生嚼全草成团外敷,并可适量内服。

60. 肿瘤消

别　　名	小叶石梓。
来　　源	唇形科石梓属植物小叶石梓 *Gmelina delavayana* P. Dop 的根、全草入药。
采收加工	夏采地上部分,秋后采根,晒干备用;或鲜用。
药　　性	辛,温。归肺、胃二经。
功　　能	健胃理气,截疟宣肺。
主　　治	用治胃脘气痛,胀饱满闷,食欲不振。用治患疟疾日入,消瘦。
应　　用	内服:9～12 g,水煎服。

61. 贯众

别　　名	狗脊。
来　　源	乌毛科狗脊属植物贯众 *Woodwardia japonica*（L.f.）Sm.的根茎。
采收加工	秋季采集,洗净切片晒干备用或鲜用。
药　　性	苦,微寒;小毒。
功　　能	清热解毒,杀虫散瘀。
主　　治	预防流行性乙型脑炎,流行性感冒,伤寒,痢疾,疮疡,血崩,虫积腹痛,外伤出血。
应　　用	每用 9 g,水煎服或鲜品捣烂外敷。
使用注意	孕妇忌服。

62. 珍珠草

别　　名	新月茅膏菜、光萼茅膏菜、毛毡苔星秀草、羊毛草。
来　　源	茅膏菜科植物茅膏菜 *Drosera peltata* Smith 的全草。
采收加工	夏季采收全草,秋季采挖块根晒干备用。
药　　性	甘、辛,平;有毒。
功　　能	祛风活络,消炎止痛,消炎止痛,收敛烫伤。

主　　治　跌打瘀伤,水火烫伤,牙痛。

应　　用　每用9～15 g,水煎服或配伍应用。

63. 茜草

别　　名　大茜草、大红参、舒筋、铁箭草。

来　　源　茜草科茜草属植物茜草 *Rubia cordifolia* L.的根及根茎。

采收加工　秋冬采挖,洗净,晒干备用。

药　　性　苦,寒。

功　　能　行血,止血,通经活络,凉血,消炎利尿,祛瘀生新。

主　　治　吐血,尿血,便血,崩漏,经闭,牙痛,肾炎水肿,肺结核咯血,肝郁瘀血,黄疸,跌打损伤,风湿骨痛,瘀滞肿痛,劳伤血瘀。

应　　用　用酒浸泡服。

64. 草血竭

别　　名　观音倒座、紫花根、地蜂子、地黑蜂、老腰弓、弓腰老、拳参。

来　　源　蓼科拳参属植物草血竭 *Polygonum paleaceum* Wall.的根茎。

采收加工　秋冬采挖,洗净、晒干,或切片晒干,研粉备用。

药　　性　苦、辛,温。

功　　能　健胃消食,下气止痛,收涩止泻、止血。

主　　治　胃炎,胃脘气滞,疳积,腹痛,十二指肠溃疡,痢疾,食积,外伤出血,腹胀,消化不良。

应　　用　生嚼吃或水煎服。

65. 挖耳草

别　　名　倒提壶、野葵花、六氏草、毛叶芸香草、野朝阳柄。

来　　源　菊科天明精属植物金挖耳 *Carpesium divaricatum* Sieb. et Zucc.的全草。

采收加工　夏季采收嫩茎叶。晒干备用。秋、冬采挖根。

药　　性　苦、辛,寒。

功　　能　嫩茎叶清热利湿、消肿、散热、消积、截疟。

主　　治　嫩茎叶治痢疾、湿热内盛、肺炎、咽喉炎、腹泻、中耳炎、疮痈肿毒。全草治妇人湿热带下、淋病。

应　　用　口腔炎、喉炎、小儿肺炎、泌尿道感染,每用 9～15 g,水煎服。痢疾、牙痛,每用根 9 g,水煎服。子宫脱垂、脱肛,每用根 9 g 炖肉服。疮疖,用鲜叶捣烂敷患处。

66. 响铃草

别　　名　小狗响铃、假地豆、地响铃、野豌豆、马小莲、野毛豆。

来　　源　豆科猪屎豆属植物假地蓝 *Crotalaria ferruginea* Grah. ex Benth. 的全草。

采收加工　夏、秋采收,扎捆晒干,或切段晒干备用。

药　　性　甘,温。

功　　能　利水,消炎,平喘,止咳。

主　　治　慢性肾炎、膀胱炎、慢性支气管炎、扁桃体炎、淋巴腺炎、肾结石、月经不调、痛经、耳鸣、疔疮。

应　　用　每用 15～30 g,煎服。或用鲜叶捣烂外敷。

67. 重楼

别　　名　九连环、蚤休。

来　　源　藜芦科重楼属植物七叶一枝花 *Paris polyphylla* Smith 的根状茎。

采收加工　秋末采挖,洗净,去须根,鲜用或晒干备用。

药　　性　苦、辛,寒;有小毒。

功　　能　清热解毒,散痈生肌,平喘止咳,止血。

主　　治　诸疮、肿瘤、无名肿毒、癌肿、瘰疬、乳腺炎、支气管炎、淋巴结核、胃痛、神经性头痛、内外伤出血、跌打损伤、骨折。

应　　用　每用 9～60 g,水煎服或炖肉服。外用研末用酒或醋调敷患处。

68. 独钉子

别　　名	金丝矮陀陀，独定子，蜈蚣七，对叶七，白马分鬃，麻参。
来　　源	石竹科金铁锁属植物金铁锁 *Psanunosilene tunicoides* W. C. Wu et C. Y. Wu 的根。
采收加工	初冬采挖，刮薄皮，晒干。
药　　性	苦、辛、麻，温；有毒。
功　　能	祛风除湿，祛瘀止痛，舒筋活血，接筋骨，散痈消肿，止痛，止血，散翳膜。
主　　治	跌打损伤，骨折，风湿痹痛，外伤出血，翳膜，疮痛。
应　　用	跌打损伤、创伤出血、风湿疼痛、胃痛，每次 0.9～1.5 g，水煎服或泡酒服。外用撒布患处。蛔虫，先服半个油煎鸡蛋，隔半小时，再服粉末 0.6 g 及剩余的半个油煎鸡蛋。
使用注意	孕妇忌服用。忌酸冷、豆类、鱼腥。

69. 珠子参

别　　名	竹节参、钮子七、盘七、大药子、野三七、土三七、疙瘩七。
来　　源	桔梗科辐冠参属植物珠子参 *Pseudocodon convolvulaceus* subsp. *forrestii* (Diels) D. Y. Hong 的根茎。
采收加工	根茎秋末冬初采挖，洗净，用水煮约 10 分钟，或蒸 20 分钟均不透心，然后脱去薄皮，晒干备用。或研细粉备用。
药　　性	根茎甘、苦，温。
功　　能	根茎补气血，祛瘀生新，止痛，止血，舒筋络。叶清凉解毒、润喉。
主　　治	根茎治跌打损伤、腰肌劳损、胃痛、高血压、冠心病、外伤出血、咳血。叶治咽喉肿痛、支气管炎、咽喉充血。
应　　用	根：用量为 5～10 g，煎服；或研粉用温开水或酒吞服。叶：用开水泡服。

70. 桂花岩陀

别　　名	开花矮陀陀、细叶寡鸡蛋树皮、鼠皮黄、山皮条、雪花拘、小鼠皮、桂花

矮陀陀、鸡根。

来　　源	远志科远志属荷包山桂花 *Polygala arillata* Buch.-Ham. ex D. Don 的全株。
采收加工	全年可采，切晒干备用或鲜用。
药　　性	辛、麻，温；有小毒。
功　　能	祛风除湿，舒筋活血，消食行气。
主　　治	风湿性关节炎，跌打损伤，腰痛，坐骨神经痛，半身不遂，胃痛，食积，便秘，感冒，内脏出血，肾盂肾炎，骨折。
应　　用	风湿性关节炎，跌打损伤，腰痛，坐骨神经痛、半身不遂，每用3～9g，泡酒分服。胃痛、食积、便秘，每用3～9g水煎，蜂蜜调服。感冒、内脏出血、肾盂肾炎，每用3～9g，煎服。骨折，用鲜根皮适量捣烂，蜂蜜调敷患处。
使用注意	忌酸冷及豆类。

71. 透骨草

别　　名	九里香、洗澡叶、芳香叶、满天香。
来　　源	杜鹃科白珠属植物毛滇白珠 *Gaultheria leucocarpa* var. *crenulata* (Kurz) T. Z. Hsu 的全株。
采收加工	夏、秋采收，鲜用，或切段阴干备用。
药　　性	辛，温。
功　　能	祛风除湿，活血通络，止痛，舒筋骨。
主　　治	风寒湿痹，关节炎，湿疹，瘙痒症，妇女产后体痛，寒热不调。
应　　用	风湿疼痛、跌打损伤、闭经，每用根9～15g，水煎服或泡酒服。湿疹，用全株煎水洗患处。
使用注意	忌酸冷、鱼腥、荞面。

72. 倒提壶

别　　名	大肥根、莲子叶、绿花心、绿花叶、一把抓、狗屎花、蓝花参、狗屎兰花。
来　　源	紫草科倒提壶属植物倒提壶 *Cynoglossum amabile* Stapf et Drumm. 的

全草。

采收加工　春季或夏季采挖全草,洗净,晒干备用。
药　　性　甘,平。
功　　能　清热利湿、散痈疮疖,补虚止血。
主　　治　妇人带下,湿热黄疸,便脓血,疮痈不溃。
应　　用　肝炎、痢疾、疟疾、淋证、疝气,每用9～30 g,水煎服。虚弱、虚咳、白带,每用30～60 g,炖肉吃。外伤出血,用鲜根皮捣烂外或研末撒患处。

73. 通光散

别　　名　乌骨藤,萝莫藤。
来　　源　夹竹桃科牛奶菜属植物通光散 Marsdenia tenacissima (Roxb.) Moon 的藤。
采收加工　全年可采,切片晒干备用或鲜用。
药　　性　苦,凉。
功　　能　祛痰,软坚,消炎。
主　　治　肿瘤,上呼吸道感染,支气管炎,咽喉痛。
应　　用　肿瘤,每用9～15 g,胡椒为引,水煎服,日服3次;或研末每次1.5 g,日服3次,或配方用。外用鲜品煎水洗,或取汁加葫芦叶2片,胡椒数粒,舂细外敷。上呼吸道感染,支气管炎,咽喉痛,每用9 g,水煎服。

74. 黄龙尾

别　　名　龙芽草、刀砍药、马连安、水消食、石打穿。
来　　源　蔷薇科龙芽草属植物仙鹤草 Agrimonia pilosa Ldb. 的全草。
采收加工　秋冬采集,洗净切碎晒干备用或鲜用。
药　　性　苦、涩,凉。
功　　能　收敛止血,消食止泻,消炎止咳。
主　　治　红崩,白带,百日咳,腹泻,痢疾,小儿疝气,神经衰弱,胃痛,内脏出血,跌打损伤,外伤出血,小儿肺炎。

应　　用　红崩、白带、百日咳、腹泻、痢疾、小儿疝气、神经衰弱、胃痛、内脏出血,每用9～15g,水煎服。跌打损伤,每用9g研末酒送服。外伤出血,用全草研末撒布患处。小儿肺炎,每用花9g,水煎服。

75. 雪上一枝蒿

别　　名　一枝蒿、铁棒槌、三转半、铁牛七。

来　　源　毛茛科乌头属植物雪上一枝蒿 Aconitum brachypodum Diels var. laxiflorum Fletcher et Lauener 的根。

采收加工　秋冬采集,洗净晒干备用。

药　　性　辛、苦、麻,温;剧毒。

功　　能　止血镇痛,祛风除湿。

主　　治　内伤出血、跌打损伤;外伤出血;风湿关节痛,神经性皮炎,无名肿毒,扭伤,骨折,跌打扭伤。

应　　用　内伤出血,跌打损伤,每用本品米粒大。温开水或酒送服或配方内服。外伤出血,用0.6～6g配伍研末撒布患处。牙痛,用本品米粒大填入痛处。风湿性关节痛,神经性皮炎,无名肿毒,扭伤,骨折,跌打扭伤,每用9g,配伍泡酒,外擦患处。

使用注意　内服不超过米粒大,忌酸冷、豆类、糯食。

76. 雪里梅

别　　名　小龙胆草。

来　　源　龙胆科龙胆属植物红花龙胆 Gentiana rhodantha Franch. ex Hemsl. 全草。

采收加工　夏、秋季采收,洗净,鲜用或晒干。

药　　性　苦,寒。归心、肺、胃、大肠经。

功　　能　清热利湿,凉血解毒。

主　　治　肺热咳喘、痨嗽痰血、黄疸、痢疾、便血、小便不利、产褥热、小儿惊风、疳积、疮疡肿毒、烧烫伤、蛇咬伤。

应　　用　内服:煎汤,10～15g。外用:适量,捣敷,或膏外涂。

77. 接骨木

别　　名　叨里木、水冬瓜、接骨草树、接骨丹、呀门奴、大接骨、大接骨丹。

来　　源　忍冬科接骨木属植物接骨木 *Sambucus williamsii* Hance 的全株入药。

采收加工　药用根、叶。全年可采，洗净鲜用。

药　　性　苦、辛、微麻，平。

功　　能　活血祛瘀，接骨接筋。

主　　治　骨折，跌打损伤。

应　　用　用鲜根叶捣烂敷患处或配伍外用。

78. 野坝蒿

别　　名　臭香薷、矮香薷、狗巴子、小香芝麻叶、野苏子、把子草、小紫苏、倮倮茶、半边香、白背蒿、草拔子、腊悠麻。

来　　源　唇形科香薷属植物野拔子 *Elshollzia rugulosa* Hemsl. 的全草。

采收加工　夏、秋采收，阴干备用或鲜用。

药　　性　辛，凉。

功　　能　散寒解表，解暑湿，消食化积。

主　　治　四季感冒，流行性感冒，消化不良，腹满胀痛，泄泻，溃烂疮疡，中耳炎，暑湿感冒，吐泻肠炎。

应　　用　每用 15～25 g，煎服。

79. 野荞根

别　　名　土茯苓、血娃娃、地榆、万年荞、野荞菜。

来　　源　蓼科荞麦属植物金荞麦 *Fagopyrum cymosum*（Trev.）Meisn. 的块根或全草。

采收加工　药用块根。夏秋采集，洗净晒干备用或鲜用。

药　　性　辛，微寒。

功　　能　消食行气，祛风除湿，解毒。

主　　治　食积,腹泻,胃痛,乳痛;跌打损伤,骨折,风湿性关节炎,蛇咬伤。

应　　用　食积、腹泻、胃痛、乳痛,每用 9～30 g,水煎服。跌打损伤、骨折、风湿性关节炎,每用 3～12 g,水煎服或研末每次 1.5～3 g,酒送服。蛇咬伤,用鲜根捣烂敷伤处。

80. 野棉花

别　　名　满天星、花升麻、绿升麻、水棉花。

来　　源　毛茛科银莲花属植物野棉花 Anemone hupehensis Lemoine f. alba W. T. Wang 的根、叶。

采收加工　夏秋采集,洗净切片晒干备用或鲜用。

药　　性　苦、涩、寒;有毒。

功　　能　清热除湿,活血祛瘀。

主　　治　痢疾,淋病,难产,死胎,胃痛,食积,风湿性关节痛,外伤所致内出血,疮疡。

应　　用　痢疾、淋病、难产、死胎、胃痛、食积,每用 3～9 g,水煎服。风湿性关节痛、外伤所致内出血,用根适量泡酒服。疮疡,用鲜叶取汁外搽。

使用注意　孕妇忌服。

81. 曼陀罗

别　　名　土木特张姑、沙斯哈我那、赛斯哈塔肯、醉心花闹羊花、野麻子、洋金花、万桃花、狗核桃、枫茄花。

来　　源　茄科曼陀罗属植物曼陀罗 Datura stramonium L.的全草。

采收加工　用果实、花、叶。秋、冬采果仁,夏、秋采花,均晒干备用。用鲜叶。

药　　性　辛、苦、温;有毒。

功　　能　定喘,祛风,止痛,解毒,麻醉。

主　　治　全草治哮喘、风湿痛、慢性气管炎、跌打损伤、疮疖、止痛、平喘。果仁、花治牙痛、支气管炎、喘咳。

应　　用　感冒、急性胃肠炎、跌打损伤,每用 9 g,泡酒 500 mL,每次 5 mL,日服 2 次。风湿瘫痪,用叶 3 片炖鸡或肉,去叶睡前吃。

使用注意　孕妇忌服。青光眼者禁用。忌酸冷。

82. 猪殃殃

别　　名　锯子草、细茜草。
来　　源　茜草科拉拉藤属植物拉拉藤 Galium spurium L.的全草。
采收加工　鲜用,或夏、秋采收,晒干备用。
药　　性　辛、苦,凉。
功　　能　清热利湿,解毒,散瘀消肿。
主　　治　淋病,尿血,肾炎水肿,咽喉肿痛,肠炎,跌打损伤,血瘀肿痛,疮痈,湿疹。
应　　用　血淋,尿路感染,每用6~9g,水煎服或配伍用。中耳炎,用鲜品取汁滴耳。

83. 鹿仙草

别　　名　九子不离母。
来　　源　蛇菰科蛇菰属植物筒鞘蛇菰 Balanophora involucrata Hook.f.的全株。
采收加工　夏、秋采收,洗净、晒干备用。
药　　性　辛,平。
功　　能　益气温阳,除湿,止喘咳,消炎止血,收敛湿疮。
主　　治　肾虚腰痛,虚喘咳,跌打损伤,风湿水肿,鼻衄,吐血,肝炎,外伤出血,湿疹,黄水疮,感冒,痢疾,解食物中毒。
应　　用　水煎服10~20 g。

84. 鹿衔草

别　　名　鹿蹄草、鹿含草。
来　　源　杜鹃花科鹿蹄草属植物大理鹿蹄草 Pyrola forrestiana H. Andr.的全草。
采收加工　夏、秋采挖,洗净,晒干备用。

药　　性　甘、苦,温。
功　　能　润肺止咳,补肾,定喘,收涩止汗,理气血,收敛止血。
主　　治　肺结核咳嗽,劳伤出血,气虚盗汗,肠炎痢疾,月经不调,崩漏,尿血等症。
应　　用　每用9～30 g,水煎服。外用鲜品捣烂敷患处。

85. 商陆

别　　名　山萝卜、大萝卜、见肿消。
来　　源　商陆科商陆属植物商陆 *Phytolacca acinosa* Roxb.的根。
采收加工　秋冬采集,洗净切片晒干备用或鲜用。
药　　性　辛、微苦,微寒;有小毒。
功　　能　利尿消肿,消炎。
主　　治　淋巴结核,水肿,疮痛。
应　　用　每用9 g,水煎服,外用鲜根捣烂敷患处。
使用注意　本品有红、白两种,红根者有剧毒,仅供外用。

86. 散血丹

别　　名　狗骨头。
来　　源　茄科散血丹属植物散血丹 *Physaliastrum kweichouense* Kuang et A. M. Lu 的全草。
采收加工　全年可采,洗净晒干备用或鲜用。
药　　性　甘,凉。
功　　能　散瘀止血。
主　　治　胃出血,鼻衄,肿瘤。
应　　用　每用3 g,水煎服或配伍服用。

87. 酢浆草

别　　名　酸荬草、酸酱草。
来　　源　酢浆草科酢浆草属植物酢浆草 *Oxalis corniculata* L.的全草。

采收加工	夏、秋采收,洗净,晒干备用,或鲜用。
药　　性	酸,凉。
功　　能	散血消肿,利湿止泻,止痛。
主　　治	泻痢,瘀血肿痛,鼻衄。
应　　用	生嚼吃,用酒吞服,或用酒浸泡服。

88. 紫地榆

别　　名	隔山消,赤地榆。
来　　源	牻牛苗科老鹳草属紫地榆 *Geranium strictipes* R.Kunth 的根。
采收加工	夏秋采集,洗净切片晒干备用。
药　　性	苦、涩,微寒。
功　　能	消食健胃,止痢止血。
主　　治	痢疾,腹泻,内出血,月经过多,胃痛。
应　　用	每用 9 g,水煎服或配伍应用。

89. 紫花地丁

别　　名	蓝花地丁、神砂草、地丁、瓜子金、万年青、远志。
来　　源	堇菜科堇菜属植物紫花地丁 *Viola philippica* Cav.的全草。
采收加工	夏秋采,切碎晒干备用或鲜用。
药　　性	辛、苦,寒。
功　　能	清热解毒,止痛。
主　　治	跌打损伤,风湿疼痛,小儿肺炎,痢疾,慢性腹泻,胃痛,疔疮。
应　　用	每用 9~15 g,水煎服或配伍应用。外用捣烂敷患处。

90. 紫金龙

别　　名	黑牛膝、川山七、串枝莲。
来　　源	罂粟科紫金龙属植物紫金龙 *Dactylicapnos scandens* (D. Don) Hutch. 的根。

采收加工　药用根。秋季采集,洗净切片晒干备用。
药　　性　辛、微苦,凉;有毒。
功　　能　止血止痛,清热消炎,麻醉镇痛。
主　　治　高血压,外伤出血,跌打损伤,骨折。
应　　用　高血压,每用2.1 g 配竹茹9 g,水煎服。外伤出血,用根研末撒布患处。跌打损伤,骨折,用本品配伍外用。

91. 黑草乌

别　　名　毛果川鄂乌头、紫乌头。
来　　源　毛茛科乌头属植物马耳山乌头 Aconitum delavayi Franch. 的块根。
采收加工　秋末采挖,洗净,去须根,晒干备用。民间一般外用,忌内服,炮制后毒性减低可内服。炮制方法:取净草乌,用凉水浸漂,反复换水,每日2~3次,连续1~2日,至口尝稍有麻辣感时取出,加甘草、黄毛豆共煮,以草乌熟透心,无白色为度;然后除去甘草及黄毛豆,晒干。(每草乌50 kg 用甘草2.5 kg,黄毛豆5 kg)。
药　　性　生品、制品均辛、温、热;有大毒。
功　　能　生草乌搜风祛湿、舒筋活络,止痛力较制草乌强。制草乌毒性较低,温阳燥湿、强筋壮骨、通经止痛、止血。
主　　治　类风湿关节炎、风寒湿痹、陈旧性骨折疼痛;顽癣、黄癣;跌打损伤、隐痛;寒湿阻滞经络、筋骨关节反复不愈。
应　　用　制草乌用量:10~20 g,配伍煎服。外用适量用75%的乙醇浸泡后外擦患处,剧毒,慎用。
使用注意　阴虚火旺及热证和孕妇忌用。外伤出血忌搽。内服后忌酸、冷、腥物。反半夏、瓜蒌、贝母、白蔹、白及,不能为伍。

92. 翻白叶

别　　名　银毛委陵菜、马屎根、管仲。
来　　源　蔷薇科委陵菜属植物翻白叶 Potentilla griffithii var. velutina Card. 的根。

采收加工	秋冬采集,洗净切片,晒干备用。
药　性	苦、涩,寒。
功　能	凉血止血,止泻。
主　治	消化道出血,鼻衄,痢疾,腹泻,消化不良,外伤出血,烫伤。
应　用	每用9～15 g,水煎服,或用根研末撒布患处。

93. 黑骨头

别　名	小黑牛、柳叶荚、青香藤、青风藤、奶浆藤、青色丹、黑龙骨、黑骨藤、飞仙藤。
来　源	萝藦科杠柳属植物黑骨藤 *Periploca forrestii* Schlechter 的根。
采收加工	秋冬采集,净切片干备用。
药　性	苦、微涩,微温;有毒。
功　能	祛风活络,接骨止痛。
主　治	风湿痛,跌打损伤,骨折。
应　用	风湿痛、跌打损伤,每用6～9 g,水煎服或配伍用。骨折,用根配伍外用。
使用注意	每日量不宜超过9 g,服过量出现抽搐,甚至死亡。忌酸冷、豆类食物。肝炎、消化道溃疡患者忌服。

94. 藜芦

别　名	披麻草、小棕包、小藜芦。
来　源	藜芦科植物蒙自藜芦 *Veratrum mengtzeanum* Loes.f,大理藜芦 *V.taliensis* Loes.f 的鳞茎及须根。
采收加工	秋季采收,洗净,晒干备用。或研粉剂。
药　性	苦、辛,寒;有大毒。
功　能	消肿止痛,舒筋活络,接骨,止血,催吐,杀虫。
主　治	风湿痹痛,跌打损伤,关节炎,骨折,牙痛,癫痫,外伤出血,疮痈溃烂,褥疮生蛆,疥疮,还可用于牲畜跌打,瘀血不化、骨折。用鲜品捣烂外敷及喂服。
应　用	内服:研末,每次0.05～0.1 g,酒或温开水送服。外用适量,鲜品捣

敷;或干品研末撒布。

使用注意　孕妇及体虚者忌用,忌冷水,内服慎用。该种反诸参类药及细辛、白芍、赤芍,不为伍。

95. 糯米草

别　　名　小铁箍、小檗药、小粘药、红头带、九股牛、小拔毒散、小郎根。
来　　源　荨麻科糯米团属植物糯米团 Gonostegia hirta (Blume) Miq. 的根或全草。
采收加工　夏季采全草,秋季采挖根,洗净、晒干,或研末备用。
药　　性　甘、微苦,凉。
功　　能　清热解毒,健脾,舒筋接骨,消炎止痛,散痈消肿,拔脓生肌,止血。
主　　治　乳痈,肿毒,痢疾,食积,痛经,带下,咳血,吐血,跌打损伤,骨折,风湿骨痛,腹泻,痢疾,痛肿,外伤出血。
应　　用　毒疮痛肿,用根加红糖研细调糊,敷患处。外伤,用鲜根捣烂外敷。痢疾,痛经,每用6~9 g,水煎服。骨折,配伍捣烂外包。

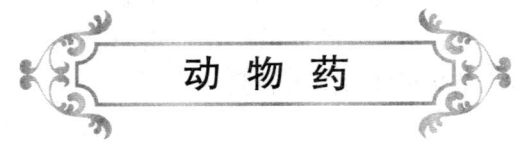

动 物 药

96. 牦牛角

来　　源　牛科动物牦牛 Bos grunniens Linnaeus 的角入药。
采收加工　宰杀牦牛时锯下牛角,阴干或低温烘干。
药　　性　酸、咸,凉。
功　　能　清热解毒,凉血息风。
主　　治　惊痫,热毒,诸血病。
应　　用　水煎服,15~30 g;或磨粉水冲服,3~5 g。

97. 豪猪刺

别　　名　豪猪针。

来　　源　豪猪科动物豪猪 Hystrix hodgsoni Gray 的毛刺(豪猪毛刺)。
采收加工　宰杀后,拔取皮上的棘刺。
药　　性　平,苦,归脾、胃经。
功　　能　行气。
主　　治　止心气痛。
应　　用　内服1～3根,烧存性为末,用开水送服。

98. 蟾蜍

别　　名　癞蛤蟆。
来　　源　蟾蜍科动物中华大蟾蜍 Bufo bufo gargarizans Cantor 的全体。
采收加工　捕得后,先采去蟾酥,然后将蟾蜍杀死,除去内脏将体腔撑开晒干。
药　　性　辛,凉;有毒。
功　　能　破瘀结,行水湿,化毒,杀虫,定痛。
主　　治　疔疮,发背,阴疽瘰疬,恶疮,水肿,臌胀,小儿疳积。
应　　用　① 蟾酥：内服 0.015～0.03 g,多入丸、散;外用,研末调敷,或掺膏药内贴患处。
　　　　　② 干蟾皮：内服煎汤,1只;或入丸、散,1.5～5 g。

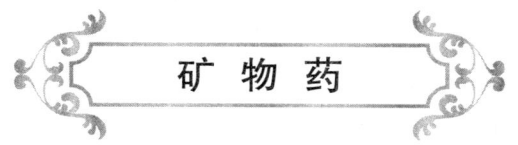

矿　物　药

99. 天生磺

别　　名　石硫黄、硫黄、昆仑黄、黄牙、黄硇砂。
来　　源　含硫温泉中天然升华的硫磺 Sulphur thermae naturalisu blimatum 的矿体。
采收加工　每年冬季撬开石板或砖,剥下结晶体淘洗干净,晾干后则成天生磺。常用铁盒或木箱衬防潮纸装置,放阴凉干燥处保存。
药　　性　淡,温。
功　　能　通便杀虫,补命门真火。

主 治	命门火衰,阳痿虚寒,久痢滑泄,老人虚寒性便秘,脾胃虚寒,胸腹胀满,久患寒泻,阴痿精乏,腰膝冷痹,中风,喘嗽,以及妇人子宫虚冷绝孕,十年无子等症。外治疥癣,脂溢性皮炎。
应 用	外用:适量,研末撒或油调涂敷患处。内服:1.5~3 g,炮制后入丸散服。
使用注意	本品易燃,应注意防火。

100. 赤石脂

别 名	赤符、红高岭、赤石土、红土。
来 源	硅酸盐类矿物多水高岭石族多水高岭石 Halloysit 的矿体。
采收加工	采挖后,除去杂石。
药 性	甘、酸、涩、温。归大肠、胃经。
功 能	涩肠止血。
主 治	久泻久痢。便血、崩漏、外胎不敛。
应 用	9~12 g,先煎。外用适量,研末敷患处。
使用注意	不宜与肉桂同用。

101. 辰砂

别 名	汞砂、神砂、朱砂。
来 源	天然辰砂 Cinnabar 的矿石。
采收加工	采挖后,选取纯净者,用磁铁吸净含铁的杂质,再用水淘去杂石和泥沙。
药 性	甘,微寒。
功 能	安神,定惊,明目,解毒。
主 治	惊悸,心烦,失眠,多梦,眩晕,目昏,肿毒。
应 用	内服 0.1~0.5 g,多入丸、散,不宜入煎剂;外用适量。

参考文献

上卷

[1] 《白族简史》编写组.白族简史[M].修订版.北京：民族出版社,2008.

[2] 傅天祥,李斯佺等修;黄元治等纂.乾隆大理府志：首一卷[M].刻本.[出版地不详]：[出版者不详],1746(清乾隆十一年).

[3] 张培爵等修;周宗麟等纂.大理县志稿：首一卷[M].铅印本.[出版地不详]：[出版者不详],1917(民国六年).

[4] 赵淳等纂.乾隆赵州志：四卷[M].刻本.[出版地不详]：[出版者不详],1736(清乾隆元年).

[5] 陈钊铿修;李其馨等纂.道光赵州志：六卷[M].石印本.[出版地不详]：[出版者不详],1937(民国二十六年).

[6] 杨金铠纂修.鹤庆县志：十二卷[M].大理：大理白族自治州图书馆,1983(民国十二年).

[7] 王宝仪修;杨金和等纂.光绪鹤庆州志：首一卷[M].抄本.[出版地不详]：[出版者不详],民国.

[8] 范承勋,王继文修;吴自肃,丁炜纂.康熙云南通志：首一卷[M].刻本.[出版地不详]：[出版者不详],民国.

[9] 李文庭著;王名声补注.医法征验录[M].严道南,姚玉婷,吴昌国校注.北京：中国中医药出版社,2015.

[10] 余道善.医学通灵[M].李艳红,梁玲校注.北京：中医古籍出版社,2021.

[11] 大理州卫生局中医药政科.大理州中医名人志[M].大理：[出版者不详],1989.

[12] 大理白族自治州卫生局编.白族医药名家经验集萃[M].昆明：云南科技出版社,2015.

[13] 大理白族自治州卫生局编.白族古代医药文献辑录[M].昆明：云南科技出版社,2015.

[14] 朱兆桐等编著.朱仲德临床经验集[M].北京：人民军医出版社,2012.

[15] 谢兵.魏山"慎德堂"中医药传承研究[D].大理：大理大学,2020.

[16] 天津中医学院编,郭霭春主编.中国分省医籍考[M].天津：天津科学技术出版社,1984.9.

[17] 彭子益.惟物论的系统医学[M].北京：学苑出版社,2009.

[18] 彭子益.圆运动的古中医学[M].北京：中国中医药出版社,2007.

[19] 彭子益.彭子益医学丛谈[M].北京：中国医药科技出版社,2018.

[20] 大理市人委会卫生科.大理市中医验方·第一集[M].大理：[出版者不详],1959.

[21] 大理卫生局.大理州老中医学术经验交流会资料选编[M].大理：[出版者不详],1973.

下卷

[1] 大理市人委会卫生科.大理市中医验方·第一集[M].大理：[出版者不详],1959.

[2] 大理州中药资源普查办公室编.大理州白族药及单验方[M].大理：[出版者不详],1986.

[3] 大理卫生局.大理州老中医学术经验交流会资料选编[M].大理：[出版者不详],1973.

[4] 大理白族自治州革命委员会卫生组.大理州中草药资料选编（内部资料）[M].大理：大理州人民印刷印刷厂,1971.

[5] 下关市革委会生产指挥组卫生组.中草药单方验方选编·第一集[M].大理：[出版者不详],1970.

[6] 巍山县革命委员会生产指挥组卫生组.中草药单方验方选编·第一集[M].巍山彝族回族自治县：[出版者不详],1971.

[7] 段洪光.临证秘津[M].上海：上海中医学院出版社,1989.

[8] 许子建.海峰验方集[M].昆明：云南中医学院,1977.

[9] 大理白族自治州卫生局.白族民间单方验方精萃[M].昆明：云南科技出版社,2015.

[10] 云南省卫生局革命委员会.云南中草药[M].昆明：云南人民出版社,1971.

[11] 云南省卫生局.云南中草药续编[M].昆明：云南人民出版社,1975.

[12] 昆明军区后勤部卫生部.云南中草药选[M].昆明：[出版者不详],1970.

[13] 大理白族自治州人民政府.大理中药资源志[M].昆明：云南民族出版社,1991.

[14] 大理州中药资源普查办公室.大理州中药资源名录[M].大理：[出版者不详],1986.

[15] 大理州卫生局.大理州地产中药参考资料[M].大理：[出版者不详],1973.

[16] 南涧县中药资源普查办公室.云南省大理州南涧县中药资源普查与区划：中草药名录[M].大理：[出版者不详],1986.

[17] 弥渡县中草药资源普查办公室.云南省大理白族自治州弥渡县中药资源普查与区划[M].大理：[出版者不详],1986.

[18] 漾濞彝族自治县卫生局药检所.漾濞彝族自治县中药志(初稿)第一编-植物部分[M].大理：[出版者不详],1987.